Donald McD. Foubister
Homöopathisches Tutorium
der Kinderheilkunde

Donald McD. Foubister

Homöopathisches Tutorium der Kinderheilkunde

Lernen, Üben und Behandeln

Sonntag

Die Deutsche Bibliothek – CIP-Einheitsaufnahme

Foubister, Donald McD.:
Homöopathisches Tutorium der Kinderheilkunde : Lernen, Üben und Behandeln / Donald McD. Foubister. Aus dem Engl. übers. v. Karlheinz Reinke. – Stuttgart : Sonntag, 1998
Einheitssacht.: Tutorials on homoeopathy <dt.>
ISBN 3-87758-144-7

Titel der Originalausgabe: »Tutorials on Homoeopathy« by Donald McD. Foubister

Anschrift des Übersetzers:
Karlheinz Reinke
Buchholzer Str. 4
10437 Berlin

Wichtiger Hinweis
Medizin als Wissenschaft ist ständig im Fluß. Forschung und klinische Erfahrung erweitern unsere Erkenntnisse, insbesondere was Behandlung und medikamentöse Therapie anbelangt. Soweit in diesem Werk eine Dosierung oder eine Applikation erwähnt wird, darf der Leser zwar darauf vertrauen, daß Autoren, Herausgeber und Verlag große Sorgfalt darauf verwandt haben, daß diese Angabe genau dem **Wissensstand bei Fertigstellung** des Werkes entspricht. Dennoch ist jeder Benutzer aufgefordert, die Beipackzettel der verwendeten Präparate zu prüfen, um in eigener Verantwortung festzustellen, ob die dort gegebene Empfehlung für Dosierungen oder die Beachtung von Kontraindikationen gegenüber der Angabe in diesem Buch abweicht. Das gilt nicht nur bei selten verwendeten oder neu auf den Markt gebrachten Präparaten, sondern auch bei denjenigen, die vom Bundesgesundheitsamt (BGA) oder Paul-Ehrlich-Institut (PEI) in ihre Anwendbarkeit eingeschränkt worden sind.
Geschützte Warennamen (Warenzeichen) werden nicht besonders kenntlich gemacht. Aus dem Fehlen eines solchen Hinweises kann also nicht geschlossen werden, daß es sich um einen freien Warennamen handele.

ISBN 3-87758-144-7

Printed in Germany 1999
Gesamtherstellung: Friedrich Pustet, Regensburg

Inhaltsverzeichnis

III. Wichtige pädiatrische Arzneimittelbilder

V. Kurzgefaßte Therapie-Tips und Praxishilfen

VI. Anhang

Vorwort

DONALD MACDONALD FOUBISTER kam in Kirkwall, der Hauptstadt von Orkney, am 31. Oktober 1902 zur Welt. Sein Vater kam aus der Gemeinde Foubister. Seine Mutter, ISABELL MACDONALD, stammte aus dem schottischen Hochland. Dort verbrachte die Familie traditionell ihre Ferien und genoß die Bäume und Berge, welche ihnen die kahle, baumlose Landschaft und windgepeitschte magische See um Orkney vorenthielt. Donald hatte viele glückliche Erinnerungen an die Jahre seiner Kindheit: an das Baden im Meer und Fischen im Scapa Flow, an dem sein eigenes kleines Ruderboot vertäut lag und das ihn zu vielen Schulschwänzereien verführte.
Nach seinem Abgang von der Kirkwall Grammar School brachte ihn seine Liebe zur Natur und ihren Bäumen dazu, sich für ein Studium der Forstwirtschaft zu entscheiden. Im Alter von 17 Jahren schrieb er sich daher an der Universität von Aberdeen ein und machte dort einen Abschluß in Botanik, Zoologie und Geologie. Ein Freund der Familie riet ihm, eine forstwirtschaftliche Arbeitsstelle in Kanada zu suchen. Doch schon bei seiner Ankunft waren diese Arbeitsplätze bereits vergeben. So nahm er jede Arbeit, die sich ihm anbot, wobei er oft als Erntehelfer auf Farmen tätig war. Schließlich wurde er Verkäufer bei einer Gesellschaft in Nova Scotia, die Samen vertrieb. Dort blieb er fünf Jahre.
Während seiner Zeit in Kanada litt er an einer langwierigen Rückenverletzung, die er sich beim Sport zuzog, welche aber schließlich von einem Osteopathen geheilt werden konnte. Im weiteren Verlauf lernte er viele Menschen kennen, denen auf ähnliche Weise geholfen worden war, was bei ihm ein starkes Interesse an dieser Heilmethode weckte. Er verspürte einen starken Drang, dies zu seiner Lebensaufgabe zu machen. Er kehrte nach Schottland zurück, wo er an der Universität von Edinburgh ein Medizinstudium absolvierte und seinen „MB“ und „ChB“ erreichte. In seiner Studienzeit traf er mit einem Kommilitonen zusammen, der in einer Familie begeisterter Homöopathen aufgewachsen war. Auch diese Heilkunst interessierte ihn und er beschloß, sich noch intensiver mit der Homöopathie zu beschäftigen. Nachdem er zunächst als Vertretung in einer Allgemeinpraxis tätig war, kam er nach London, um dort die Homöopathie zu erlernen.
1937 wurde er als Krankenhausarzt ins *Royal London Homoeopathic Hospital* berufen. In dieser Zeit widerfuhr ihm das Glück, von den Drs. MARGARET TYLER, DOUGLAS BORLAND, SIR JOHN WEIR und MARGERY BLACKIE unterrichtet zu werden. Im 2. Weltkrieg diente er als Sanitätsoffizier in England, Indien und dem heutigen Pakistan, wobei er immer wieder, trotz offizieller Mißbilligungen, die Homöopathie einsetzte. Er beendete seine Kriegsteilnahme in fast 3000m Höhe im Himalaja.

1946 wurde er Assistenzarzt in der Kinderabteilung des Royal Homoeopathic Hospitals und baute in dieser Zeit auch eine private Praxis in London auf. 1955 wurde er Mitglied der Fakultät für Homöopathie und erhielt 1956, neben anderen Qualifikationen, diejenige eines homöopathischen Facharztes für Kinderkrankheiten. 1960 ernannte man ihn zum Dekan der Fakultät. Er besaß das Diplom der Pädiatrie des *Great Ormond Street Childrens Hospital*, er war Facharzt am London Royal Homoepathic Hospital und es wurde ihm, als er sich von diesem Krankenhaus in den Ruhestand versetzen ließ, der Status eines Ehrendoktors verliehen. Er wurde 1970-71 und 1971-72 zum Präsidenten der homöopathischen Fakultät gewählt. 1974 erhielt er die Ehrenmitgliedschaft des Hahnemann Instituts in Brasilien sowie die einer Gruppe europäischer homöopathischer Ärzte, die 1986 ihren ersten Kongreß in Lyon abhielten. Während seines Ruhestandes kamen viele Ärzte aus England und Übersee zu Vorlesungen zu ihm ins Hause.

Donald stellte das Buch mit Hilfe seiner Frau Agnes und seiner Stieftochter Berenice Benjelloun zusammen. Er starb am 31. Januar 1988, so wie er lebte, mit Mut.

I.
Praktisches Repertorium

1. Einführung

1.1 Konzeptioneller Ansatz

Homöopathie wird in *Dorlands Wörterbuch* als ein von Samuel Hahnemann (1755–1848) begründetes Therapiesystem definiert.

In diesem System wird eine Krankheit mit den Arzneimitteln behandelt, die in der Lage sind, beim Gesunden die Symptome dieser Krankheit zu erzeugen. Diese Arzneimittel werden als homöopathische Mittel in kleinen Dosen verabreicht.

Zu Hahnemanns Zeiten gab es, wie wir wissen, keine Pharmakologie. Informationen über die bei der medizinischen Behandlung verwendeten Mittel wurden mit Hinzufügungen hervorragender Ärzte von einer Generation an die nächste weitergegeben. Hahnemann, der in ganz Europa als ein führender Arzt und Chemiker anerkannt war, beschloß herauszufinden, wie solche Mittel an Gesunden wirken und erprobte sie an sich selbst, seinen Verwandten und ärztlichen Kollegen.

Homöopathische Arzneimittelprüfung

Er entdeckte, daß verschiedene Mittel Symptome erzeugten, die den Symptomen der Krankheiten ähnlich waren, bei denen sie erfolgreich eingesetzt worden waren. Dies führte zu seiner Prüfung zusätzlicher Mittel, die vorher nicht therapeutisch genutzt wurden, um ihre potentielle Verwendung als Heilmittel herauszufinden. Dieses Studium, das als ›*Arzneimittelprüfung*‹ bekannt ist, wird heute weiter fortgeführt.

Potenzierung

Auf diese Art und Weise verwendete Arzneimittel können manchmal eine **Verschlimmerung** vor einer Besserung verursachen. Aus diesem Grund wurden kleinere Dosen ausprobiert, was zu der Entdeckung führte, daß kleine Dosen, die durch Verdünnung und ›*Schüttelschläge*‹ hergestellt wurden, wirksamer sein konnten, als das Mittel in seinem Rohzustand. Dieser Vorgang wurde sogar so weit getrieben, daß das Mittel nicht mehr durch chemische Analysen nachgewiesen werden konnte. (Der Prozeß der Verschüttelung beinhaltet die schrittweise Verdünnung des Mittels mit einer alkoholischen und wäßrigen Lösung, wobei das Mittel nach jedem Verdünnungsschritt kräftig mechanisch geschüttelt wird.) Die Produkte solch einer Verdünnung wurden als ›*potenzierte*‹ Mittel bekannt.

Potenzen

▶ ›Hohe Potenzen‹ (bei denen dieser Vorgang viele Male wiederholt wurde) können in unerfahrenen Händen gefährlich sein.

Am Anfang dieses Jahrhunderts sagte JAMES TYLER KENT, einer der führenden amerikanischen Homöopathen, daß er genauso gern in den Händen von Wilden mit scharfen Rasiermessern sein wolle, wie in den Händen eines unkundigen Verschreibers sehr hoher Potenzen.

Homöopathische Mittel werden in Dezimal- oder Centesimalpotenzen [nicht zu vergessen die LM- oder Q-Potenzen] hergestellt.

Dezimalpotenzen werden durch Hinzufügen von einem Teil des Mittels zu neun Teilen reinen Alkohols hergestellt und verschüttelt, um eine gleichmäßige Verteilung sicherzustellen. Diese wird dann mit **D1** beschriftet. Ein Teil der D1 wird mit neun Teilen Alkohol verdünnt und verschüttelt und dann mit **D2** beschriftet, und so weiter. **Centesimalpotenzen** werden durch Hinzufügen von einem Teil des Mittels zu 99 Teilen reinen Alkohols hergestellt und verschüttelt. Dies wird dann mit **C1** beschriftet. Weitere Centesimalpotenzen werden durch Fortfahren in derselben Art und Weise gewonnen.

Homöopathie wird auf der ganzen Welt praktiziert, jedoch in einigen Ländern sehr intensiv. Während des Krieges, als ich bei der RAF in Indien diente, waren homöopathische Mittel leicht erhältlich. Ich behandelte die *Malaria* mit Chinin in den üblichen Dosen. Ich behandelte die *Bakterienruhr*, die an einigen Stellen weitverbreitet war, erfolgreich mit homöopathischen Mitteln, hauptsächlich mit **Pyrogenium** und **Arsenicum album**, jeweils in der **200.** Centesimalpotenz.

1.2 Praktische Umsetzung am Fallbeispiel

1.2.1 Pneumonien

Nach dem Krieg behandelte ich erfolgreich über 300 Fälle primärer Pneumonien auf der Kinderstation des *Royal London Homoeopathic Hospitals*, davon über 80% nur mit der Homöopathie und den Rest mit einer Kombination von homöopathischen Mitteln und Penicillin. Die homöopathische Vorgehensweise besteht darin, die individuelle Reaktion des Patienten zu studieren und ein Mittel auszuwählen, das diese Symptome plus die Symptome der Pneumonie abdecken kann.

- Ich bediente mich ausschließlich der 200. Centesimalpotenz.

- Dieses Mittel wurde dann **alle 2 Stunden nach Aufnahme** gegeben, unabhängig vom Krankheitsstadium.
- Auf das korrekt gewählte Mittel folgte innerhalb 12 Stunden eine Besserung.
- Das Mittel wurde dann **alle vier Stunden** gegeben und **später** in noch **größeren Intervallen**, bis die Heilung deutlich war.
- Die bei weitem am häufigsten indizierten Mittel waren meiner Erfahrung nach **Phosphorus** oder **Graphites**.
- Gelegentlich deckten andere Mittel die Symptome ab und wurden dann zu Beginn oder später, falls nötig, gegeben.
- Wenn ich es für notwendig hielt, wurde zusätzlich Penicillin gegeben.

1.2.2 Keuchhusten

Einige Jahre lang behandelte ich in der *Shepherds Bush Children's Clinic* Keuchhusten auf diese Weise:

Drosera ist das ähnlichste Spezifikum, und wenn es keine deutlichen Indikationen für ein anderes Mittel gab, wurde **Drosera C30 3× täglich über 4 Tage** und dann **für weitere 3 Tage morgens und abends** gegeben. Danach wurden die Kinder 1× die Woche aufgesucht und Drosera dann in größeren Intervallen gegeben.

Oft traten Symptome anderer Mittel zutage, meistens von

- **Coccus cacti**,

dessen auffallendste Symptome der *morgendliche Hustenanfall* war, der mit Erbrechen von zähflüssigem Schleim endete, der in langen Fäden aus dem Mund hing, oder von

- **Kalium carbonicum**,

das die *Verschlimmerung nachts*, besonders *gegen 3.00 Uhr* morgens, zusammen mit einem Ödem zwischen den oberen Augenlidern und den Augenbrauen, oft mit einem geschwollenen Gesicht, abdeckt.

- Keuchhusten kann gelegentlich über Monate gehen und in solchen Fällen wird **Drosera C200, 3 Gaben alle 12 Stunden**, den Fall klären.
- Ein anderes Mittel in solchen Fällen ist **Carcinosinum C30**, vorausgesetzt, daß es auch durch andere Symptome indiziert wird.

1.2.3 Verletzungen

Die Folgen von Verletzungen wurden seit Generationen homöopathisch erfolgreich behandelt. Im 2. Weltkrieg wurde die deutsche Wehrmacht mit **Arnica montana C30** in Tablettenform versorgt, welches bei Wunden oder anderen Verletzungen eingenommen werden sollte, um die Schmerzen und den Schock zu beheben.

Verletzungsmittel werden seit langem prä- und postoperativ eingesetzt. So auch bei Adenoiden auf der Kinderstation des *Royal London Homoeopathic Hospitals*, wo jede Woche 6 Operationen an den Tonsillen und/oder Adenoiden durchgeführt wurden. Die Patienten kamen u. a. aus allen Teilen des Landes. Mein Vorgänger auf der Kinderstation, der sich selbst einer Tonsillektomie unterzog, gab vor und nach diesen Operationen routinemäßig

- **Arnica C30** in Kombination mit
- **Rhus toxicodendron C30.**

Ich führte diese Art der Behandlung fort. **Rhus toxicodendron** behebt die Schmerzen, die bei der *ersten Bewegung schlimmer* werden, sich aber bei fortgesetzter Bewegung bessern.

- Kinder, die offensichtlich *sehr ängstlich* waren, bekamen eine Gabe **Phosphorus C30**. Dieses Mittel ist auch nützlich bei der Angst vor einem Zahnarztbesuch.
- **Rhus toxicodendron C30** hilft auch bei einem verstauchten Knöchel, wobei man es dann **4 Tage lang 3× täglich** gibt, dann für **weitere 3 Tage morgens und abends**. Danach muß die Situation neu überdacht werden.
- Wenn sich Schmerzen an der *Ansatzstelle der Achillessehne* konzentrieren, ist normalerweise **Ruta C30,** in derselben Art und Weise gegeben, effektiv.
- **Rhus toxicodendron C30** ist auch dann indiziert, wenn sich durch ein Trauma verursachte Rückenschmerzen bei der ersten Bewegung verschlimmern und bei fortgesetzter Bewegung wieder bessern. In solchen Fällen kann auch eine manipulative Therapie erforderlich werden. Ein kombiniertes Mittel ist zur Linderung von Schmerzen nach großen Operationen, wie z. B. einer Appendektomie, oft effektiv.
- **Staphisagria C200** hilft Schmerzen in einer Schnittwunde.
- **Bellis perennis** hilft bei Traumata weicher Gewebe.

▷ Eine Kombinationsgabe beider Mittel in der **200. Potenz** wird *vor der Operation* verabreicht und, sagen wir mal, **3× täglich postoperativ gegeben**.

Narbenschmerzen, die durch ein Trauma einschließlich einer Operation verursacht wurden, können oft mit homöopathischen Mitteln, die nach individuellen Indikationen ausgewählt wurden, behandelt werden.

- Es gibt jedoch ein Mittel, das oft wirksam ist: **Thiosinaminum**, das aus dem Öl der Senfsamen hergestellt und in der **200. Potenz** verabreicht wird.

Eine Frau von 40 Jahren litt seit vielen Jahren trotz einer umfassenden konventionellen Behandlung an einer Mastitis. Ich behandelte sie mit **Sepia C30**, das individuell indiziert war. Kurz darauf bildete sich auf der äußeren Seite ihrer linken Brust ein Karbunkel, welcher eiterte und eine große Narbe und schmerzhafte Adhäsionen hinterließ.

- Es wurde **Thiosinaminum C200** gegeben und damit die Schmerzen der Adhäsionen erfolgreich behandelt.

Was ich nicht wußte, war, daß sich diese Patientin im Alter von 20 Jahren einer *Appendektomie* unterzogen hatte und seitdem an beträchtlichen Schmerzen in der rechten Fossa iliaca litt, wenn sie sich schnell von einem Sitz erhob. Sie stellte nach der Einnahme von Thiosinaminum überrascht fest, daß diese rezidivierenden Schmerzen ebenfalls verschwanden und niemals wieder auftraten

2. Methodik des Vorgehens in der Praxis

2.1. Unterschiede zur konventionellen Therapie

Vor einigen Jahren wurde ein Kind auf die Station Barton aufgenommen. Es litt an *Diphtherie*, die durch einen Rachenabstrich bestätigt wurde. Das Kind wurde dann am nächsten Tag in ein Fieberkrankenhaus verlegt, nachdem es **Mercurius cyanatus C200** bekommen hatte. Das Fieberkrankenhaus entließ das Kind nach Hause, da der Rachenabstrich negativ war. Wir wurden informiert, daß wir eine falsche Diagnose gestellt hatten. Als ich dies Dr. BORLAND erzählte, sagte er mir, daß dies kein ungewöhnliches Ereignis sei. Irgendwann kam der Direktor des Fieberkrankenhauses auf Dr. BORLANDS Einladung vorbei, um den Laborbefund zu sehen. Alles, was er dann sagte, war, daß es »irgendwo einen Fehler geben müsse.«

Es ist schwer zu glauben, wieviel Ignoranz gegenüber der Homöopathie im ärztlichen Berufsstand und noch mehr bei denen, die für die Ausbildung der Medizinstudenten verantwortlich sind, zu finden ist. In einer Rede vor der *British Medical Association* sagte Dr. WHEELER: »Zu sagen, daß seit ungefähr 100 Jahren der überwiegende Teil der medizinischen Meinung die Homöopathie abgelehnt hat, ist wahr, aber zu implizieren, daß sie dies nach Prüfung und Untersuchung tat, ist eine grobe Täuschung. Jede sukzessive Dekade hat ihr Vorurteil und ihre Ignoranz der nächsten übergeben und die einfachen Tests, die die Angelegenheit ein für alle mal entschieden hätten, wurden niemals gemacht, außer von den wenigen, die folglich die Ketzerei nicht unterstützten.«

Winzige oder infinitesimale Dosen von Arzneimitteln, die normalerweise in einer homöopathischen Praxis verschrieben werden, stellen für Ärzte das ungeheuerlichste Hindernis dar, so daß sie der Homöopathie keinen zweiten Gedanken widmen. Studenten werden für die Anwendung der Mittel ausschließlich die direkten chemischen oder physikalischen Wirkungen gelehrt und es sind offensichtlich zu diesen Zwecken adäquate Dosen notwendig. Nicht der Fakten der Homöopathie bewußt, stellt sich die Mehrzahl der Ärzte, auf jeden Fall in Großbritannien, vor, daß die Homöopathie solch eine Behandlung ist, bei der 1 Millionstel Gran *Aspirin* anstelle von 5 Gran gegeben wird, um Kopfschmerzen zu beseitigen oder eine infinitesimale Gabe von *Penicillin*, um eine Pneumonie zu heilen, was natürlich absurd wäre.

▷ Das Wort Homöopathie bedeutet »ähnliche Krankheit« und die homöopathische Behandlung besteht, grob gesagt, darin, ein Mittel zu verabreichen, das in der Lage ist, bei Gesundheit die Symptome hervorzurufen, die ähnlich denen sind, welche die Reaktion des Patienten auf die Krankheit darstellen.

Es ist für jeden, der in der orthodoxeren Anwendung von Mitteln ausgebildet wurde, schwierig, dies als Realität zu betrachten, und dennoch hat die Homöopathie – trotz vieler Widerstände – den größeren Teil der zwei Jahrhunderte überlebt, aber einfach deshalb, weil sie befriedigende Ergebnisse lieferte.

2.2 Die Anwendung des Ähnlichkeitsprinzips

2.2.1 Zum Beispiel: Masern

Ein Kind ist reizbar, extrem durstig, mag keine Störungen, besonders nicht, bewegt zu werden. Ein anderes hat Verlangen nach Zuneigung, ist weinerlich und trotz des hohen Fiebers durstlos. Andere Kinder können auf andere Art und Weise reagieren. Man weiß, daß **Bryonia** in der Lage ist, bei einem Gesunden die Art der Reaktion des ersten Kindes hervorzurufen und **Pulsatilla** die des zweiten.

▶ Die homöopathische Behandlung des ersten Kindes wäre daher **Bryonia** und die des zweiten Kindes **Pulsatilla**.

Es ist nicht die Größe der Gabe, die ein Mittel ein homöopathisches werden läßt, sondern die Grundzüge (der **Ähnlichkeit**), wonach es ausgewählt wird. HAHNEMANN und seine Schüler praktizierten die Homöopathie 10 Jahre lang mit materiellen Dosen von Mitteln, bevor sie potenzierte Mittel verwendeten – die bis dahin irrtümlicherweise als schwache oder inadäquate Mittelgaben betrachtet wurden.

Es sollte einem klar sein, daß sich irgendwelche Fragen bezüglich potenzierter Arzneimittel nur dann stellen, wenn Mittel, auf dem Prinzip der Ähnlichkeit beruhend, ausgewählt werden. Alle erfahrenen Ärzte und Schwestern wissen, wie verschiedene Patienten auf verschiedene Art und Weise auf irgendeine akute Infektionskrankheit reagieren. Die Reaktionen der Bryonia- und Pulsatilla-Patienten sind ziemlich normal, ob bei Masern, primärer Pneumonie oder Typhus.

▷ Solche Symptomenkomplexe werden nicht direkt durch den pathologischen Prozeß verursacht, aber es ist vernünftig, sie so zu betrachten, da sie in gewisser Hinsicht den Versuch des Patienten darstellen, gesund zu werden.

Es ist wohlbekannt, daß die Wirkungen einer *antibiotischen Behandlung*, wenn die Resistenz herabgesetzt ist – sowohl bei den sehr jungen wie bei den sehr alten Patienten, den unter 2 und den über 80 Jahre alten – nicht so gut sind wie bei der dazwischen liegenden Altersgruppe. Wir glauben, daß dies der Faktor ist, der durch eine homöopathische Behandlung beeinflußt werden kann.

2.2.2 Zum Beispiel: Pneumonien

Vor einigen Jahren hatten Dr. PRIESTMAN und ich die Gelegenheit, einige hundert Fälle von Pneumonie auf der Kinderstation zu behandeln. Wir hatten jedes Jahr zwischen 40 und 50 Aufnahmen von primärer *Pneumonie*. Einige hatten *Penicillin* bekommen, bevor sie aufgenommen wurden und bei einigen setzten wir *Penicillin* ein, aber über 90% wurden einzig und allein mit homöopathischen Mitteln behandelt.

Antibiotika oder Homöopathika?
Bei moribunden Fällen wurde *Penicillin* wie auch homöopathische Mittel gegeben, ersteres, um die Infektion zu ersticken und letzteres als Versuch, die Resistenz anzuheben. Sauerstoff wurde natürlich nach den üblichen klinischen Indikationen verabreicht. Es wurde vorgeschlagen, daß es der Mühe wert sei, die Hälfte der Patienten mit homöopathischen Mitteln und die andere Hälfte mit *Penicillin* zu behandeln. Es ist wohl einleuchtend, daß solch ein Experiment von geringem Wert ist, wenn nicht viel mehr Fälle auf diese Art und Weise studiert würden, und außerdem müßten die Fälle nach Alter und Schweregrad, etc., ausgewählt werden. Jedenfalls waren wir sicher, daß ein Kind aufgrund eines Mangels an *Penicillin* verloren sein und ein anderes wegen fehlender homöopathischer Mittel sterben könnte. Selbst, wenn wir mit dem Experiment den Wert der Homöopathie beweisen könnten, wäre der Preis für das Ergebnis zu hoch.

Zu Beginn dieses Jahrhunderts studierte Dr. ROBERTSON DAY die Statistiken der Pneumonien, die im *London Homoeopathic Hospital* und anderen Londoner Krankenhäusern behandelt worden waren. Er stellte fest, daß im Homoeopathic Hospital die Mortalitätsrate um 50% niedriger lag, aber, und das ist der interessante Punkt: er stellte auch fest, daß die Todesrate bei Kindern noch niedriger ausfiel. Der Vorteil einer antibiotischen Behandlung ist der, daß sie keiner besonderen Ausbildung bedarf, um sie anzuwenden, aber ihr Nachteil besteht darin, daß ihr Wert von der Natur der infektiösen Mikroorganismen abhängt.
Die Homöopathie kann sofort angewandt werden und es gibt in der Regel keine Probleme dieser Art. Es gibt auch keine Nebenwirkungen.

- ▶ Mit anderen Worten, unsere Haltung war die, daß, wenn es möglich ist, ohne die Gefahr von Nebenwirkungen zu heilen, die Homöopathie die Behandlung der Wahl sein sollte.
- ▶ Bei sehr schweren Fällen, bei Fällen, die nicht auf homöopathische Mittel ansprachen oder bei denen das homöopathische Mittel nicht leicht zu finden war, wurde beides gegeben.

2.3 Homöopathie nach Hahnemann

Dann und wann scheinen es einige führende Mitglieder des ärztlichen Berufsstandes als ihre Pflicht und Schuldigkeit zu verspüren, abfällige Bemerkungen über die Homöopathie machen zu müssen. Obwohl diese selbsternannten Richter nicht viel Wissen über die Homöopathie haben und sie sicherlich niemals ordentlich geprüft haben, ist ihr Einfluß dennoch so, daß viele rechtschaffene Mitglieder des Berufsstandes weiterhin davon abgehalten werden, sich mit dieser Sache zu beschäftigen.

Vor wenigen Jahren sagte ein Professor der Medizin, dessen Name ich vergessen habe, daß diejenigen, die Homöopathie ausüben, Patienten, die nichts wirklich Ernsthaftes haben, homöopathische Mittel geben, aber wenn ein Patient ernsthaft erkrankt sei, wüßten die Homöopathen sehr wohl, daß eine »richtige« Behandlung erfolgen müsse.

Es wurde noch nie der Anspruch erhoben, daß die Homöopathie in der Lage sei, alles zu heilen. HAHNEMANN selbst lehrte, daß es absurd sei, außer der Homöopathie keine andere Behandlung anzuwenden, wenn die Erkrankungen diese rechtfertigt, einschließlich der Chirurgie, die er sogar in ihrem unreifen Stadium der damaligen Zeit verteidigte – zum Beispiel für die Beseitigung eines Blasensteins.

Nicht selten erörtern Ärzte die Homöopathie unter solch falschen Voraussetzungen, daß man ihnen erklären muß, über was sie eigentlich reden. Selbst dann ist das Mißverständnis gewöhnlich so tief verwurzelt, daß man einfach genug hat, etwas über Glaube und Suggestion, natürliche Heilung und die Persönlichkeit des Arztes zu hören!

Gegen Ende des 18. Jahrhunderts wurden Verschreibungen mit bis zu zwei Dutzend Zutaten verordnet, in der Hoffnung, wie es jemand ausdrückte, daß wenigstens eines der Bestandteile ins Schwarze treffe. Es gab einen florierenden Handel mit Hörnern von Einhörnern und es ist kein Wunder, daß HAHNEMANN heftig von der Zunft der Chemiker attackiert wurde. Der Geisteskranke wurde geschlagen, um die bösen Geister auszutreiben und viele Patienten wurden zu Tode purgiert oder ausgeblutet.

Seine erste Prüfung führte HAHNEMANN mit der Chinarinde durch – mit reinem Chinin – das eines der wenigen damals erhältlichen Spezifika war. Zu der Zeit war die Malaria in Deutschland weit verbreitet. Nach der Einnahme von therapeutischen Dosen der Chinarinde entwickelte HAHNEMANN Symptome, die denen der Malaria ähnelten. Er fuhr fort, mit seiner Familie und Freunden die Chinarinde und verschiedene andere Mittel an sich zu prüfen, um ihre Wirkungen auf Gesunde herauszufinden. Wenn dann ein Patient einen Symptomenkomplex zeigte, der solchen von bekannten Mittelwirkungen ähnelte, probierte HAHNEMANN das entsprechende Mittel therapeutisch aus und notierte die Ergebnisse. Es heißt, daß HAHNEMANN sehr wohl nach der Einnahme der Chinarinde Malariasymptome entwickelte und es heißt sogar, daß er ein therapeutisches System aufgrund eines einzigen fehlgeschlagenen Experiments entwickelt hat. Aber HAHNEMANN war ein erfahrener Untersucher und er war wohl der letzte Mensch, der so getäuscht werden konnte. Nach nur 6 Jahren solcher Versuche veröffentlichte er eine kurze Abhandlung über eine neue Art, die heilenden Kräfte von Mitteln zu entdecken.

2.4 Hohe oder tiefe Potenzen?

Die einzige Beziehung, die ich als Student zur Homöopathie hatte, war über Dr. CLARKE, Professor der Materia medica und Therapeutik, an der Universität von Edinburgh. Er rechnete es HAHNEMANN als Verdienst an, der erste gewesen zu sein, der die Pharmakologie auf eine Prüfungsbasis stellte. Er fügte aber hinzu, daß die ganze Sache, wenn man dann zur Frage der Dosierung kam, lächerlich würde. Professor CLARKE sagte, daß in einer 200. Potenz von **Natrium sulfuricum** ein einziges Molekül der Substanz in einem Flüssigkeitsvolumen zu finden sei, das der Größe des bekannten Universums gleichen würde und daß die Chancen des Patienten, dieses Molekül zu bekommen, entsprechend klein wäre! Das muß das Ende der Homöopathie für Tausende von Studenten gewesen sein, die durch seine ansonsten fähigen Hände gingen. Dies wäre wahrscheinlich auch für mich der Fall gewesen, wäre ich nicht mit einem Studenten in der Klasse der praktischen Physiologie zusammen gewesen, der mir von angeblichen Heilungen von Freunden durch homöopathische Behandlung erzählte, bei denen die orthodoxe Behandlung bereits versagt hatte. Er war ein leidenschaftlicher Rugbyspieler und er fand, daß **Arnica montana** die meisten seiner Schmerzen nach dem ersten Spiel der Saison beseitigte. (Es ist interessant, festzustellen, daß im 2. Weltkrieg die deutschen und russischen Streitkräfte Arnica einsetzten, um den Schock bei Kriegsverletzungen zu behandeln.)

Ich las nun einiges über Homöopathie und die Idee, Arzneimittel mit dem Ziel zu verabreichen, den Patienten zu stimulieren, gesund zu werden. Dies alles sagte mir so sehr zu, daß ich beschloß, herauszufinden, ob die Homöopathie wirke oder nicht. *Dr. Henderson Patrick*, der damalige leitende Arzt des Glasgow Homoeopathic Hospital, den ich um Anleitung bat, sagte: »Warten Sie noch, bis Sie qualifiziert sind, dann werde ich Sie unterrichten.«

Ich konnte jedoch nicht warten und experimentierte an meiner Familie und meinen Freunden, sobald sich eine Gelegenheit ergab. Aber meine ersten Bemühungen waren nicht sehr erfolgreich. Es gab nur einen offensichtlichen, eindrucksvollen Erfolg. Ein knapp über 70 Jahre alter Mann war schwer an einer Influenza erkrankt. Es war kurz nach meiner Eignungsprüfung. Er litt an Wahnvorstellungen, im Bett zerstreut zu sein. Seine Tochter erzählte mir, daß es unwahrscheinlich sei, mehr tun zu können – dies war, wie sie es ausdrückte, der »Zusammenbruch«, dem durch Zufall auch der Tod von zwei Familienmitgliedern vorausgegangen war.

- **Baptisia** hat diese Art von Delirium und nach ein paar Gaben in der **200. Potenz** machte er eine schnelle Genesung durch und lebte für weitere sieben Jahre.

Die Frage der potenzierten Mittel hat zu viel Verwirrung geführt. Es gab nichts bei Hahnemanns frühen Versuchen, was auf die Höhe der Dosis hinwies. Er beobachtete, besonders bei den chronischen Krankheiten, daß es manchmal eine *vorübergehende Verschlimmerung* des Zustandes des Patienten gab. Er beschloß, die optimale Größe der Dosis jedes Mittels herauszufinden, die hoch genug sei, um zufriedenstellend zu wirken, aber ohne das, was er als Nebenwirkungen betrachtete. Er verdünnte seine Mittel und verschüttelte sie und sah zu seiner Überraschung, daß ähnliche Mittel sogar besser wirkten, wenn sie auf diese Weise hergestellt wurden, und so entstand der Begriff der **»potenzierten Mittel«**.

Erst vor kurzem wurde etwas Licht auf die in diesen Mitteln entwickelte Kraft geworfen. Es ist für alle erfahrenen Homöopathen eine bekannte Tatsache, daß Mittel in **Höchstpotenzen kraftvoller** wirken als Mittel in ihrem Urzustand oder sogar tiefe Potenzen, mit anderen Worten, Mittel, die nicht in demselben Maß verdünnt und verschüttelt wurden.

Im frühen 20. Jahrhundert gab es eine Meinungsverschiedenheit zwischen Homöopathen, die Tiefpotenzen einsetzten und denen, die an die hohen Potenzen glaubten.

▷ Dr. Wheeler verglich die Behandlungsresultate einiger hundert Pneumoniefälle und fand heraus, daß die *Mortalitätsrate* dieselbe war, daß aber Patienten, die mit den hohen Potenzen behandelt wurden, viel *schneller gesundeten.*

Eine neuere Arbeit über »anomales« und »polymerisiertes« Wasser unterstützt die Ansicht, daß die Wirkungen potenzierter Mittel sehr wohl aus einer Veränderung der molekularen Struktur des Lösungsmittels resultieren können. Wassermoleküle bilden lange Ketten. Die Länge und die Art dieser Ketten scheinen von dem physischen Zustand des Wassers abzuhängen, deren chemische Charakteristika entsprechend bestimmt werden können. Es ist auch möglich, daß Schütteln oder Verschütteln diese Verbindungen verändert.

Signifikant war die Arbeit des verstorbenen Dr. G. P. Barnard, Forschungsphysiker, und die von Dr. J. H. Stephenson aus New York. Ihre gemeinsame Schrift zu dem Thema, die 1965 vollendet wurde, sagt unter anderem aus:

»Eine vor kurzem durchgeführte Anwendung der Quantenchemietheorie auf biologische Systeme indiziert, daß diese verschüttelten hohen Verdünnungen via physikodynamischer Struktur ihrer Lösungsphase wirken können, eher als die chemischen Eigenschaften ihrer verdünnten Lösungen. Die Lösungsmoleküle können sich selbst zu stereospezifischen, isotaktischen Polymeren mit der Fähigkeit der Selbstreplikation bei Abwesenheit der am Anfang vorhandenen angeregten Lösung anordnen. Bestimmte physikalische Qualitäten dieser verschüttelten hohen Potenzen scheinen diesen Schluß zu verifizieren.«

▷ Bis zu diesem Stadium potenzierte Arzneimittel, auf das von Professor CLARKE verwiesen wurde, wirken nicht nur kraftvoll auf Menschen, sondern auch auf Tiere. **Pulsatilla C200** hat unter Farmern einen guten Ruf bei der Behandlung einer *Retentio placentae* beim Vieh.

2.5 Erlebnisse mit homöopathischen Behandlungserfolgen

Um mehr über die Homöopathie herauszufinden, arbeitete ich vor dem Krieg als Chirurg, später aber als Arzt und schließlich als Oberarzt am *Royal Homoeopathic Hospital.*

Es war mir bald klar, daß meine frühen Fehlschläge ihre Ursache in meiner spärlichen Kenntnis der Materia medica und dem mangelhaften Wissen über die homöopathische Fallaufnahme und Verschreibung hatten. Als ich in der chirurgischen Abteilung arbeitete, probierte ich die Homöopathie an postoperativen Fällen aus, besonders, um die Schmerzen aufgrund Flatulenzen zu lindern. Unter einer dann reich verfügbaren Expertenanleitung fand ich heraus,

- daß Patienten, die schmerzhaft aufgebläht waren und Linderung durch Aufstoßen erfuhren, sehr gut auf **Carbo vegetabilis C200** ansprachen.
- Diejenigen, welche eine Linderung durch Abgang von Winden erfuhren, sprachen normalerweise auf **Lycopodium** an
- und eine Zahl von Mitteln, besonders **Raphanus C200**, war, entsprechend den Indikationen, in den meisten Fällen wirksam, wenn Blähungen nicht auf diese Art und Weise beseitigt werden konnten.

Ich wartete gewöhnlich bis zum Abend nach den Operationen und wenn ich bis dahin keinen Erfolg mit den verabreichten Mitteln erzielt hatte, gab ich Morphium oder linderte auf andere Art und Weise die Qualen der Patienten.

Eine der eindrucksvollsten Wirkungen der Homöopathie war die schnelle Linderung der Schmerzen bei einem Patienten, der auf eine Operation wegen eines Bandscheibenvorfalls wartete, bei dem große Dosen von *Omnopon* versagt hatten,

- indem ich ihm **Coffea C10.000** gab.

Bei einem Pleuritisfall, der sich nicht einmal mit Morphium lindern ließ,

- verschaffte **Bryonia C200** eine schnelle Linderung.

Ich gab einer Frau **Arnica**, die sich bitterlich über anhaltende Schmerzen wegen einer Oberschenkelhalsfraktur beklagte. Es hatte keine Wirkung. Da sie weinerlich war, nach Sympathie verlangte und mir nichts anderes einfiel, verschrieb ich ihr

- **Pulsatilla C200**.

Kurz danach rief sie mich, als ich an ihrem Bett vorbeiging und sagte: »Herr Doktor, das zweite Mittel traf genau ins Schwarze.«

Allmählich wurde ich von der therapeutischen Kraft der Homöopathie überzeugt. Während meiner Zeit als Chirurg bekamen die Kinder, die sich einer *Tonsillektomie* unterzogen,

- **Arnica** vor der Operation
- und **Rhus toxicodendron C30** danach.

Meine Krankenhauserfahrung reichte zwar noch nicht aus, um die Resultate mit denen der orthodoxen Behandlungen zu vergleichen, aber es war offensichtlich, daß die Krankenschwestern aus anderen Krankenhäusern von den Resultaten, die Kinder postoperativ schmerzfrei zu machen, sehr beeindruckt waren. Da dies die häufigste Operation bei Kindern war, lieferte sie eine Vergleichsbasis. Keinem der Kinder wurden Schmerztöter verweigert.

Während meiner Tätigkeit als Dr. TYLERS klinischer Assistent sah ich viele mit Homöopathie behandelte interessante Fälle. Da gab es z. B. eine junge Frau, die nach der Untersuchung wegen eines Hirntumors, der sich als inoperabel erwies, nach Hause geschickt wurde. Sie war reichlich mit Morphium versorgt, das wenig oder keine Wirkung hatte. Da ihre Gesundheit von einer schweren Diphtherie unterminiert worden war, verschrieb ihr Dr. TYLER **Diphtherinum C200** und es kam zu einem bemerkenswerten Nachlassen der Schmerzen. Das Mittel wurde mit weiterer Linderung wiederholt, wenn die Schmerzen wieder heftiger wurden. Sie lebte mehrere Monate lang ohne Schmerzen. Wenn sie auf die Wirkungen der »Suggestion«, für die die Homöopathie fälschlicherweise gehalten wurde, angesprochen wurde, pflegte Dr. TYLER zu sagen: »Gut, wenn es das ist, dann ist es eine sehr nützliche Art, Suggestion anzuwenden.«

Es gibt keinen neueren statistischen Beweis über die Wirkungen der homöopathischen Behandlung, so wie im letzten Jahrhundert bei den Choleraepidemien. Bei einer Epidemie in London 1854 war der Beweis zugunsten der homöopathischen Behandlung überwältigend, wie es von orthodoxen Autoritäten beurteilt wurde, aber dies wurde nicht in dem Bericht über Epidemien mit aufgenommen. Als das verantwortliche Mitglied des Parlaments zu dieser Unterlassung gefragt wurde, sagte er, daß er, wenn er dies mit aufgenommen hätte, die Quacksalberei hätte ermutigen können.

Der jüngste große statistische Beweis über die Wirkungen der homöopathischen Behandlung liegt so weit zurück wie die pandemische Influenza nach dem 1. Weltkrieg. Homöopathische Ärzte in Amerika behaupteten, daß ihre Mortalitätsrate bei 17.000 Fällen jeglichen Alters bei der 2. Welle der Krankheit 0.3% betrug, gegenüber einer Gesamtmortalität von ungefähr 20%.

Diese Statistiken können falsch sein, aber jeglicher Anspruch von Überlegenheit der homöopathischen Behandlung in der Vergangenheit wurde wegen ihrer schlimmen Folgen für die orthodoxen Medizin unterdrückt, wann auch immer Statistiken erstellt wurden. Obwohl über 10% der Betten in den Krankenhäusern momentan von Patienten belegt werden, die an iatrogenen Erkrankungen leiden, ist dies anscheinend immer noch kein Argument, die Homöopathie auszuprobieren.

Nicht jeder hat, wie ich, die Gelegenheiten, ein Team von erfahrenen homöopathischen Ärzten bei der Arbeit zu sehen. Wenn wir irgendwie die virtuelle Gehirnwäsche der Medizinstudenten überwinden könnten, sollten wir darauf vorbereitet sein, es Fragenden einfacher zu machen, die Homöopathie auszuprobieren. Ähnlich wie die Prüfung eines neuen Antibiotikums oder Analgetikums ist etwas Praxis und Studium notwendig, bevor die Homöopathie klinisch richtig beurteilt werden kann.

Könnten wir uns nicht auf vertraute Spezifika wie **Arnica** bei chirurgischem Schock, **Chamomilla** für Zahnungsbeschwerden, **Ignatia** für kürzlich erlittenen Kummer, und so weiter, konzentrieren? Wir könnten diejenigen Arzneimittel für Tiere einschließen, wie **Graphites** für harte Pfoten bei Hunden, die die Möglichkeit bieten, auf diese Art und Weise die Homöopathie auszuprobieren. Als medizinischer Oberarzt bestand eine meiner Pflichten darin, beim Unterrichten der Amtsärzte im Fach Homöopathie zu helfen. Es war mir bald klar, daß die beste Art darin bestand, sicherzustellen, daß ähnlich eindrucksvolle Resultate von den Ärzten gesehen wurden. Dann, und nur dann würden sie das Studium ernsthaft betreiben.

3. Die homöopathische Fallaufnahme – der Schlüssel zum Erfolg

3.1 Das Arbeiten mit der Materia medica

Neulinge in der Homöopathie werden mit einer neuen und sehr anderen Materia medica konfrontiert. In der homöopathischen Praxis werden die Arzneimittel mit dem Zweck gegeben, die natürlichen Heilkräfte des Patienten zu stimulieren, was dem Gebrauch der Mittel wegen ihrer chemischen oder physischen Wirkungen auf den Menschen oder Mikroorganismen gegenübersteht.

Die homöopathische Materia medica und die homöopathische Fallaufnahme unterscheiden sich von einer gewöhnlichen Fallaufnahme dadurch, daß die **Therapieindikationen des individuellen Patienten**, genauso wie **seine Symptome** von diagnostischer Bedeutung erwogen und zusammen mit der homöopathischen Verschreibung studiert werden sollten, weil sie komplementär sind. Die Akzeptanz der Homöopathie bedeutet nicht die Zurückweisung anderer Behandlungsformen, sie bedeutet nur eine Hinzufügung einer anderen therapeutischen Fähigkeit zu denen, die in den medizinischen Schulen gelehrt werden.

Dr. J. H. Clarke riet in seiner Einführung des Buches *The Prescriber*, daß die beste Art, das Studium der Homöopathie zu beginnen, darin bestünde, ein paar der gebräuchlichsten Mittel zu nehmen und zu versuchen, ein gründliches Verständnis für sie zu bekommen. Er empfahl die folgende Liste in der Reihenfolge bezüglich der von ihm erwogenen Bedeutung:

1) **Sulfur**	7) **Pulsatilla**
2) **Lycopodium**	8) **Silicea**
3) **Calcarea carbonica**	9) **Hepar sulfuris**
4) **Arsenicum album**	10) **China**
5) **Thuja**	11) **Belladonna**
6) **Nux vomica**	12) **Bryonia**

Er sagte weiter, daß eine genaue Kenntnis dieser Mittel den Praktiker befähigen würde, die Mehrzahl der Fälle, denen er begegnet, erfolgreich zu behandeln und es würde noch mehr als das bewirken – es wäre eine solide Basis, um darauf das gesamte Wissen der Materia medica aufzubauen.

Die homöopathische Materia medica umfaßt die Resultate der Arzneimittelprüfungen und ihre klinischen Wirkungen. Das Argument, daß ein Mittel nur dann homöopathisch sei, wenn es fähig ist, bei einem Gesunden Symptome zu erzeugen, die Krankheitssymptomen ähnlich sind, gehört der Vergangenheit an. CLARKE und HERING haben beide die Tatsache betont, daß genauso viele akkurate Verschreibungsindikationen – wenn nicht mehr – durch ein sorgfältiges Studium der kurativen Wirkungen erlangt wurden. Zum Beispiel war das *Verlangen nach Zuneigung*, das ein so starker Hinweis auf **Pulsatilla** ist, eine klinische Entdeckung.

- **Aurum metallicum** hat einen vorzüglichen Ruf bei der Behandlung von *Hodenhochstand*, vorausgesetzt, er ist nicht ektopisch, obwohl Aurum diesen Zustand offensichtlich nicht erzeugen kann.

Der Umfang der homöopathischen Materia medica, zusammen mit der Tatsache, daß *sich jedes menschliche Wesen vom anderen unterscheidet*, bedeutet, daß jeder durchaus erfahrene Homöopath ein einzigartiges Wissen davon gewinnt. Viele unschätzbare Informationen gingen verloren, weil sie nicht sorgfältig aufgezeichnet wurden. CLARKE betont dies in der Einleitung seines Werkes *Dictionary of Materia Medica* unter der Überschrift »Authorities«, woraus ich zitiere:

»Zusätzlich zu den Arbeiten von ALLEN, HERING und der *Cyclopaedia of Drug Pathogenesy* wurden Dr. CURIES Ausgabe von Jahrs *Materia Medica*, die Materia medicae von LIPPE und GUERNSEY, COWPERTHWAITES wohlbekanntes *Textbook* und viele andere herangezogen. Die Darstellung vieler Mittel im *Dictionary* wurden jedoch aus für den Leser unzugänglichen Quellen zusammengetragen, kreuz und quer aus den homöopathischen Zeitschriften und den Originalwerken vieler Autoren, wobei ich besonders Dr. COMPTON BURNETT und Dr. ROBERT T. COOPER als – jeder auf seine Art – herausragend erwähnen möchte. Überall im *Dictionary* werden viele von diesen Autoritäten beschriebenen Leitsymptome ihre Beachtung finden, von denen einige bereits in ihren eigenen Werken veröffentlicht wurden, sehr viele aber in privater Korrespondenz mitgeteilt und von mir selbst in meiner Praxis bestätigt wurden. Ebenso bin ich Dr. THOMAS SKINNER für seine großzügige Hilfe bei den Studien der Materia medica zu Dank verpflichtet. Als ich vor Jahren eine spezielle Untersuchung über die Wirkung der hohen Potenzen vornahm, gewährte mir Dr. SKINNER die größtmögliche Unterstützung. Wir gingen einen großen Teil der Materia medica gemeinsam durch, und die Aufzeichnungen, die ich dabei machte, waren bei der Verfassung dieses Werkes eine sehr große Hilfe, besonders bei den einleitenden Kapiteln.«

Dr. SKINNER war einer der hervorragenden Homöopathen seiner Zeit. Dr. TYLER, die Arzneimittel in allen Potenzen einsetzte, erzählte mir, daß es praktisch unmöglich gewesen sei, etwas für Dr. SKINNERS Patienten nach seinem Tod zu tun. Sie schrieb dies, sei es richtig oder falsch, der ausgiebigen Verwendung *sehr hoher Potenzen* zu. Es besteht kein Zweifel, daß sehr hohe Potenzen sehr kraftvoll sind, aber sie glaubte, daß sie trotz ihrer potentiell eindrucksvollen Wirkungen mit Vorsicht eingesetzt werden sollten.

▷ Die »Potenzfrage« ist ein komplexes Problem und es ist eines, das seit Generationen die homöopathischen Ärzte verwirrt hat.

Dr. SANKARAN hat eine exzellente Besprechung zu diesem Thema geschrieben und ich möchte seine Broschüre »*The Potency Problem*« wärmstens empfehlen. Er hat auch zu verschiedenen anderen Aspekten der Homöopathie eine Anzahl von Büchlein geschrieben, die es alle wert sind, gelesen zu werden.

Beim Studium eines homöopathischen Mittels ist es wahrscheinlich am besten, bevor man zu CLARKES *Dictionary of Materia Medica* und den größeren Werken von HERING und ALLEN übergeht, zuerst solche Bücher wie TYLERS *Drug Pictures* und KENTS *Lectures on Materia Medica*, NASHS *Leaders*, die älteren Ausgaben von ALLENS *Keynotes* und GUERNSEYS *Keynotes of the Materia Medica* zu lesen, da es Bücher sind, die **Arzneimittelbilder** und Beschreibungen der **konstitutionellen Typen** enthalten.

HAHNEMANNS *Reine Arzneimittellehre* ist es ebenfalls wert, konsultiert zu werden, wenn das Mittel darin enthalten ist. Solch ein ausgiebiges Lesen ist nicht so furchtbar, wie man denken könnte, da sehr viele Wiederholungen der Charakteristika von Mitteln dabei vorkommen, die helfen, sie uns einzuprägen – und in verschiedenen Materia medica können verschiedene Merkmale betont werden, die man in anderen Arzneimittellehren vielleicht vermißt. GUERNSEY, zum Beispiel, hebt, wenn **Hepar sulfuris** benötigt wird, die *extreme Berührungsempfindlichkeit* von Furunkeln und Abszessen vor – und was ist das für ein wertvoller Hinweis. Manchmal kann man andere klare Indikationen finden, aber **Hepar sulfuris** hat niemals versagt, wenn dieses Symptom vorhanden war.

Nachdem man sich durch ein Arzneimittel gelesen hat, ist es praktisch, sich seine eigene Zusammenfassung zu machen, die sehr bald von den eigenen Erfahrungen ergänzt werden wird. Sie werden oft feststellen, daß BOERICKES *Materia medica* eine ziemlich ähnliche Zusammenfassung anbietet. Es ist ein bemerkenswertes Nachschlagewerk, das einen einmaligen Platz in der homöopathischen Praxis einnimmt. BOGERS *Synoptic Key* ist ein ähnliches Werk – aber nicht ganz so vollständig.

Neben den Arzneimittellehren gibt es einen Reichtum an Information in den alten und neuen homöopathischen Zeitschriften wie *The British Homoeopathic Journal* und *Homoeopathy* – und in den alten Ausgaben der letztgenannten, wobei die, die von Dr. TYLER herausgegeben wurden, von herausragender Bedeutung und praktischem Wert sind. Das amerikanische Magazin *The Homoeopathic Recorder*, das nun nicht mehr verlegt wird, ist ebenfalls eine Fundgrube nützlicher Informationen.

Ein Wort über die **konstitutionellen Typen**, die in KENTS *Lectures on Materia Medica* und einigen der anderen Arzneimittellehren so deutlich dargestellt werden: HAHNEMANN stellte fest, daß, wenn **Pulsatilla** wegen, wie er es nannte, *körperlicher Symptome* indiziert war, das Mittel besonders gut auf einen bestimmten konstitutionellen Patiententypen zu wirken schien. Er stellte dasselbe bezüglich **Nux vomica** fest. HAHNEMANNS Nachfolger beobachteten ähnliche Beziehungen zwischen ein paar homöopathischen Mitteln, wie z. B.

- **Arsenicum album**
- **Lycopodium**
- **Natrium muriaticum**
- **Phosphorus**
- **Sepia**
- **Silicea**
- und **menschliche Persönlichkeitstypen**.

Sie werden feststellen, daß alle mit der Ausnahme von **Sepia** in CLARKES Liste enthalten sind. Der Grund dafür ist der, daß diese Mittel zu den gebräuchlichsten in der alltäglichen Praxis gehören. Es ist ebenfalls beim Unterricht der Materia medica nützlich, einige leicht zu merkende Merkmale der beschriebenen Mittel anzubieten. Während das Wissen über die Typen von unschätzbarem Wert ist, kann dieser Aspekt der Homöopathie leicht irreführend sein, besonders wenn die Folgerungen von KENTS Beschreibungen nicht so präzise betrachtet werden, wie es HAHNEMANN angab. Der wichtige Punkt ist der, daß das Mittel anders indiziert sein sollte.

> Die Vorstellung, daß Patienten »typisiert« werden und dann das passende Mittel bekommen sollten, ist nur dann richtig, wenn der Patient wirklich typisiert werden kann und das Mittel die Beschwerden des Patienten deckt. Viele Patienten lassen sich nicht in die wenigen beschriebenen Typen einordnen.

Auf einen völlig gesunden Athleten paßt manchmal genau die Beschreibung einer dieser »Typen«, obwohl er keine Behandlung benötigt.

- Es ist günstig, sich getrennt mit der Fallaufnahme akuter und chronischer Krankheiten zu beschäftigen, obwohl es keine klare Trennungslinie gibt.

3.2 Die Fallaufnahme bei akuten Krankheiten

Akute Krankheiten umfassen hauptsächlich Infektionen, Verletzungen und akute Manifestationen allergischer Erkrankungen. Man sollte sich merken, daß das Wort »Symptom« in der homöopathischen Literatur Zeichen mit einschließt. Um die Vorgehensweise für die Fallaufnahme einer akuten Krankheit zu illustrieren, ziehe ich oft einen Fall einer *primären Pneumonie* heran. Die Symptome können in zwei Gruppen geteilt werden – diejenigen, die durch den Entzündungsprozeß in der Brust bedingt sind und die Symptome, die durch die Natur des pathologischen Prozesses nicht erklärt werden können.

Alle erfahrenen Krankenschwestern und Ärzte kennen diese zweite Gruppe, aber diese wird normalerweise nicht beachtet, weil diese Symptome für die Wahl des passenden Antibiotikums keinen Wert haben.

- Ein Patient ist zum Beispiel reizbar und äußerst durstig geworden, neigt dazu, auf der kranken Seite zu liegen, um sie ruhig zu halten und hat eine starke Abneigung gegen Bewegung oder Beeinflussungen irgendwelcher Art.

- Ein anderer Patient neigt zu Weinen, verlangt nach Zuneigung und ist trotz des hohen Fiebers durstlos.

Da diese zweite Symptomengruppe nicht direkt durch die Pathologie bedingt ist und da sie mit dem Auftreten der Krankheit erscheint und dann, wenn der Patient genesen ist, wieder verschwindet, ist es schwierig, sie zu erklären, außer auf die Art und Weise, daß sie die individuelle Reaktion des Patienten bei dem Versuch, gesund zu werden, widerspiegelt. Antibiotika wirken nicht annähernd so gut bei den sehr jungen und sehr alten Patienten, weil Patienten sich unter antibiotischer Behandlung selbst heilen und weil ihnen durch die Schwächung des Widersachers geholfen wird. Bei den sehr jungen und alten Patienten sind die natürlichen Genesungskräfte minimiert und daher sind die Antibiotika relativ wirkungslos.

> Das homöopathische Arzneimittel ist eine Substanz, die durch ihre bekannten Wirkungen auf Gesunde in der Lage ist, eine ähnliche Reaktion hervorzurufen oder in diesem Sinne eine therapeutische Wirkung hat. Eine homöopathische Behandlung wird mit anderen Worten mit dem Ziel gewählt, dem natürlichen Verteidigungsmechanismus Auftrieb zu geben, der sich selbst durch den individuellen Symptomenkomplex reflektiert.

Auf dieser Basis ist
- **Bryonia** bei dem ersten Fall indiziert und
- **Pulsatilla** bei dem zweiten.

Wenn es sich bei der Erkrankung um Masern oder Typhus handelt – und es gibt viele Beweise für die Wirksamkeit der Homöopathie bei beiden Krankheiten – und der Patient zeigte die Reaktionen, die nach Bryonia verlangten, dann wäre das auch das Mittel. Dies gilt auch für Pulsatilla.

Glücklicherweise gibt es bei akut erkrankten Patienten die Neigung, in einer begrenzten Anzahl von Möglichkeiten zu reagieren, obwohl andererseits die Wahl des Mittels genau sein muß. Dr. D. M. Borland hat eine Broschüre über die Behandlung von Pneumonien verfaßt, in der er die seiner Erfahrung nach am häufigsten indizierten Mittel anführt. Dr. Tyler hat einige exzellente Broschüren über die Behandlung von Erkältungen, Husten und anderen akuten Erkrankungen geschrieben, die für den Anfänger sehr nützlich sind.

▶ Eine **antibiotische Behandlung** ist komplementär zur homöopathischen und *kann* simultan gegeben werden. Wenn eine **akute Gefahr** für das Leben besteht, würde ich es sicherlich erwägen, **beides zu geben**.

Andererseits besteht der Vorteil der homöopathischen Behandlung darin, daß die Widerstandsfähigkeit des Körpers gegen Mikroorganismen angehoben werden kann und keine Gefahr von Nebenwirkungen damit verbunden ist.

▶ Die goldene Regel bei der Fallaufnahme mit dem Ziel, das homöopathische

Mittel zu entdecken, ist die, es dem Patienten zu erlauben, **sich selbst** in seinen Worten **ohne Unterbrechung** auszudrücken.

Er sollte die Möglichkeit haben, sein eigenes klinisches Bild zu erstellen. Wenn der Patient ein Kind ist, ist die Mutter oder jemand, der das Kind sehr gut kennt, am besten dafür geeignet, die Anamnese zu erstellen. Wenn der Patient frei sprechen kann, ist es überraschend, wie oft charakteristische Merkmale eines Mittels auftauchen. Einen Patienten zu unterbrechen führt dazu, daß er den Faden verliert und dann eher die Antworten gibt, von denen er glaubt, daß der Arzt sie hören möchte, als daß er die erzählt, die er wirklich mitteilen möchte – eine genaue Darstellung des klinischen Bildes, wie es vom Patienten erfahren wird.

Die Diagnose wird natürlich in der üblichen Weise anhand der Anamnese, der klinischen Untersuchung und, falls nötig, speziellen Untersuchungen gestellt.

- ▶ Der nächste Schritt besteht darin, nach wirklich klaren oder ungewöhnlichen Symptomen zu schauen – oder nach Symptomen, die vom Arzt beobachtet wurden. Selbst wenn die Sammlung reaktiver Symptome extrem groß ist, hat es sich erwiesen, daß es im Verhältnis sehr wenige wirklich klare Symptome gibt.

Es ist klar, daß man sich sicher sein muß, daß sie eine Reaktion reflektieren und nicht durch zum Beispiel vor kurzem erlittenen Kummer oder Ärger verursacht wurden, die nichts mit den momentanen Beschwerden zu tun haben – oder ein Verlangen nach frischer Luft, weil der Raum stickig ist.

Durch ein paar wirklich klare Symptome kann das Mittel normalerweise gefunden werden. Eine Masse von vagen und unklaren Symptomen ist vom Standpunkt der Verschreibung praktisch nutzlos.

- ▶ **Geistes- und Gemütssymptome**, sowie allgemeine Symptome – bei denen das Subjekt des Satzes »**Ich**« ist – sind, wenn sie deutlich sind, von **höchstem Wert**.
- ▶ Die **Beobachtung des Patienten** ist von größter Bedeutung.

Damit beschäftige ich mich etwas ausführlicher in »Pädiatrische Fallaufnahme« (Kapitel II.1), die sich von der Fallaufnahme bei Erwachsenen nicht wesentlich unterscheidet, zumindest bei akuten Krankheiten. Zu beachten sind z. B. die Position des Patienten im Bett; ob er ruhelos ist; die Natur und Verteilung des Schweißes; das Aussehen des Gesichts; Geruch seiner Ausscheidungen, Schweiß, Urin, Stuhl, etc. Dann ist es legitim und notwendig, hierzu Fragen zu stellen. Es gibt kein perfektes Schema. Eine Fallaufnahme, wie andere Facetten der Homöopathie, entwickelt sich bei zunehmendem Verständnis der Materia medica und zunehmender klinischer Erfahrung.

Es ist nützlich, ein **Frageschema** zu haben – und es muß nochmals betont werden, daß die Befragung am Schluß kommen und man daran denken soll, daß »Suggestivfragen« irreführende Antworten ergeben.« Eine Befragung sollte wie folgt vor sich gehen, um vollständigere Informationen zu den Symptomen zu bekommen, die vom Patienten betont werden:

3.2.1 Die Causa – Art und Weise des Beginns

Man beginnt mit jeder *offensichtlich auslösenden Ursache*, wie Verletzungen, Schrecken und Frost und ob sich die Krankheit langsam oder schnell entwickelte. Es kann zum Beispiel, sagen wir mal, bei der Influenza schwierig sein, zwischen **Gelsemium** und **Baptisia** zu unterscheiden. Es gibt mehrere Unterschiede, die augenscheinlich sein können, obwohl man manchmal die Entscheidung anhand der Art des Beginns fällen muß. **Gelsemium** neigt dazu, akute Krankheiten langsam zu entwickeln, während **Baptisia** durch einen plötzlichen Ausbruch charakterisiert wird.

3.2.2 Der Durst – wichtiges Symptom

▶ Wichtig ist seine Natur (falls vorhanden) oder Abwesenheit.
Durst ist normalerweise bei Fieber vorhanden und hat deshalb als Symptom kaum Wert, wenn es nicht etwas gibt, das diesbezüglich wirklich ungewöhnlich ist. Zum Beispiel ist der Durst auf Schlückchen heißer Getränke charakteristisch für **Arsenicum**; bei Kindern ist der Durst auf kalte Getränke normal und wenn das Kind warme Getränke haben möchte, ist dies ein eigentümliches Symptom. Es besteht die Gefahr, von Müttern irregeführt zu werden, die ihren Kindern nur warme Getränke geben, da sie glauben, daß kalte Getränke schädlich sind und die Kinder, da sie nichts anderes bekommen, um ihren Durst zu stillen, akzeptieren diese. Kinder, die wirklich ein Verlangen nach warmen Getränken haben, benötigen normalerweise **Arsenicum** oder **Lycopodium**, aber ein Mittel sollte nie auf nur ein Symptom hin verschrieben werden, sondern es müssen auch andere Symptome vorhanden sein – solche, wie Ruhelosigkeit und Angst, besonders um Mitternacht und Furcht vor dem Tod, die sehr oft **Arsenicum** bestätigen. Andere Symptome können **Lycopodium** bestätigen.

▷ Durstlosigkeit bei Fieber haben viele Mittel, die in KENTS *Repertorium* aufgelistet sind, aber meiner Erfahrung nach passen diesbezüglich **Gelsemium** oder **Pulsatilla** am besten.

3.2.3 Die Modalitäten

- ▶ Hier sind die Zeit und andere Umstände von Besserung oder Verschlimmerung wichtig.
- ▶ Die Zeiten sind höchst wichtig, wenn sie deutlich sind.
- ▶ Die Modalitäten, die den Patienten als Ganzes betreffen, sind im allgemeinen von höherem Wert als Modalitäten von Einzelheiten.

3.2.4 Begleitsymptome

▶ Zu beachten sind Symptome anderer Körperteile, die nicht notwendigerweise die Reaktion des Patienten darstellen.

Beschwerden, die mit der Erkrankung zusammen auftraten, wie exzessive Flatulenz und abdominelle Aufblähung bei einer Pneumonie, können die Wahl von **Lycopodium** bestätigen, falls es auch sonst indiziert ist.

Trotz dieser anscheinend komplexen Vorgehensweise wird das Mittel, wenn die Prinzipien der Fallaufnahme beachtet werden und es dem Patienten ermöglicht wird, so weit als möglich ein natürliches »Portrait« seiner Krankheit zu erstellen und selbst herausragende Symptome festzuhalten, normalerweise deutlich. Wenn es keine klaren Symptome gibt, die eine Reaktion darstellen, dann ist **Sulfur** indiziert.

Bei akuten allergischen Manifestationen und bei der Behandlung der Folgen von Verletzungen ist die Fallaufnahme ähnlich. Glücklicherweise gibt es einige Spezifika für die sofort auftretenden Folgen, so wie **Arnica** bei Schock. Es gibt in KENTS Vorlesung über **Hypericum** einige nützliche Informationen zum Thema Verletzungen. Dies könnte eine Einführung zum unschätzbaren Beitrag der Homöopathie sein, den sie für die sofort und später auftretenden Verletzungsfolgen leistet. Das Wissen über ein paar Verletzungsmittel würde jeden ganz leicht in die Lage versetzen, die Homöopathie zu testen und den Wert mittlerer und hoher Potenzen zu schätzen.

Nachdem ein erfahrener Homöopath eine gute Anamnese erstellt hat, ist das Mittel oft schon deutlich, ohne das eine Repertorisation nötig wäre. Manchmal ist es sinnvoll, die Symptome nach einem Schema zu betrachten, das seit Generationen Gültigkeit hat, und sie nach folgenden Kriterien zu sortieren:

- Ort (oder Gewebe)
- Empfindungen
- Modalitäten
- Begleitsymptome.

In die Rubrik Empfindungen setze ich Punkte wie Absonderungen, Ausschläge, etc. Die Begleitsymptome, die Geistes- und Allgemeinsymptome, die geistigen und körperlichen Veränderungen, wie Reizbarkeit, extremes Frösteln, etc., die, kurz bevor sich die Krankheit entwickelte oder nachdem sie ausgebrochen war, auftraten, sind, wenn sie wirklich deutlich sind, von hohem Wert.

3.3 Fallaufnahme bei einer chronischen Krankheit

3.3.1 Grundlagen

Eine Fallaufnahme bei einer chronischen Krankheit ist überhaupt nicht so leicht akkurat zusammenzufassen und es werden von erfahrenen Homöopathen diesbezüglich sehr unterschiedliche Standpunkte eingenommen. Doch lassen Sie uns zuallererst HAHNEMANNS *Theorie der chronischen Krankheiten* betrachten. Diese kann, wie folgt, kurz zusammengefaßt werden:

Nach 10 Jahren gründlichen Studiums von Fallgeschichten kam HAHNEMANN zu dem Schluß,

▷ daß es analog zur **Syphilis** zwei Krankheiten geben müsse, die zuerst anderen akuten Infektionen ähnelten, aber dann chronisch würden und der Nachkommenschaft vererbt werden könnten.

▷ Diese nannte er

- **Sykosis oder Feigwarzenkrankheit**, die er auf die *Gonorrhoe* zurückführte, und
- **Psora** – die sich zu seiner Zeit als ein äußerst juckender vesikulärer Ausschlag manifestierte, entsprechend dem Primärschanker der Syphilis und dem Harnröhrenausfluß der Gonorrhoe.

Er untermauerte seine Ansicht mit zahlreichen Verweisen auf die Literatur seiner Zeit, daß nämlich eine Unterdrückung dieser Manifestationen – besonders der *Psora* – zu einem viel schwerwiegenderen Zustand dieser Angelegenheit führt.

> Er glaubte, daß, abgesehen von äußeren widrigen Einflüssen, wie Verletzungen und Vergiftungen, alle chronischen Krankheiten grundsätzlich von der Psora, mit oder ohne einem oder beiden anderen **Miasmen**, wie er sie bezeichnete, verursacht würden – wobei sich dann die *zugrundeliegende Dyskrasie* durch eine verhältnismäßig unzulängliche Diät, Frost, seelischen Streß, etc., entzündet und zu allen möglichen chronischen Krankheiten führt.

Es ist interessant, festzustellen, daß eines der vielen Postulate zur Ursache der *multiplen Sklerose* darin besteht, daß irgendeine erworbene oder vererbte virale Infektion des zentralen Nervensystems durch solche Umstände aktiviert wird und es ist beachtenswert, daß es bedeutende Beweise dafür gibt, daß diese Krankheit in kälteren Klimazonen häufiger auftritt. HAHNEMANN entwickelte dann neue Mittel, um mit diesen chronischen Infektionen fertig zu werden, mit der Absicht, alles, was bei einer chronischen Krankheit mit Mitteln heilbar sei, zu heilen. Seine Theorie war über ein Jahrhundert bei den praktizierenden Homöopathen Gegenstand von Kontroversen.

Dr. Tyler und andere waren der Meinung, daß Hahnemanns Psora möglicherweise irgendeine akute Infektion darstelle, die einen langanhaltenden widrigen Einfluß auf die Gesundheit ausübe.

Deswegen kann man die **Symptomatologie der Miasmen** in Hempels Übersetzung von Hahnemanns *Chronischen Krankheiten* finden. Roberts führt in seinem Buch *The Principles and Art of Cure by Homoeopathy* eine leichter zu lesende Darstellung auf. Es ist vielleicht unglücklich, daß Roberts seine eigene Theorie einfügt, aber dies beeinträchtigt nicht seine Schilderung der miasmatischen Symptome. Eine sehr verständliche Darstellung der Miasmen kann man in Allens *Chronic Miasms* finden.

▷ Etwas Kenntnis der Miasmen ist nötig, um die homöopathische Materia medica zu verstehen, in denen oft darauf verwiesen wird, und außerdem ist es von praktischer Bedeutung bei der Verschreibung.

Hahnemann beschrieb seine Methoden der Fallaufnahme im *Organon* und es wurden mehrere Versuche unternommen, Anleitungen zu diesem wichtigen Aspekt der Homöopathie zu geben. Clarke beschrieb seine Art der Fallaufnahme im Vorwort des Buches *The Prescriber* und auch Roberts gibt eine nützliche Darstellung der Fallaufnahme in *The Principles and Art of Cure by Homoeopathy.*

Jeder erfahrene Homöopath neigt dazu, seine eigene Methode der Fallaufnahme zu entwickeln. Es ist nicht einfach, diesen Punkt akkurat und verständlich zu beschreiben. Im Falle, daß es für jene, die das Studium der Homöopathie beginnen, nützlich sein kann, versuche ich ganz kurz und knapp die **Fallaufnahme bei einem chronischen Fall** zu umreißen.

3.3.2 Momentane Beschwerden

▷ Der Unterschied ist der, daß dem Patienten erlaubt wird, in der wie bei der akuten Krankheit beschriebenen Art und Weise sein oder ihr eigenes klinisches Bild darzustellen, das dann durch *Beobachtungen* und sehr *sorgfältige Befragung* ergänzt wird, um nicht die akkurate Schilderung der individuellen Merkmale der Krankheit zu vernichten.

3.3.3 Zurückliegende Krankheiten

Wenn man die Essenz von Hahnemanns Theorie der chronischen Krankheiten im Hinterkopf hat, ist es notwendig, nachzufragen,

▷ ob es irgendeine schwere akute Krankheit wie Masern oder Influenza gegeben hat, von der sich der Patient anscheinend nicht völlig erholt hat, unabhängig davon, ob sie mit dem Ausbruch der momentanen Erkrankung zusammenhängt oder weiter zurück liegt.

▶ Es gibt reichlich Beweise dafür, daß die Gabe von **Nosoden akuter Krankheiten** unschätzbar sein kann.

Es lohnt sich sehr wohl, herauszufinden, ob es irgendwelche anderen auffallenden Episoden in der Anamnese gibt, einschließlich

- Verletzungen
- seelische Störungen
- Sonnenstich
- heftige Reaktionen auf Impfungen, Medikamente oder Narkose.

3.3.4 Familienanamnese

Gelegentlich erfahren wir in der Anamnese von einer *Geschlechtskrankheit*, obwohl dies die Ausnahme ist. Ich frage nach *Krebs*, *Tuberkulose* und *Diabetes*, da eine mit einer oder zwei dieser Krankheiten stark belastete Familienanamnese die Erwägung von **Carcinosinum** nahelegt. Gelegentlich gibt es *Alkoholismus* in der Familienanamnese, was an **Lueticum [Syphilinum]** denken läßt.

3.3.5 Individuelle Charakteristika und Konstitutionstypen

Manchmal gibt es einen ganz klaren Zeitpunkt des Krankheitsbeginns.

▷ Unter solchen Umständen können *mentale* und *allgemeine Veränderungen*, die sich mit der Krankheit entwickelten, aber nicht immer leicht zu finden sind, unschätzbar sein, da die Begleitsymptome und der Fall in ziemlich ähnlicher Weise wie akute Erkrankungen behandelt werden können.

Oft ist der Ausbruch *heimtückisch* oder *kann lange zurückliegen* und somit als Information fehlen. Bei der Fallaufnahme kann der Patient beobachtet werden und man kann auf diese Weise viele nützliche Informationen erhalten.

Fragen kann man später stellen, aber genauso vorsichtig, um kein falsches Bild zu erhalten. Was wir wissen möchten, ist folgendes:

▶ worin unterscheidet sich dieses Individuum deutlich von einer theoretischen Norm desselben Alters, Geschlechts und sozialer Umgebung?

Zum Beispiel sind eine runzlige Stirn und Gedächtnisverlust normal im hohen Alter, aber bei einem Kind wäre es unnormal.

Es ist der Mühe wert, alles über

- Verlangen und Abneigungen bei Nahrungsmitteln,
- Reaktionen auf die Umwelt,
- Hitze und Kälte,
- frische Luft,
- Seeluft,
- Gewitter, etc.,

herauszufinden, wie auch die

- Gemütsverfassung des Patienten.

Nochmals, wir suchen nach wirklich klaren Symptomen und wenn irgendein Zweifel darüber besteht, ob ein Symptom unnormal ist, ist es besser, es zu verwerfen und nach anderen zu schauen, die klar sind.

Bei schwierigen Fällen gehe ich meine Notizen durch und schreibe die Fallaufnahme in 3 Spalten auf:

1) Gemüts- und Allgemeinsymptome	2) Momentane Beschwerde mit allen relevanten Symptomen.	3) Fortlaufende Anamnese – Familienanamnese und außergewöhnliche Ereignisse in der Anamnese des Patienten.

Das ist nichts Neues, aber es verschafft uns eine nützliche Aufzeichnung, auf die wir Bezug nehmen können. Einige Symptome können in mehr als nur einer Spalte erscheinen. Ein grober **Leitfaden für die Stärke des Symptoms** wäre eine entsprechende **Unterstreichung**. Sehr oft haben wir einen Patienten vor uns, der zu einem der uns bekannten konstitutionellen Typen gehört.

▷ Ich beginne die Symptome der *momentanen Krankheit* zu repertorisieren. Es kann vorkommen, daß das Mittel für den Typ ebenfalls die momentane Krankheit abdeckt, was dann eine gute Basis für seine Verschreibung darstellt, aber dies ist keine Notwendigkeit.

Wiederum kann die *Vergangenheit in der Anamnese* klare Hinweise ergeben, aber es ist besser, wenn man versucht, symptomatisch zu verschreiben.

▷ Nur wenn das fehlschlägt oder wenn es keine ganz deutlichen Indikationen gibt, würde ich eine passende *Nosode* oder ein anderes Mittel der Kategorie geben, die mit den auffallenden Ereignissen in der Vergangenheit in Verbindung steht.

3.4 Repertorien – unabdingbare Hilfsmittel

▷ Es ist essentiell, in der Lage zu sein, ein Repertorium benutzen zu können.

KENTS *Repertorium* gilt im allgemeinen als das beste, aber man muß mit dem Repertorium, mit dem man schließlich arbeitet, so vertraut sein, daß man jegliche Rubrik schnell findet.

4. Konstitutionelle Typen – die »klinische Bildersprache«

4.1 Hahnemanns Entdeckung

Hahnemann beobachtete, daß man, wenn **Pulsatilla** wegen »körperlicher« Symptome, wie er sie nannte, indiziert war, eine besonders gute Wirkung hatte, wenn bestimmte mentale und emotionale Veränderungen seit Beginn der Krankheit eingetreten waren und er beschrieb den Typ von Patienten, der wahrscheinlich solche Veränderungen hervorbringt. Er bemerkte auch, daß **Nux vomica**, wenn es so indiziert war, einen besonders wohltuenden Einfluß auf bestimmte Typen von Patienten hatte. Anschließend sah man, daß andere Mittel ebenfalls auf diese Weise wirkten, einschließlich **Arsenicum album**, **Calcium carbonicum** und **Sepia**.

- Das heißt, man fand bei einer Anzahl von Arzneimitteln, die in der homöopathischen Praxis verwendet werden, heraus, daß sie besonders gut auf bestimmte Typen oder Gruppen menschlicher Wesen wirken, wenn auch andere Indikationen vorhanden waren.
- Diese Arzneimittel, die auf diese Weise mit einer *Facette* oder *Facetten mit menschlichen Typen in Verbindung standen*, werden fast ausschließlich unter den **Polychresten** gefunden.

Obwohl es verhältnismäßig wenige sind, stehen sie aus diesem Grund in keinem Verhältnis zu ihrer Zahl.

4.2 Einige Arzneimitteltypen

4.2.1 »Pulsatilla-Typ«

Bei der Einführung der *Materia medica* ist es natürlich, daß man den **Polychresten**, einschließlich denen, die mit konstitutionellen Typen in Verbindung stehen, viel Aufmerksamkeit widmet.

- Es kann *fälschlicherweise* der Eindruck hervorgerufen werden, daß der **Patient** für die Verschreibung bei einer chronischen Krankheit **»typisiert« werden muß** und daß das passende Mittel das ist, das mit dem Typ in Verbindung steht.

Kent geht zum Beispiel bei **Pulsatilla** weiter als Hahnemann. Er sagt:

> »Der **Pulsatilla-Typ** ist *interessant*. Man kann ihn in jedem Haushalt finden, in dem es mehrere Töchter gibt. Sie ist tränenreich und plethorisch und hat wenig Grund, von ihrem Aussehen die Nase voll zu haben; dennoch ist sie

sehr nervös, unruhig, launisch, leicht zu führen und zu überreden. Obwohl sie sanft, liebenswürdig und tränenreich ist, ist sie dennoch ausgesprochen reizbar, aber nicht im Sinne von Streitsucht, sondern leicht gereizt. Sie ist extrem empfindlich und hat ständig das Gefühl, nicht beachtet zu werden oder fürchtet, nicht beachtet zu werden. Sie ist empfindlich gegen jeden gesellschaftlichen Einfluß und leidet an Melancholie, Traurigkeit, Weinen, Verzweiflung und religiöser Verzweiflung. Sie stellt sich vor, daß die Kultivierung der Gesellschaft des anderen Geschlechts eine gefährliche Sache sei, daß es gefährlich sei, bestimmte Dinge zu tun, die in der menschlichen Gesellschaft festgesetzt sind, wie auch Dinge für die menschliche Rasse. Diese Vorstellungen beziehen sich sowohl auf das Essen wie auch auf das Denken. Sie bildet sich ein, daß es nicht gut sei, Milch zu trinken, so daß sie dies dann auch ablehnt. Sie bildet sich ein, daß bestimmte Lebensmittel nicht gut für die menschliche Rasse seien. Die Abneigung gegen eine Heirat ist ein starkes Symptom.«

4.2.2 »Sulfur – Patient«

In seiner Vorlesung über **Sulfur** sagt KENT:

»Der **Sulfur-Patient** ist ein *magerer, schlanker, hungriger, schlechtverdauender Bursche* mit hängenden Schultern, obwohl es bisweilen auch *fetten, runden, wohlgenährten Menschen* entspricht.«
Er sagt weiter:
»Es gibt eine weitere Gruppe von Kranken, bei denen wir im Gesicht das Sulfurbild ablesen können. Es sind *schmutzige, runzlige Menschen mit rotem Gesicht.* Das Gesicht rötet sich beim Fahren im Freien, sowohl bei sehr kaltem als auch feuchtem Wetter. Die empfindliche dünne Haut errötet beim geringsten Anlaß und sieht immer rot und schmutzig aus, egal, wie oft er sich wäscht. Bei Kindern muß die Mutter oft das Gesicht waschen, aber es sieht immer so aus, als ob es flüchtig gewaschen wurde.«

KENT zitiert dann HERING, der den Sulfur-Patienten als einen *zerlumpten Philosophen* bezeichnet und beschreibt dann einen weiteren Sulfur-Typ.

4.2.3 Die »Sepia-Frau«

Dr. TYLER schreibt:

▷ »Es ist unbedingt erforderlich, sich **Sepia** genau vorzustellen, eines unserer wichtigsten Mittel bei chronischen Krankheiten.«

Sie fährt fort: »Mir wurde erzählt, daß Dr. GIBSON MILLER, der große Verschreiber, zu sagen pflegte, daß er, wenn er nur ein Mittel haben könne, **Sepia**

wählen würde. Und Sepia hat einige wundervolle Heilungen vollbracht, wenn die Einzelgabe über mehrere Monate wirken konnte: Struma, Geisteskrankheiten, rheumatoide Arthritis, etc.«
Nun wollen wir mal sehen, wie man Sepia erkennen kann...

»**Sepia** wird das *Waschfrauenmittel* genannt und das nicht ohne Grund. Man stelle sie sich vor – die blasse, müde Mutter einer großen Familie am »Waschtag.« Sie schwitzt profus, der Schweiß rinnt unter den Armen herab. Sie kann sich wegen der Hitze und der stickigen Luft nicht in geschlossenen Räumen aufhalten, weil sie sonst ohnmächtig werden würde – dennoch ist der kalte Wind, der durch das offene Fenster hereinstürzt, unerträglich. Ihr Rücken schmerzt schrecklich. Sie möchte Druck auf ihn ausüben- um ihn zu stützen (**Natrium muriaticum**). Sie hat das Gefühl, daß sie sich setzen oder die Beine kreuzen muß, da der ganze Beckeninhalt nach unten zu ziehen und aus ihr herauszukommen scheint. Sie muß sich einfach setzen, um ihn in sich zu behalten (**Lilium tigrinum**).

4.2.4 Die »Sepia-Frau«, das »Chamomilla-Baby« und das »Pulsatilla-Mädchen«

Die Sorgen um die Kinder sind mehr, als sie ertragen kann. Ihr »**Chamomilla-Baby**« möchte hochgehoben und getragen werden und *jammert* und *schreit*. Die Streitigkeiten der anderen kleinen Kinder, die damit beschäftigt sind, einander die Augen auszukratzen, sind zu viel für sie. Und wenn ihr 6 Jahre altes Kind anfängt, mit einem Löffel auf einem Blechtopf zu trommeln, hält sie es nicht mehr aus. Sie schnappt sich den Blechtopf und schleudert ihn weg und gibt ihrem Sohn einen Klaps, was die Umstände nicht bessert. Er heult elendiglich und es kümmert sie nicht. Oh, *wie gerne würde sie davonlaufen, alles hinter sich lassen und etwas Frieden haben.* Ihr Kopf schmerzt. Der Schmerz ist heute linksseitig, das letzte Mal war er, wie sie sich dumpf erinnert, auf der rechten Seite. Sie ist schrecklich aufgeregt und nervös und muß sich am Rand des Waschbottichs festhalten, um sich vom Schreien abzuhalten. Wenn sie nur jeden und alles hinter sich lassen und sich hinlegen könnte, allein im Dunkeln und ihre Augen schließen! Ihr Ehemann kommt herein: sie hat kein Lächeln als Antwort auf seines. Nichts als dumpfe Gleichgültigkeit und Müdigkeit und Leiden. Er soll sie allein lassen.
Sie muß ihre Arbeit erledigen. *Ptosis*, überall Ptosis. *Ihr ganzer Körper wird nach unten gezogen*, »innen« und außen. Venen – Hämorrhoiden – alles stagniert und zieht sie nach unten. Sogar ihre Augenlider sind zu schwer, um sie offen zu halten. Wenn sie sich nur hinlegen und sie schließen könnte. Sie weiß, daß sogar ein 10-Minutenschlaf eine ganz neue Frau aus ihr machen würde. Aber da gibt es den Seifensud – den Dampf – die Stickigkeit – den Terror ihrer

ruhelosen Kinder mit ihrem Lärm und ihrer Unruhe. Schlaf ist ihr nicht vergönnt. Ihr kleines **Pulsatilla-Mädchen** schleicht sich an: »Kann ich Dir nicht helfen, Mama?,« aber sie stößt sie weg. Und das kleine Mädchen schleicht davon, weinend, und Mama fühlt, daß ihr die Tränen gleichgültig sind. Das Essen kocht und von dem Geruch des Gekochten wird ihr fürchterlich übel. Die Kinder sind hungrig und ihr Gatte wartet auf das Essen. Sie ist gleichgültig. Laß sie warten. Sie ist *reizbar, gleichgültig und apathisch.* Er schaut sie traurig an. Ihr stumpfes Gesicht hat seine Konturen verloren – seine Blüte – seine gefälligen Linien. Bräunliche Bänder oder Flecken sind auf ihrer Stirn und sattelförmig über der Nase und dem Jochbein. Sie war ein lebhaftes und hübsches Mädchen, als er sie heiratete – nun ist sie **Sepia**.«

4.3 Die Vermeidung von Fehlinterpretationen

▷ Es ist verständlich, daß solche Beschreibungen dazu führen, diejenigen irrezuführen, die in der homöopathischen Verschreibung nicht vollständig ausgebildet sind.

Obwohl solch eine **»klinische Bildersprache«**, wie KENT sie nannte, notwendig ist, um in die Materia medica einzuführen, betonte er, daß der einzige Weg, die Essenz eines Mittels zu begreifen, darin besteht, die Prüfungen zu lesen und nochmals zu lesen.

▷ Man sollte sich auch im Klaren sein, daß einige der *Polychreste* mit menschlichen Typen nicht in Verbindung gebracht werden können, wie zum Beispiel **Rhus toxicodendron** und **Bryonia**, nicht zu erwähnen Hunderte von anderen Mitteln, die keine Polychreste sind.

Nicht alle Patienten passen zu einem uns bekannten Typ und einen Patienten einem Typen zuzuordnen, der *nicht zu ihm gehört,* ist offensichtlich eine falsche Vorgehensweise.

▶ Es besteht auch die Gefahr, daß eine dadurch vorgenommene Verschreibung des falschen Arzneimittels, insbesondere in hohen Potenzen, einige Folgen haben kann, weil die Polychreste einen großen Einfluß auf den Menschen haben.

Die Resultate können gut genug sein, um die Praxis zu ermutigen, Patienten in Typen als Einleitung einer konstitutionellen Therapie einzuteilen.

▷ Die Tatsache, daß jeder einem Typen entspricht, sogar genau, bedeutet nicht, daß das Mittel des Typs zu jeder Zeit benötigt wird.

Wenn Sie eine ausreichende Zahl von völlig gesunden Athleten nehmen würden, würden Sie Vertreter jedes bekannten Typen finden und auch viele, die zu keinem bekannten Typen passen.

4.3.1 Akute Krankheit

Man überlege dann, was passieren kann, wenn eine Person, die sich zuvor bester Gesundheit erfreute, krank wurde, unabhängig davon, ob sie zu einem bekannten Typen paßt oder nicht. Nehmen wir eine akute Krankheit, zum Beispiel eine *primäre Pneumonie*. Die gewöhnlichen Symptome der Krankheit sind für die homöopathische Verschreibung von geringstem Wert.

▷ Es sind die **individuellen Symptome**, die die Reaktion des Patienten auf die Krankheit reflektieren, die von fast ausschließlicher Bedeutung für die Wahl des Mittels sind, so wie die *Art, wie sie begann, mentale und körperliche Veränderungen*, die auftraten, seit die Pneumonie begonnen hatte, und *Modalitäten*.

Ein Patient ist reizbar, hat Verlangen nach warmen Getränken und eine Abneigung gegen Störungen und Bewegung. Er liegt möglicherweise auf der erkrankten Seite, um ruhig darauf liegen zu bleiben, da Bewegung die Schmerzen verschlimmert. Ein anderer hat Angst und ist ruhelos, es geht ihm schlechter nach Mitternacht und er hat ein Verlangen nach Schlückchen von warmen Flüssigkeiten. **Bryonia** ist in der Lage, bei einem Gesunden einen ähnlichen Symptomenkomplex hervorzubringen, wie beim ersten Patienten und **Arsenicum** den des zweiten Patienten.

Um es anders auszudrücken, wenn man das *Antwortmuster* beobachtet hat, das durch die *individuellen Symptome* reflektiert wird, die auf einer pathologischen Basis nicht erklärt werden können, wird ein passendes *individuelles Stimulans* verabreicht, von dem man weiß, daß es in der Lage ist, diese Art von Reaktionen zu erzeugen.

Diese Vorgehensweise ist auf andere akute Erkrankungen anwendbar, obwohl bestimmte akute Krankheiten nach einem wirklich spezifischen Mittel verlangen, wie **Arnica** bei *chirurgischem Schock* und **Ignatia** bei *akutem Kummer*.

Eine begrenzte Zahl von Mitteln decken die große Mehrzahl von Patienten ab, die an irgendeiner akuten Krankheit leiden, zum Beispiel **Drosera**, **Coccus cacti** und **Kalium carbonicum** bei der Behandlung des *Keuchhustens*, vermutlich deshalb, weil die Tendenz besteht, mit einer begrenzten Zahl von Möglichkeiten auf einen spezifischen Stimulus zu reagieren.

Es spielt keine Rolle, welcher bekannte oder unbekannte *Typ* der Patient *vor* dem Ausbruch der akuten Krankheit gewesen ist, es sind die Symptome, die sich vor kurzem entwickelten, auf denen die Verschreibung basiert. Im allgemeinen ist es besser, ein Mittel zu vermeiden, das *vorher* auf den Patienten paßte, außer manchmal während der Genesung oder im subakuten Stadium, und dann auch nur, wenn die Symptome vorhanden sind.

4.3.2 Chronische Krankheit

Dann betrachte man eine bis vor kurzem gesunde Person, die eine chronische Krankheit entwickelte. Obwohl Dr. Tylers *Sepia-Patientin* eine fiktive Person war, wollte sie einen Sepia-Typ oder die Gruppe von Patienten beschreiben, die ihrer Erfahrung nach gut auf **Sepia** ansprechen und es ist von großem Nutzen, den Wert des Wissens über mittelempfindliche Typen zu illustrieren. Dr. Tyler sagte nicht, ob die Patientin auch *früher* schon zu einem der bekannten Typen zugeordnet werden konnte oder nicht. Dies spielt in der Tat keine Rolle. Die Lage war die, daß die durch **Sepia** abgedeckte *Totalität der Symptome* vorhanden war und die Patientin deshalb zu einer Gruppe von Individuen zugehörig erkannt werden konnte, die besonders gut auf Sepia anspricht.

▷ Wenn die *Symptome* der Patientin durch **Sepia** abgedeckt werden, die Patientin aber nicht in die Sepia-Gruppe paßt, ist Sepia dennoch das richtige Mittel.

Als ich begann, Homöopathie zu praktizieren, kam eine junge Frau als Patientin zu mir, die an einer *chronischen Sinusitis* litt. Ihre *Symptome* wurden vollständig durch **Sepia** abgedeckt, obwohl die Beschreibung von Sepia nicht auf sie paßte, die für mich zu der Zeit fälschlicherweise ein essentieller Bestandteil für die Indikation von Sepia bei chronischen Krankheit bildete. Sepia heilte jedoch die Patientin. (Hahnemann gibt in seinen *Chronischen Krankheiten* keine Richtlinien zur konstitutionellen Verschreibung.)

Hahnemanns Lehre über die *Fallaufnahme* wurde von Bönninghausen sehr kurz zusammengefaßt und diese extreme Abkürzung wurde auch von Hering gelehrt, der es gewohnt war, auf die Tafel die wohlbekannte Zeichnung zu malen, welche die notwendige Information illustriert, die für eine **homöopathische Verschreibung** nötig ist, nämlich:

- Ort (der Gewebe),
- Empfindung,
- Modalitäten und
- Begleitsymptome.

Dies mag auf den ersten Blick Kents Lehren, sich von den allgemeinen zu den besonderen Symptomen vorzuarbeiten, diametral entgegengesetzt scheinen, aber wenn man sich daran erinnert, daß Begleitsymptome sowohl Gemüts- als auch sonderbare Symptome umfassen, wobei man ein besonderes Augenmerk auf die vor kurzem aufgetretenen **Veränderungen** wirft, wird klar, daß man die Totalität der Symptome mit beiden Vorgehensweisen bekommen kann. Einige Fälle führen von selbst zu dem einen oder anderen Weg.

Manchmal gibt es bei Patienten, die vor kurzem noch gesund waren und jetzt eine chronische Krankheit entwickelt haben, keine sehr klaren Indikationen.

▷ Unter solchen Umständen oder wenn anscheinend gut indizierte Mittel keine zufriedenstellenden Ergebnisse erbringen und wenn der *Krankheits-*

ausbruch mit irgendeinem *akuten Ereignis* in Verbindung steht, können eine geeignete **Nosode** oder ein anderes Mittel, das mit der Art des Ausbruchs in Verbindung steht, Ergebnisse erzielen.

Es ist keineswegs immer einfach, auf diese Art und Weise zu verschreiben. Einer Frau, zum Beispiel, geht es seit ihrer Entbindung nicht mehr gut. Wir werden dann mit der Entscheidung konfrontiert, ob die Verschreibung auf einem physischen Trauma, den Folgen von Medikamenten, einschließlich Anästhetika, einer seelischen Störung, etc., basieren soll. Es besteht jedoch überhaupt kein Zweifel, daß manchmal die Resultate einer solchen Vorgehensweise dramatisch sein können.

▷ Dies bedeutet, daß die Verschreibung auf die eine oder andere Art sich effektiv mit den neuen *Veränderungen* auseinandergesetzt hat.

Der Patiententyp vor der Krankheit, unabhängig davon, ob er zu einer bekannten Gruppe gehört oder nicht, scheint bei der Entscheidung der Verschreibung praktisch wertlos zu sein.

Einige Patienten scheint man sehr weit rückwirkend einem Typen zuordnen zu können, soweit man dies realistisch ermitteln kann.

Während alle **Typen** als Antwort auf eine *akute* Krankheit zu Veränderungen neigen, kann eine *chronische* Krankheit bei den Patienten ohne Veränderung des Typs einhergehen und das ganze klinische Bild, der vor kurzem aufgetretene Symptomenkomplex eingeschlossen, wird dann ebenfalls von dem Typenmittel abgedeckt.

4.3.3 Konstitutionelle Veränderungen

Eine Frau von 45 Jahren klagte über eine seit 20 Jahren bestehende *Migräne*. Sie war ihr ganzes Leben lang, soweit ich dies beurteilen konnte, ein **Sepia-Typ** gewesen, und die *Kopfschmerzen* wurden ebenfalls von Sepia abgedeckt. Sie war nach der Behandlung mit **Sepia**, das in langen Intervallen gegeben wurde, fast vollständig frei von Kopfschmerzen. Eine Gabe **Carcinosinum**, das *komplementär zu Sepia* ist, vollendete die Heilung. Auf der anderen Seite ist es deutlich, daß die meisten Menschen, wenn nicht sogar alle, dazu neigen, ihren konstitutionellen Typ zu verändern. Abgesehen von ihren Erbeinflüssen, und wenn Sie wollen: karmischen und extraterristischen Einflüssen, ist der sich entwickelte Embryo vielen potentiellen Risiken, einschließlich Verletzungen, Infektionen, Medikamenten und Strahlungen ausgesetzt. Bei der *Geburt* gibt es auch Verletzungen, vielleicht Medikamente, einschließlich Anästhetika und möglicherweise emotionale Störungen, wenn man an die sehr enge Verbindung zwischen Mutter und Kind denkt. Es besteht die Wahrscheinlichkeit konstitutioneller Veränderungen durch einen oder mehrerer dieser Einflüsse.

KENT diskutiert in seiner Vorlesung über **Baryta carbonica** *konstitutionelle*

Veränderungen, die auf verschiedene Infektionen folgen. Er sagt: »Bei fast jeder Krankheit, die ein Kind bekommen kann – *Masern*, *Scharlach*, *Mumps*, sogar einer schlimmen *Erkältung* oder *Malaria*, hört die Entwicklung auf und es resultiert Zwergwuchs daraus, ein Zustand, in den es nicht geboren wurde, sondern ein Zustand, den es erworben hat.« Frau TYLERS **Sepia-Patientin** zeigt eine nicht ungewöhnliche Art, mit der sich die Konstitution als Antwort auf den Streß verschiedener Schwangerschaften und die Erziehung junger Kinder verändern kann. Eine andere Veranschaulichung einer konstitutionellen Veränderung ist die Neigung bestimmter Mittel, in bestimmten *Lebensphasen*, der Kindheit, der Pubertät, der Menopause und im hohen Alter öfter benötigt zu werden. Dr. BORLAND schrieb ein Büchlein über die *Kindertypen* (*Children Types*), obwohl er mit der Behandlung von Patienten aller Altersgruppen vertraut war.

4.3.4 Zusammenfassung

Um es zusammenzufassen: Bestimmte Mittel, die in der homöopathischen Praxis angewandt werden, scheinen besonders gute Resultate zu erzeugen, wenn sie den *zu ihnen passenden konstitutionellen Patiententypen* gegeben werden. Viele Patienten können so aber nicht eingeordnet werden.

Von diesen Mitteln gibt es wenige, aber da man sie fast ausschließlich unter den **Polychresten** findet, haben diese eine große praktische Bedeutung.
Bei der Einführung der Materia medica spielt die *klinische Bildersprache*, einschließlich der Beschreibung solcher Typen, eine wichtige Rolle, was für das Mißverständnis verantwortlich ist.

▶ Es besteht die Gefahr, daß der Unerfahrene versuchen mag, als Vorbereitung zur konstitutionellen Verschreibung Patienten in Typen einzuteilen.

> Wenn die **Totalität der Symptome** vorhanden ist, kann die korrekte Verschreibung fast immer getätigt werden.

Sollte es vorkommen, daß der Patient zum Zeitpunkt der Verschreibung zu einer bestimmten Gruppe oder einem bestimmten Typen zugehörig klassifiziert wird, dann sollte dies nur eine *zusätzliche* Indikation sein, aber es ist keine Notwendigkeit.

Die Konstitution neigt dazu, sich durch die Vorstellung zu verändern und es spielt keine Rolle, welcher (bekannte oder unbekannte) Typ der Patient *vor* dem Ausbruch der Krankheit war.

Schließlich ein Zitat von Dr. DOUGLAS ROSS: »Die ständig gegenwärtige Gefahr besteht darin, daß man sich auf dem Feld der Suche auf die wenigen *Polychreste* beschränkt, deren Charakteristika am besten bekannt sind. Einen Patienten zu einer bestimmten mittelempfindlichen Gruppe zugehörig zu definieren heißt nicht, daß er das Mittel im Augenblick benötigt. Die **Totalität der Symptome**, seine tatsächliche **Abweichung von seiner normalen Reaktionsweise** auf die Umgebung muß die Wahl des Mittels bestimmen.«

5. Die Bedeutung der Anamnese für die Arzneimittelwahl

5.1 Der Weg zur konstitutionellen Behandlung

Eine konstitutionelle Behandlung besteht hauptsächlich aus der Verschreibung auf dem Boden seines *psychosomatischen Charakters* und der *Anamnese*. Der Patient wird mit einer theoretisch durchschnittlichen Person desselben Alters, Geschlechts und sozialer Umgebung verglichen und die auffallenden mentalen und körperlichen Charakteristika werden notiert und dann ein passendes Arzneimittel gegeben, das ein ähnliches Arzneimittelbild hat. Ein Arzneimittel oder mehrere, normalerweise eine Anzahl von Arzneimitteln, die auf diese Weise sorgfältig ausgewählt wurden, können oft die Gesundheit wiederherstellen, sofern keine unüberwindlichen pathologischen Barrieren vorhanden sind. Sehr oft kann das psychosomatisch ausgewählte Arzneimittel auffallende Episoden in der Vergangenheit abdecken, zum Beispiel **Natrium muriaticum**, wenn der Patient eine *Gehirnerschütterung* erlitten hat. Manchmal scheint es jedoch notwendig zu sein, ein Ereignis der Vergangenheit direkt zu antidotieren, das die Gesundheit des Patienten sehr gestört hat.
Die Patientenanamnese und die Familienanamnese werden sorgfältig mit der einer theoretisch durchschnittlichen Familien- und persönlichen Anamnese verglichen und auffallende Merkmale oder Ereignisse werden notiert.
Wenn dann die psychosomatische Verschreibung hinsichtlich zufriedenstellender Ergebnisse versagt, kann die Anamnese zu einem passenden Arzneimittel für das **Individuum** führen. Es kann aber auch ratsam sein, aufgrund der Familien- oder individuellen Anamnese ein Arzneimittel zu verschreiben, wenn es keine klaren symptomatischen Indikationen für irgendein Mittel seit Behandlungsbeginn gibt.

5.2 Hinweise aus der Materia medica

Ein Nichterzielen von Resultaten wird normalerweise auf eine falsche Verschreibung zurückgeführt, was ganz richtig ist, aber man sollte sich dessen auch bewußt sein, daß die homöopathische Materia medica *unvollständig* ist. Es gibt seit über 1 Jahrhunderten keine Aufzeichnungen irgendwelcher erfolgloser Prüfungen, was nahelegt, daß alle oder beinahe alle Substanzen auf der Erde in der Lage sind, den Menschen in potenzierter Form, falls sie es nicht im Urzustand vermögen, zu affizieren. Das bedeutet, daß es mehrere tausend potentielle homöopathische Arzneimittel gibt, die bis jetzt noch unberührt blieben. Sogar dann, wenn die unüberwindlichen Schwierigkeiten der Prüfungen und klinischen Prüfung überwunden sind, würde die Aufnahme so vieler neuer Mittel dazu führen, jeglichen Gewinn zunichte zu machen. Die bereits schon unhandliche und komplexe *Materia medica* müßte so groß geraten, daß es praktisch für jeden unmöglich werden würde, sich damit vertraut zu machen. Die Schwierigkeiten der Mittelwahl würden sogar noch größer werden, als sie momentan schon sind. Es ist überraschend, welches immense Feld von der bestehenden *Materia medica* abgedeckt wird, wie auch immer man die Wahl trifft.

▷ Der einzige Weg, merkbare Fortschritte über Prüfungen zu erzielen, besteht darin, in der Lage zu sein, den potentiellen Wert der zu prüfenden Substanz vorherzubestimmen.

Wie schwierig das Problem auch sein mag, man muß ihm doch noch mehr Gedanken schenken. Die jüngsten Prüfungen waren fast vollständig vergeudet, weil wenig Anstalten unternommen wurden, eine intensive klinische Prüfung bei Arzneimitteln durchzuführen, die sich am Ende von geringem Wert erweisen könnten, obwohl die Prüfungen selbst wissenschaftlich und mit der größten Sorgfalt durchgeführt wurden. Eine klinische Prüfung ist notwendig, um den wichtigeren Teil des Arzneimittelbildes zu bekommen.

In der Zwischenzeit sollte die wertvolle verfügbare *Materia medica* am bestmöglichen genutzt werden und eine **sorgfältige Beachtung der Anamnese** ist einer der Wege, über den dies erreicht werden kann.

▷ Auch sollte man angesichts der Grenzen der geprüften und getesteten Materia medica nicht zögern, ungeprüfte Mittel zu verschreiben, sowie **Nosoden akuter Krankheiten**, wenn die Situation dies erfordert.

Es ist nicht beabsichtigt, damit auszudrücken, die großen Ressourcen der Materia medica hinsichtlich der sorgfältig geprüften Arzneimittel in irgendeiner Art und Weise zu vernachlässigen oder die genaue Disziplin der Mittelwahl auf einer symptomatischen Basis zu umgehen.

▷ Der Gegenstand dieses Kapitels besteht eher darin, die Aufmerksamkeit auf den Wert, den manchmal die Anamnese des Patienten ergibt, zu lenken und die Verabreichung *ungeprüfter* potenzierter Mittel unter bestimmten spezifischen Umständen zu rechtfertigen.

5.3 Nicht mehr gesund seit...

▶ Eine *chronische* Krankheit kann auf eine *schwere akute* Krankheit folgen oder auf Verletzungen, emotionale Aufregungen oder gelegentlich als Nebenwirkung von Medikamenten.

Neben demonstrierbaren pathologischen Folgen kann die Vitalität des Patienten – der *allgemeine Gesundheitszustand* – herabgesetzt sein.

▶ Es ist oft durch eine **konstitutionelle Verschreibung** möglich, die Vitalität des Patienten so weit anzuheben, daß funktionelle Störungen und Erkrankungen mit reversiblen pathologischen Veränderungen geheilt werden können.

Es ist manchmal sogar möglich, auf diese Art und Weise bis zu einem gewissen Grad bei *unheilbaren* Krankheiten zu helfen.

5.4 Akute Infektionen

5.4.1 Eine Domäne der Nosoden

Wenn sich ein Patient von einer akuten Infektion *langsam* erholt, denke man an bestimmte Mittel wie **Sulfur**, **Psorinum** und **Carbo vegetabilis**, obwohl die Verschreibung individuell erfolgen muß.

▷ Unter diesen Umständen, oder wenn eine längere Phase eines schlechten Gesundheitszustandes folgt, kann die **Nosode der akuten Infektion** unschätzbar sein.

KENT und andere Homöopathen haben zu Recht den *blinden* Einsatz von Nosoden verdammt. Der Stellenwert von Nosoden bei akuten Infektionen ist ganz klar. Sie sollten bei

(a) fehlenden zufriedenstellenden Indikationen für ein geprüftes Mittel erwogen werden, und

(b) wenn anscheinend auf einer symptomatischen Basis gut gewählte Mittel keine adäquaten Ergebnisse erzielen.

SWAN aus Amerika war der erste, der die Nosoden ausgiebig einsetzte und zu seinen Nachfolgern gehörten unter anderem ALLEN, COMPTON BURNETT und Frau TYLER.

Als Dr. TYLER über **Morbillinum** schrieb, sagte sie:

> »SWAN, der Pionier beim Einsatz von *Krankheitsprodukten* zur Heilung ähnlicher Krankheiten, wurde inspiriert und präparierte neben vielen anderen Substanzen *potenzierte Masern*, mit denen er Erstaunliches leistete.

Nach all diesen Jahren von Dumpfheit und Vernachlässigung erhalten wir nun neue Impulse und haben bereits erstaunliche Resultate erzielt. Seit Jahren haben wir mit **Variolinum**, **Tuberculinum**, **Lueticum**, **Medorrhinum** und **Influenzinum** wirkungsvoll behandelt, Morbillinum und andere Nosoden sind bis jetzt nicht auf der Bildfläche erschienen und **Morbillinum** verspricht, die wichtigste aller Nosoden zu werden. Jeder hat *Masern* durchgemacht und nicht jeder war in der Lage, »die Krankheit zu vernichten,« so daß nichts Latentes und Bedrohliches zurückgeblieben ist. In Zukunft tun wir gut daran, uns zu notieren, wenn ein Patient im Zusammenhang mit einer akuten Krankheit erzählt: »Ich habe mich nicht oder nur sehr langsam von ... erholt, ich bin seit der Diphtherie – dem Scharlach – der Impfung nie mehr ganz gesund gewesen.« »Auf *Tonsillitis* folgte Chorea, sogar Rheumatismus. Massiver Herzschaden in der Kindheit durch rheumatisches Fieber.« Diese letzten befürworten sehr das mächtige Mittel **Streptococcinum**.

Da ich mit Dr. TYLER mehrere Jahre gearbeitet hatte, war ich in der Lage, ihre Resultate direkt zu beobachten und sie waren bestimmt oft sehr bemerkenswert. Mein Eindruck ist der, daß ihr Erfolg zu einem beträchtlichen Maß mit ihrer sorgfältigen *konstitutionellen Verschreibung* **vor** der Verabreichung der *Nosode* zusammenhing. Viele ihrer Patienten waren Jahre zuvor von ihr fachkundig behandelt worden,

▷ aber wenn es keine klaren Indikationen für ein geprüftes Mittel gab, verschrieb sie die passende Nosode zu Beginn der Behandlung, und normalerweise waren ihre Ergebnisse dann auch sehr gut.

Neben dem Vorteil einer sorgfältigen konstitutionellen Verschreibung vor der Gabe einer passenden Nosode gibt es noch einen anderen Grund, warum diese Nosoden nur nach angemessener Erwägung gegeben werden sollten: sie können wie ein »Zaubermittel« wirken – oder überhaupt nicht. Dies trifft auch auf die Verabreichung eines potenzierten Mittels zu, das den Patienten nachteilig affiziert hat.

Frau TYLER veröffentlichte eine Zahl von Fällen in *Homoeopathy*. Hier stelle ich nun einen Fall mit dem Titel »Rheumatismus – Scharlach« in gekürzter Form vor:

»November 1939. Die Patientin wurde von ihrem Doktor mit der Bitte um »Massagen für ihre Beine und Füße wegen ihres Rheumatismus« zu mir geschickt. Sie hatte seit zwei Jahren rheumatische Schmerzen. Die Symptome bezüglich der Arzneimittelwahl waren undeutlich, aber als Kind hatte sie *Scharlach* gehabt und ein »schlimmes Ohr« zurückbehalten.

- Verordnung: **Scarlatinum C200, 3 Gaben alle 6 Stunden**

(Frau TYLERS bevorzugte Verschreibung der Nosoden), keine Massagen.« Im Dezember 1939 findet sich die Notiz: »Gehen besser. Schmerzen in den Beinen verschwunden. Fühlt sich insgesamt besser.« **Scarlatinum** wurde im Februar und Oktober 1940 wiederholt, wo Dr. Tyler schrieb: »Die Nosode wurde wie zuvor wiederholt. Dies war die zweite Wiederholung innerhalb von 11 Monaten, in denen sie nach zwei Jahren Rheumatismus praktisch gesund war. Sie hat niemals eine Massage benötigt oder bekommen.«

Ich hatte vor wenigen Jahren auch einen Fall dieser Art, bei dem zu Beginn kein Mittel klar indiziert zu sein schien. Ein Student an der Universität konnte sich *nicht konzentrieren* und litt beim Gehen an *Schwindelattacken*. Er beschrieb den Schwindel als ein Gefühl, »als ob er einen Fuß in ein kleines Boot gesetzt habe.« Die Anfälle begannen zwei Jahre zuvor, *nach Masern*. Die Ursache des Schwindels war obskur. Er war in der Hals-, Nasen-, Ohrenabteilung einer Ausbildungsstätte untersucht worden, ohne daß eine klare Diagnose gestellt wurde.

- Auf eine Gabe **Morbillinum C200** folgte eine kurze Verschlimmerung und dann eine vollständige Heilung.

5.4.2 Bakterielle und virale Infektionen

Abgesehen von den Nosoden akuter Kinder- und anderer Krankheiten ist es der Mühe wert, jede Neigung zu **Streptokokken**-, **Staphylokokken**- oder jeglichen **bakteriellen** oder **viralen Infektionen** festzuhalten.

Frau TYLER erwähnt **Streptococcinum** in Verbindung mit *rheumatischem Fieber* in der Anamnese und meint, daß solch eine Anamnese Streptococcinum als konstitutionelles Mittel nahelegen würde, sollten Indikationen für eine Nosode bestehen.

▷ *Staphylokokkeninfektionen* treten ebenfalls häufig auf und dann kann **Staphylococcinum** ein nützliches Mittel sein.

Ein 8-jähriges Kind mit *Down-Syndrom* litt an einer *Furunkulose* des Rückens und Perineums, die nur träge auf die Behandlung ansprach.

- Nach der Gabe von **Staphylococcinum C30** ein schnelles Verschwinden der Erkrankung. Mehrere Monate später kam es zu einem Rückfall und wieder klärte Staphylococcinum die Situation und das Kind ist nach einigen Monaten immer noch frei davon.

Ein Knabe von 15 Jahren litt praktisch sein bisheriges Leben lang an einem ausgedehnten *Ekzem*, das oft von sekundären Infektionen begleitet wurde. Er hatte fast die Hälfte seines Lebens im Krankenhaus verbracht, teils wegen der Schwere seiner Krankheit und teilweise deswegen, weil seine häuslichen Bedingungen weit davon entfernt waren, gut zu sein. Er sprach langsam und nicht zufriedenstellend auf die homöopathische Behandlung an, bis man bemerkte, daß es ihm nachts immer schlimmer ging. Eine *nächtliche Verschlimmerung* wird von ungefähr 200 Mitteln abgedeckt, aber wenn dies als auffallendes Merkmal übrigbleibt, wenn anscheinend gut gewählte Mittel gegeben wurden, wird fast immer Lueticum benötigt.

- Er bekam **Lueticum C30**, was von einer großen Besserung gefolgt wurde.

Einen Monat später entwickelte er dann eine ausgedehnte *Furunkulose*.

- Er bekam **Staphylococcinum C30** verabreicht und es kam zu einer dramatischen Besserung. Staphylococcinum mußte 6 Monate später wiederholt werden und er war dann für ein Jahr praktisch frei von dem Ekzem.

Es ist natürlich unmöglich, zu beurteilen, welche Rolle Staphylococcinum in diesem Fall spielte, da **Lueticum** mit »*Folge von Abszessen*« verbunden ist, auch ein Punkt, an den man sich erinnern sollte, wenn man die Anamnese für die Verschreibung heranzieht. Ich erwähne diesen Fall, um die Art der Fälle zu illustrieren, bei denen **Staphylococcinum** indiziert zu sein scheint. Das heißt, es ist indiziert, wenn es über einen längeren Zeitraum zu *rezidivierenden Staphylokokkenläsionen* kommt und wenn diese ausgedehnt sind. Schließlich lohnt sich unter diesen Umständen ein Versuch, wenn alles andere fehlschlägt. Es würde einer sorgfältigen Analyse vieler Fälle bedürfen, um eine »klinische Prüfung« von Staphylococcinum zu schaffen, die meiner Meinung nach hinsichtlich der vielen Nosoden akuter Infektionen von Wert sein würde.

Eine klinische Prüfung würde auf einer großen Zahl von Fällen, sagen wir mal 50, basieren. Bevor wir die erste Schrift über **Carcinosinum** veröffentlichten, hatten wir detaillierte Notizen von über 200 Patienten gesammelt. Vor einigen Jahren erstellte ich anhand von ungefähr 30 Fällen eine kurze Studie über **Carcinosinum**. Das deutlichste Symptom, das zum Vorschein kam, war »*weinerlich, Trost verschlimmert*,« was für die Bestätigung vieler darauffolgender Verschreibungen von Wert war. Ein anderes Symptom, das auftauchte, obwohl es nicht ganz so deutlich war, war »*besser im Freien*.«

Streptococcinum hat ebenfalls bestimmte *rheumatische Symptome*, die von denen von **Rhus toxicodendron** und anderen Mitteln nicht unterscheidbar sind, die man wegen seiner pathologischen Beziehung zu **Pyrogenium** erwarten kann:

»Schlimmer bei nassem Wetter und bei Beginn der Bewegung, besser bei fortlaufender Bewegung.«

Eine Frau von 50 Jahren war auf ihre Knie gefallen und hatte seither *Schmerzen*, die mehrere Monate lang anhielten, obwohl es keinen Beweis für eine Fraktur oder Osteoarthritis gab. Sie litt an diesen Symptomen und **Rhus toxicodendron** half nur wenig. **Arnica** und **Ruta** hatten keine sichtbare Wirkung. Viele Jahre zuvor hatte sie an *Wassersucht* und *rheumatischem Fieber* gelitten.

- **Streptococcinum C30, 3 Gaben, alle 2 Stunden**,

wurde von einer dramatischen und anhaltenden Schmerzfreiheit gefolgt, obwohl sie nicht völlig geheilt war.

Zusammen mit diesen Nosoden gibt es eine Gruppe von Arzneimitteln mit einer *pathologischen Beziehung* zu bestimmten Krankheiten, einschließlich

- **Thuja** ———— bezüglich ————► • Impfungen
- **Drosera** ———— bezüglich ————► • Keuchhusten
- **Lathyrus sativa** —— bezüglich ————► • Poliomyelitis.

Thuja ist für seine Bedeutung bei der Behandlung der Folgen von *Impfungen*, die sofort oder später auftreten, wohl bekannt und es kann in einer sehr ähnlichen Art und Weise wie eine Nosode verschrieben werden, das heißt, wenn es keine klaren Indikationen für ein anderes Mittel gibt oder wenn anscheinend indizierte Mittel nicht zufriedenstellend wirken und sogar dann, wenn die symptomatischen Indikationen fehlen. Ein Nichtanschlagen nach der ersten Impfung und sogar sehr große Impfnarben sollten unter diesen Umständen zu einer Erwägung von Thuja führen. Clarke wies darauf hin, daß **Thuja** ein wertvolles Mittel bei Fällen von *akuter Bronchitis* ist, die nur langsam verschwindet, bei denen es keine guten Indikationen für ein anderes Mittel gibt. Ebenfalls exzellente bestätigende Symptome für Thuja sind, wenn der

Patient eine schlimme Impfreaktion zeigte und/oder ein glänzendes Gesicht hat.
Drosera ist möglicherweise eine bessere Routineverschreibung für die *Folgen des Keuchhustens* als **Pertussinum**. Drosera, das ein geprüftes Mittel ist, kann symptomatisch indiziert sein, aber oft ist die Wahl des Mittels praktisch unmöglich. Pertussinum kann später ausprobiert werden, wenn Drosera nicht wirkt.

Eine 37-jährige Frau litt seit der Kindheit an *Migräne*. Die Kopfschmerzen wurden von einem öffnenden und schließenden Gefühl im Kopf begleitet. Nach zwei Jahren Behandlung hatte sie seltenere und leichtere Kopfschmerzen. Sie war ein schwieriger Fall, da es zu viele »gute Verschreibungssymptome« gab. Eines Tages klagte sie dann über einen Husten, der sich bei Nachfrage als paroxysmal herausstellte, und sie hatte jedes Jahr seit dem *Keuchhusten* im Alter von 8 Jahren Anfälle von paroxysmalem Husten gehabt, die dann immer wenige Tage anhielten. Sie wußte nicht, ob der Keuchhusten den Migräneattacken vorausgegangen war oder nicht, was vielleicht so war, aber jedenfalls nicht wichtig war.

- Es wurde **Drosera C200, 1000** und **10.000** gegeben.

Es mußte 6 Monate später wiederholt werden, wonach sie dann drei Jahre lang fast keine Migräne mehr hatte.

Eine Frau von 38 Jahren klagte über »Rheumatismus der linken Schulter.« Es bestand ein leichter *Muskelschwund im Bereich des Schultergürtels*, der auf eine vor 8 Jahren aufgetretene *Poliomyelitis* folgte.

- Es wurde **Arsenicum album C200** verschrieben, **2 Tage lang 3× täglich** und dann **2 Tage lang 2× täglich.**

Sie war unangemessen schwach, schlimmer um Mitternacht, fröstelte und hatte brennende Schmerzen, die durch Wärme besser wurden. Die Behandlung wirkte wie ein Zauber, aber die Schmerzen traten wieder auf, als die Behandlung beendet wurde. Arsenicum wurde ein zweites Mal mit ähnlich guten Resultaten gegeben, dann wurde ohne große Wirkung eine höhere Potenz verabreicht.

- Sie bekam dann **Lathyrus sativa C1000, 3 Gaben alle 12 Stunden**

und die Schmerzen verschwanden für 6 Monate. Danach bekam sie nochmals Lathyrus sativa C1000 verschrieben. Sie hatte dann für ungefähr 3 Jahre keine Schmerzen mehr, worauf dann, nach einer erneuten Gabe von Lathyrus, die Heilung erfolgte.

▷ Es scheint keine Rolle zu spielen, wie lange nach einer schweren Infektion das passende Mittel gegeben wird.

Kurz nach dem Krieg behandelte ich einen älteren Herrn wegen einer *Fibrositis* der Lumbalgegend und einer lästigen *Parästhesie* der unteren Extremitäten. Trotz der Tatsache, daß eine sorgfältige Untersuchung nichts Ernstes enthüllte, sprach er nicht auf die Behandlung an, bis er

- **Typhoidinum C200** wegen eines *Typhus* erhielt,

den er 1886 durchgemacht hatte. Im darauffolgenden Monat kam er vorbei, um mir zu sagen, daß es ihm viel besser ginge. Ein Drüsenfieber kann sehr langsam verschwinden. **Carcinosinum** kann bei solchen Fällen ebenfalls ein nützliches Mittel sein.

Pyrogenium ist manchmal nützlich, wenn in der Anamnese eine *Septikämie* vorkommt, *schwere Folgen von Zahnextraktionen* oder ein *Kränkeln*, was nach einem Abort bei Fehlen jeglicher klarer Beckenpathologie begann. Man sollte, wenn möglich, Nachforschungen anstellen, ob, oder ob nicht, die Mutter während der Schwangerschaft an einer schweren Infektionskrankheit gelitten hat. Der Einfluß der *Masern* und möglicherweise anderer Infektionskrankheiten bei der Verursachung von Mißbildungen beim Fötus ist nachgewiesen und es ist deshalb wahrscheinlich, daß weniger deutliche Folgen auf dieselbe Art und Weise auftreten, wie postnatale Krankheiten ihr Zeichen hinterlassen können.

5.5 Chronische Infektionen

Tuberkulose und *Geschlechtskrankheiten* verlangen nach der entsprechenden Nosode, aber glücklicherweise sind diese Nosoden gut geprüft und gründlich klinisch getestet. Sie würden auch nur bei fehlenden Reaktionen auf andere anscheinend indizierte Mittel allein auf der Basis der Anamnese verordnet werden.

Das therapeutische Feld der Infektionsnosoden ist weit und möglicherweise wichtig, obwohl ich denke, daß es nicht einfach ist, sie mit unserem momentan begrenzten Wissen zu nutzen. Die *Brucellose*, zum Beispiel, mit ihren proteischen Manifestationen, die oft übersehen wird, weil sie nicht als diagnostische Möglichkeit mit einbezogen wird, wird von einigen Autoritäten als weitverbreitete Infektion in Großbritannien betrachtet. Es gibt in der gesamten homöopathischen Literatur praktisch keinen Hinweis auf die Brucellose.

▷ Nosoden werden in der homöopathischen Praxis wegen des Einflusses von HAHNEMANNS Theorie der chronischen Krankheiten und KENTS kraftvoller Bestätigung derselben gern vernachlässigt.

5.6 Verletzungen

Folgen von Stürzen und Prellungen

Arnica montana wird seit Jahrhunderten als Hausmittel für die Folgen von Stürzen und Prellungen verwandt und seine Prüfung bewies, daß Arnica homöopathisch wirkt. Arnica wird seit Generationen auf der ganzen Welt als erstes Mittel bei den Folgen von Verletzungen eingesetzt. Bei jeder Erkrankung, die durch eine Verletzung bedingt ist, lohnt es sich, Arnica zu erwägen, wenn andere Mittel versagen und es ist auch das Mittel der Wahl, wenn es keine speziellen Indikationen für ein anderes Mittel gibt.

Folgen von Kopfverletzungen

Hierzu gibt es eine Gruppe von Arzneimitteln, an die man insbesondere denken sollte, wenn die *Geburt* in der Anamnese *schwierig* war:

- **Arnica montana**
- **Cicuta virosa**
- **Helleborus niger**
- **Hypericum perforatum,**
- **Natrium muriaticum**
- **Natrium sulfuricum**

Ein 6-jähriges Kind erkältete sich sehr oft und war nie recht gediehen. Es hatte deutlich Untergewicht und »kein Interesse am Leben,« war sehr lärmempfindlich, hatte Angst vor dem Geräusch eines starken Windes und hatte noch andere Symptome von Natrium sulfuricum. Die schwierige Geburt in der Anamnese bekräftigte die Wahl und auf die Verabreichung von Natrium sulfuricum folgte eine schnelle Besserung seines Gesundheitszustandes, sowohl mental als auch physisch.

Gelegentlich reagieren Patienten unterschiedlich auf eine Kopfverletzung. Ein Kind entwickelte Nux vomica-Symptome und ihm wurde auch mit **Nux vomica** geholfen. Die Liste solcher Mittel ist nur eine Aufzeichnung häufiger klinischer Assoziationen.

Spinale Verletzungen

▶ **Hypericum** ist das Hauptmittel bei spinalen Verletzungen.

Eine 34-jährige Frau entwickelte eine Colitis ulcerosa, die sie einem Sturz zuschrieb, bei dem sie 9 Monate zuvor ihren Rücken verletzte. Ihr konstitutionelles Mittel war **Sepia**, das ihr etwas Erleichterung verschaffte, aber nicht so sehr, wie man erwartet hatte. Sie bekam höhere Potenzen, da die Indikationen für Sepia absolut klar zu sein schienen, aber die Resultate waren nicht zufriedenstellend. Wegen der Familienanamnese und der komplementären Beziehung zwischen Sepia und Carcinosinum wurde dann eine Gabe

Carcinosinum C200

verabreicht, aber wiederum ohne irgendeinen dramatischen Effekt. Dann bekam sie

Hypericum C30, C200, C1000

an aufeinanderfolgenden Tagen und einen Monat später sagte sie: »Ich bin geheilt.« Es gab zwei Monate später einen leichten Rückfall, bei dem sie Hypericum bekam, und dann war sie für über ein Jahr gesund. Dies ist die Art der Fälle, bei denen man das Gefühl hat, daß es manchmal notwendig ist, irgendeine Episode der Vergangenheit direkt zu antidotieren.

Eine andere Frau von 45 litt seit mehreren Jahren an einer *Colitis ulcerosa.* Ich behandelte sie ungefähr drei Jahre lang mit ganz gutem Erfolg, bis sie wegen einer alten schweren Verletzung eine hohe Potenz von **Arnica** bekam. Ihr ging es daraufhin in den vergangenen 2 Jahren bemerkenswert besser.

Jeder ist irgendwann einmal verletzt worden, aber nur dann, wenn eine Verletzung mit dem Beginn eines schlechten Gesundheitszustandes in Verbindung steht oder wenn es eine schwere Verletzung in der Vergangenheit gibt, sollte diese bei der konstitutionellen Verschreibung in die Überlegung miteinbezogen werden.

5.7 Psychische Faktoren

Manchmal gibt es eine klare Vorgeschichte einer Erkrankung, die nach Kummer, Furcht oder einer anderen emotionalen Aufregung beginnt. Die Listen der Mittel, die mit solchen auslösenden Ursachen in Verbindung stehen, die man in KENTS *Repertorium* und anderswo finden kann, sind wertvoll, um ein individuell ausgewähltes Mittel zu bestätigen.

Folgen von Kummer

Ein 15-jähriger Junge litt seit dem Alter von $2^1/_2$ Jahren an *Enuresis.* Im Alter von 18 Monaten war er trocken, wurde aber wieder zum Bettnässer, als man seine Mutter in das Krankenhaus einlieferte. Es wurden viele verschiedene Behandlungen ohne Erfolg bei ihm ausprobiert, bis er zur Homöopathie kam. Der Junge war extrem übergewichtig und hatte noch andere Symptome, die an **Graphites** denken ließen, das eines der Mittel mit dem Symptom »Folgen von Kummer« ist. Es kam für etwa eine Woche zu einer Verschlimmerung und darauf für mehrere Monate zu einer Remission, bis er dann einen leichten Rückfall hatte. Der Patient bekam nochmals

Graphites C100.000

worauf er über ein Jahr lang kein Bettnässer mehr war. Natürlich konnte er dies von selbst »überwunden« haben, aber der Fall veranschaulicht den Weg, wie das Wissen über die auslösende Ursache bei der Wahl des Mittels helfen kann.

Folgen von Schreck

Viele Jahre zuvor sah ich ein exzellentes Beispiel für die Anwendung von Opium bei Folgen von Schreck, oder, um es genauer auszudrücken, für den Wert von Opium bei einem Patienten, der auf einen Schrecken in der Art von Opium reagierte. Eine Frau entwickelte ganz plötzlich nach einem heftigen Schreck eine *exophthalmische Struma.* Dr. Tyler fand bei ihr die charakteristischen Furchtsymptome von Opium, die dergestalt sind, daß der Patient, wenn er sich an das schreckliche Erlebnis erinnert, selbst nach Monaten, oder wie in diesem Fall, nach Jahren, erneut diese Furcht durchmacht.

- **Opium C100.000** heilte sie.

Ganz gelegentlich ist Opium *postoperativ* nützlich, wenn durch eine neue schreckliche Erfahrung ein alter Schrecken möglicherweise restimuliert wird. Ein 11-jähriger Junge war ohne ersichtlichen Grund nach einer Operation, die dazu bestimmt war, eine schlimm verletzte Schulter zu rekonstruieren, ernsthaft krank geworden. Wegen der äußerst großen Wahrscheinlichkeit, daß dies für ihn ein schreckliches Erlebnis war, gab ich ihm

Opium C100.000

und das Mittel hatte einen sehr wohltuenden Effekt.

Ein 6-jähriger Junge entwickelte nach der *Entfernung von Tonsillen* und Adenoiden Temperaturen von 39.5 °C. Er bekam von dem Hauschirurgen Antibiotika verordnet, aber die Temperatur blieb unverändert hoch. Ich sah den Jungen und verschrieb ihm **Sulfur C200** wegen »fehlender Verschreibungssymptome,« wiederum ohne Erfolg. Als ich ihn nochmals untersuchte, weil möglicherweise irgend etwas übersehen worden war, wurde meine Aufmerksamkeit auf eine große *Brandnarbe* auf dem Bauch gelenkt. Damit brauchte ich nicht mehr weiter zu suchen und ich verschrieb ihm

Opium C100.000

Darauf folgte über Nacht ein Temperaturabfall. Als ich seine Mutter nochmals befragte, erzählte sie mir, daß der Junge seit einer Verbrennung mit 18 Monaten bis zum 3. Lebensjahr jedesmal, wenn jemand sein Bäuchlein berührte, laut schrie – ein typisches Opiumsymptom.

Ganz oft werden natürlich andere Mittel für die Folgen von Schreck benötigt. Ein 9-jähriges Mädchen entwickelte nach einem Schreck eine *Psoria-*

sis in der Form von kleinen runden Arealen, die weniger als 1 Zentimeter im Durchmesser betrugen. Per Telefon wurde **Opium C100.000** verordnet, aber ohne sichtbaren Nutzen. Als die Mutter das Mädchen zu mir brachte, war es offensichtlich, daß in diesem Fall das Mittel

Aurum metallicum

war, das ebenfalls »die Folgen von Schreck« hat. Es wurde in der **C200** gegeben, worauf eine Verschlimmerung folgte. Dann verschwand die Psoriasis für einige Monate, kehrte aber wieder zurück. Danach wurde **Aurum metallicum C 10.000** verordnet und die Psoriasis verschwand und trat in den vergangenen 2 Jahren auch nicht wieder auf.

Ein $3^1/_2$ Jahre altes Mädchen wurde in einem *schläfrigen deliranten Zustand* mit einer *Temperatur von 40,5 °C* in das Krankenhaus aufgenommen. Ihr Blutbild zeigte 38.000 Leukozyten, hauptsächlich polymorphe. Der einzig positive Befund der klinischen Untersuchung war eine *Sinusitis* mit großen schmerzempfindlichen zervikalen Drüsen. Das Kind war gefährlich erkrankt. Sein Gesicht war heiß und gerötet. Die Pupillen waren stecknadelkopfgroß. Sie murmelte über »Fliegen,« obwohl es keine auf der Station gab und sie hatte offensichtlich Angst davor, obwohl es keine sichtbare äußere Ursache dafür gab. Ich verordnete Antibiotika und

Opium C100.000

das zuerst stündlich gegeben werden sollte. Dies war gegen 13.30 Uhr. Gegen 16.30 Uhr saß sie auf dem Schoß der Mutter und schaute Fernsehen. Die Temperatur war auf 39 °C gefallen und gegen 20.30 Uhr desselben Abends betrug die Temperatur 37 °C. Am nächsten Tag gab es einen leichten Fieberrückfall, der am darauffolgenden Tag wich und das Blutbild besserte sich dramatisch. Sie machte eine Genesung ohne Zwischenfälle durch. Die Antibiotika waren nicht gegeben worden und wurden nicht benötigt. Die Ursache einer solch hohen Temperatur und einer solch hohen Leukozytenzahl wurde niemals zufriedenstellend erklärt. Die Mutter erzählte auf Befragen, daß ihr Kind drei Wochen zuvor von einer Wespe erschreckt worden war, was möglicherweise die »Fliegen« erklären könnte, dessen man sich aber nicht sicher sein kann. Offensichtlich war sie »*im Schrecken verharrt,*« was eine andere Möglichkeit ist, die Schreckreaktion von Opium zu beschreiben.

Manchmal kann eine Aufregung auch *pränatal* auftreten. Ein 16-jähriges Mädchen erholte sich langsam von einer *Influenza.* Als ich über die 12 Jahre nachdachte, die sie bei mir in Behandlung war, stellte ich fest, daß dies das übliche Muster war: nämlich eine langsame Genesung bei jeder akuten Krankheit ohne offensichtlichen Grund. Als ich dann nochmals die Anamnese überarbeitete, entdeckte ich, daß die Mutter während der Schwangerschaft von einem Doktor erschreckt worden war, der ihr erzählt hatte, daß sie ihr Kind verlieren könne. Sie sagte: »*Ich fühlte, wie mich der Schock durchdrang.*« Dem Mädchen wurde

Opium C100.000

gegeben und sie machte eine schnellere Genesung durch, aber nicht nur das, sondern sie wurde auch robuster und ihre Lernfähigkeiten nahmen deutlich zu.

Starkes Gefühl von Ungerechtigkeit

Staphisagria ist sehr wohl für seine Wirkungen bekannt, wenn ein starkes Gefühl von Ungerechtigkeit besteht. Eine Anzahl von Mitteln haben dieses Symptom – in KENTS Repertorium unter »Kränkung« aufgelistet – aber Staphisagria wird meiner Erfahrung nach am häufigsten benötigt, wenn dies ein Leitsymptom ist.

In der Regel bevorzugen Kinder auf der Station eher mit anderen Kindern zusammen zu sein, als in einer Schlafkammer. Ein kleiner Junge jedoch lehnte dies entschieden ab, als er auf der allgemeinen Station aufgenommen wurde. Alles war falsch und er bestand darauf, in die Schlafkammer zurückgebracht zu werden. Die Stationsschwester entdeckte ein *starkes Gefühl von Ungerechtigkeit* bei ihm und gab ihm eine Gabe

Staphisagria C200

Sie erzählte mir, daß er dann innerhalb von 10 Minuten Freude daran fand, auf der Station zu sein und alles war dann schön!
Manchmal gibt es ein *länger anhaltendes* Gefühl von Ungerechtigkeit. Dr. TYLER erzählte einen sehr typischen Fall eines Armeeoffiziers, der im ersten Weltkrieg bezüglich einer Beförderung übergangen worden war und dann ins Zivilleben allgemein unwohl und verdrossen zurückkam. Er bekam **Staphisagria** in einer hohen Potenz mit glänzendem Resultat.

Folgen von länger bestehender Angst

Causticum ist manchmal nach akutem Schreck oder länger bestehender Angst indiziert. 1939 kam ein 52 Jahre alter Mann ins Krankenhaus, der an dem *Verlust seiner Stimme* litt. Er war sehr geplagt, weil er der Vorarbeiter einer Fabrik war, die stillgelegt werden sollte, was er seinen Männern bekannt geben sollte, von denen einige in fortgeschrittenem Alter waren und somit Schwierigkeiten haben dürften, eine neue Arbeit zu finden. Causticum ist bei Stimmverlust aus psychologischen Gründen oder aufgrund einer Entzündung einen Versuch wert, wenn wenig Symptome vorhanden sind, aufgrund derer man akkurat verschreiben könnte. Außerdem entsprach es der mitfühlenden Natur des Mannes. Die interessante Sache bezüglich des Patienten war die, daß er im 1. Weltkrieg lebendig begraben worden war und dann, als er entkommen war, entdeckte, daß seine *Haare ausgefallen* waren. Er war seit 1916 fast vollständig kahlköpfig. Er bekam

Causticum C200

und bald darauf kehrte seine Stimme zurück. Zwei Monate später sagte er, daß seine Frau und seine Tochter beobachtet hätten, daß seine Haare wieder wuchsen. Ein feiner Flaum, ungefähr $^1/_4$ Inch stark, bedeckte seine kahlen Stellen. Ich sah ihn nach dem Krieg wieder, aber es kam zu keinem weiteren Wachstum der Haare, trotz höherer Potenzen von Causticum und anderer Mittel. Das bemerkenswerte Merkmal war das, daß Causticum anscheinend solch eine Wirkung nach 23 Jahren vollbracht hatte.

5.8 Einflüsse von Medikamenten

HAHNEMANN beobachtete, daß

- ▷ **Nux vomica** ein nützliches Mittel für »die *schlimmen Folgen des Kaffee- und Weintrinkens*« war und seither wurde Nux vomica ausgiebig für die Folgen von Medikamenten im allgemeinen benutzt.
- ▷ **Pulsatilla** hat sich als wirksam bei der Behandlung von Patienten erwiesen, deren Organismus durch *Eisen* in Unordnung gebracht worden war.
- ▷ **Natrium muriaticum** und andere Mittel werden eingesetzt, um den Folgen einer länger dauernden medikamentösen Behandlung mit *Chinin in Malariagebieten* entgegenzuwirken.

So wurden bestimmte Beziehungen zwischen Konstitutionen und dem Einfluß von Medikamenten nachgewiesen.

- ▶ In der Regel kann eine konstitutionelle Behandlung die Folgen von Medikamenten behandeln, wenn die Medikamente ausgeschieden wurden. Es gibt viele Berichte von Medikamentenwirkungen, die durch *dasselbe Arzneimittel in potenzierter Form* antidotiert werden konnten. Es ist besser, zuerst konstitutionell zu verschreiben, da das Mittel in potenzierter Form entweder dramatisch wirkt oder überhaupt nicht.

Es ist interessant, daß das gleiche für die Nosoden akuter Infektionen bei einem schlechten Gesundheitszustand gilt, der auf eine akute Krankheit folgt, wie bereits erwähnt wurde.

Terpentin

Dr. CHARLES C. BOWES erzählte einen Fall, bei dem eine Potenz der Chemikalie, die für die Krankheit verantwortlich war, eine erfolgreiche Heilung erzielte. »Ein 4-jähriges Kind, das kurze Anfälle von Bewußtlosigkeit hatte und das *weder tagsüber noch nachts das Wasser halten* konnte«, wurde mit einer Gabe

Terebinthina C1000

völlig geheilt. Die Geschichte des Falles war die, daß das Kind, als es 18 Monate alt gewesen war, einmal viel Terpentin getrunken hatte und es ihm seither immer schlechter gegangen war. Nach dieser Gabe Terebinthina hatte es nie wieder einen Anfall und überwand nach und nach schnell die Enuresis.

Schwefeldämpfe

Vor einigen Jahren behandelte ich ein Kind, das an einem fast reinen *allergischen Asthma* litt. Die Anfälle traten im Durchschnitt ungefähr einmal die Woche auf. Der erste Anfall war wahrscheinlich durch Einatmen von *Schwefeldämpfen* verursacht worden. Bei diesem Fall war das konstitutionelle Mittel

Sulfur

das zuerst in der **30.** und später in der **200. Potenz** in großen Abständen gegeben und dann bei neuen Anfällen wiederholt wurde. Das Kind wurde völlig geheilt.

Sulfapyridin

Eine 42-jährige Frau entwickelte eine *Psoriasis*, die aus ungefähr 2 Zentimeter großen Arealen bestand, die am Rumpf und den Extremitäten weitverbreitet waren, die nach der Behandlung ihrer *Tonsillitis mit Sulfapyridin* auftrat. Arsenicum album wurde ohne irgendeine Wirkung verordnet und einen Monat später bekam sie

Sulfapyridin C30

Die Psoriasis verschwand völlig und trat in den folgenden 6 Jahren nicht wieder auf. In der homöopathischen Literatur wird über ein großes Feld von Chemikalien bei vielen Fällen dieser Art berichtet.

Pethidin

Manchmal kann ein *Kind* durch Mittel, die die *Mutter* einnimmt, affiziert werden. Bei einem vor kurzem berichteten Fall handelte es sich um einen Jungen, den seine Lehrer als intelligent beurteilten, der aber irgendwie »seinen Verstand nicht benutzen konnte.« Seine Mutter hatte wegen einer Osteomyelitis während der Schwangerschaft Pethidin eingenommen. Der Junge bekam

Pethidin C30

und seine Lernfähigkeit schnellte empor.

Es ist interessant, darüber zu spekulieren, was bei solchen Fällen genau passiert, wenn *das Arzneimittel*, das einen Patienten nachteilig beeinflußt hat, in einer *potenzierten Form* verabreicht, dramatisch hilft. Ist es deshalb, weil bei diesen erfolgreichen Fällen das Mittel tatsächlich eines der konstitutionellen

Mittel für dieses Individuum ist, unabhängig davon, ob der Patient eine Überdosis hatte oder nicht?

Chloroform

Seit einigen Jahren nun habe ich die »*Anästhesievorgeschichte*« jedes Patienten mit aufgenommen, was bei einer konstitutionellen Verschreibung gelegentlich sehr lohnend war. Das deutlichste Merkmal, das dabei zum Vorschein kam, war, daß Patienten mit *Leber- oder Gallenblasenerkrankungen*, die eine schlimme Reaktion auf Chloroform gezeigt hatten, normalerweise von **potenziertem Chloroform** profitierten. Solch eine Geschichte findet man oft bei älteren Patienten. Es ist möglich, daß dies einfach bedeutet, daß Chloroform mit seiner bekannten toxischen Wirkung auf die Leber ein nützliches »pathologisches« Lebermittel sein kann.

Ein Säugling von 6 Monaten hielt seine Eltern durch *Blähungen* wach, obwohl es keine Anzeichen einer falschen Ernährung gab. **Lycopodium** und **Raphanus** halfen ganz gut, aber die Eltern waren trotzdem erschöpft, weil das Kind wenig schlief. Das Kind kam 1961 per Kaiserschnitt auf die Welt und es ist sehr wahrscheinlich, daß Chloroform eingesetzt wurde. Da die Möglichkeit eines sehr leichten Leberschadens bestand, probierte ich

Chloroform C30

aus und in den letzten 9 Monaten traten keine Beschwerden mehr auf.

Ein Mann von 45, der seit 10 Jahren an sehr schweren *Asthmaanfällen* litt, sprach zu einem gewissen Grad auf eine konstitutionelle Therapie an. Er war unter Chloroformnarkose geboren worden und seiner Mutter war die Narkose überhaupt nicht bekommen. **Natrium sulfuricum** und **Lachesis**, zwei *Lebermittel*, schienen ihm geholfen zu haben. Er bekam

Chloroform C30 und später C200

und hatte dann für über drei Jahre praktisch kein Asthma mehr.

Eine Frau von 20 klagte über Anfälle von *kolikartigen epigastrischen Schmerzen*, die im Alter von 8 Jahren begannen. Die Anfälle waren im vergangenen Jahr häufiger und schwerer geworden. Alle Untersuchungen fielen negativ aus. **Colocynthis D3** stellte sich als wirksames Mittel gegen die *Schmerzen* heraus, aber unter der sorgfältigen konstitutionellen Behandlung ließ sich die Anzahl der Anfälle, ungefähr einer in zwei Wochen, nicht reduzieren. Es gab eine starke *familiäre Krebsanamnese* und vier Geschwistern war mit Carcinosinum geholfen worden. Es wurde ihr **Carcinosinum Adeno. Stom. C30** verabreicht, was aber scheinbar keinen Erfolg zeigte. Sie war die einzige in der Familie gewesen, die unter einer Chloroformnarkose geboren wurde und aufgrund dieser Tatsache und den Symptomen einer *Leberdysfunktion* bekam sie

Chloroform C30

Die Anfälle verschwanden für drei Monate und kehrten dann wieder, waren aber nicht mehr so heftig. Dann wurde

Chloroform C200

gegeben, was von einer tatsächlichen völligen Symptomfreiheit für drei Jahre gefolgt wurde. Sie wurde dann schwanger und während der Schwangerschaft kehrten die *kolikartigen Schmerzen* ganz heftig wieder zurück. Sie suchte mich wieder auf und **Chloroform C200** vernichtete die Schmerzen.

5.9 Einflüsse sonstiger Faktoren

Bestimmte Einzelheiten können bei einigen Fällen von Wert sein.
Einer *Strahlung* ausgesetzt zu sein, wenn sie als übermäßig eingeschätzt wird, verlangt nach einem Versuch mit

- **X-Ray C30, C200** oder
- **Radium bromatum C30, C200**

als interkurrentem Mittel.
Krankheiten, die in der *Pubertät* beginnen, verlangen einen sorgfältigen Blick auf

- **Pulsatilla**

und wenn Krankheiten in der *Menopause* beginnen, auf

- **Lachesis** und andere Mittel.

5.10 Bedeutung der Familienanamnese

Bei der Erstellung einer psychosomatischen homöopathischen Verschreibung oder einer Verschreibung, die auf der individuellen Anamnese basiert, wird der Patient vor dem Hintergrund einer theoretischen Norm betrachtet. Dieselbe Regel gilt auch für die »Familienanamnese« und bezüglich irgendwelcher unspezifischer Symptome. Wenn man unsicher ist, verwerfe man sie und schaue nach deutlichen Symptomen. Sollte in der Familienanamnese *Tuberkulose* oder *Krebs* stark vertreten sein, verdient die entsprechende **Nosode** Beachtung.
Neuere Studien über **Carcinosinum** lassen daran denken, daß es ein nützliches Mittel sein kann, wenn in der Familienanamnese eine oder mehrere Erkrankungen der folgenden Gruppe stark vertreten sind:

- Karzinom
- Leukämie
- Tuberkulose
- Diabetes.

II.
Homöopathie
und
Pädiatrie

1. Die pädiatrische Fallaufnahme

Einer der Gründe, warum es Widerstand dagegen gibt, sich mit der Fallaufnahme auseinanderzusetzen, ist der, daß HAHNEMANNS Theorie der chronischen Krankheiten derzeit weder voll akzeptiert noch völlig abgelehnt wird und es keine alternative verständliche Erklärung gibt, die diese ersetzen könnte. Jeder erfahrene Homöopath erkennt in seinen Patienten die Bilder von HAHNEMANNS *Psora, Sykosis* und *Syphilis*, aber in der Regel nicht so akkurat oder folgerichtig, daß dies die Basis der Alltagspraxis werden könnte. Man stimmt jedoch allgemein zu, daß das Ziel einer homöopathischen Behandlung einer chronischen Krankheit, neben der Behandlung der Endresultate der Krankheit, darin besteht, den Patienten zu behandeln.

> Der Unterschied zwischen einer gewöhnlichen und einer homöopathischen Anamnese besteht darin, daß der Gegenstand der ersten als Fingerzeig für die pathologische Diagnose dient, wohingegen letztere sich darüber hinaus erstreckt und Informationen über den Patienten mit einschließt, die zur Wahl der ähnlichen Mittel herangezogen werden können.

Der Stellenwert der Homöopathie oder anderer Behandlungsformen kann am besten über die pathologische Diagnose beurteilt werden, aber die Anwendung der homöopathischen Behandlung hängt von einer sorgfältigen Bewertung des individuellen Patienten ab, oder was man als **»Diagnose des Patienten«** bezeichnen kann.

1.1 Besonderheiten

▶ Der Hauptunterschied zwischen einer pädiatrischen Fallaufnahme und der höherer Altersgruppen besteht darin, daß der Patient mit einer Norm verglichen werden muß, die sich nicht nur von der Erwachsenennorm unterscheidet, sondern sich von der Kindheit bis zur Pubertät beträchtlich verändert.

Die Mutter oder jemand, der das Kind genau kennt, ist die beste Person für die Anamnese der frühesten und frühen Kindheit. Sogar bis zur Pubertät hat das Kind Schwierigkeiten, sich objektiv zu betrachten. Ein offensichtlicher Vorteil, sich an die Mutter wenden zu können, ist der, daß sie die *Familienanamnese* erzählen kann, das direkte Wissen über Schwangerschaft und Geburt hat und normalerweise in der Lage ist, auffallende Episoden des frühen Lebens des Kindes zu beobachten, wie zum Beispiel *heftige Impfreaktionen, Verletzungen,* schwere *akute Infektionen* oder *emotionale Störungen.* Das soll nicht bedeuten, daß die Aussage des älteren Kindes verworfen werden sollte, aber sogar bei anscheinend offensichtlichen Dingen, wie dem Verlangen nach oder der Abneigung gegen bestimmte Nahrungsmittel, kann die Mutter normalerweise genauere Informationen geben.

1.2 Wichtige Aufnahmekriterien

1.2.1 Der Beitrag der Mutter

1.2.1.1 Ihre individuelle Aussage

Der Mutter sollte erlaubt werden, die Anamnese auf ihre eigene Art ohne Unterbrechung zu erzählen, gerade so, als würde sie ihre eigene erzählen. Nur auf diese Art und Weise können bestimmte unschätzbare Hinweise aufgedeckt werden, die ansonsten verloren gehen könnten.

- Der Nachdruck, den die Mutter auf verschiedene Symptome legt, wird auf dieselbe Art und Weise festgehalten, entsprechend den Unterstreichungen in einer Erwachsenenanamnese. Die Bedeutung wirklich klarer Symptome kann nicht stark genug betont werden.

Dr. Tyler pflegte bezüglich der homöopathischen Fallaufnahme zu sagen, daß sie, um so länger sie lebe, um so weniger aufschreibe. Die homöopathische Materia medica ist so umfangreich und so viel überschneidet sich in ihr, daß die beste Art einer akkuraten Verschreibung die ist, wirklich deutliche, für den Patienten charakteristische Symptome auszuwählen. Eines der Mittel, das diese akkurat abdeckt, wird wahrscheinlich auch den Rest des Falles abdecken.

1.2.1.2 Befragung der Mutter

- Die Geschichte der Mutter wird durch Fragen zu den Punkten, die sie aufgeworfen hat, geklärt, und zwar zum Beispiel, wie **klar** ein Symptom ist und ob es als **außerhalb der Norm** stehend betrachtet werden kann oder nicht. Wenn nicht, dann wird es als zu repertorisierendes Symptom verworfen.

Als nächstes wird dann das Bild durch systematische Befragung vervollständigt, und hier ergibt sich ein Problem. Eine zu lange Liste von Fragen führt zu Langeweile und zu einem Fehlschlagen bei der Erreichung der Zielsetzung, und eine zu kurze würde wichtige Symptome übergehen und auch zu einem Fehlschlag führen. Jegliche Art der Befragung kann nur mit der Kenntnis der Materia medica im Hintergrund effektiv sein.

Wenn die folgenden vier Überschriften im Gedächtnis bleiben – »*Nahrungsmittel*,« »*Umgebung*,« »*Gemütssymptome*« und »*biographische Anamnese*« – wird man fast immer ausreichend Informationen erhalten, auf denen die Verschreibungen basieren.

1.2.2 Symptomenwert von Nahrungsmitteln

1.2.2.1 Vorlieben und Abneigungen

Der Mutter sollte man klar zu verstehen geben, daß wir hinter Informationen irgendwelcher *deutlicher* Verlangen nach oder Abneigungen gegen Nahrungsmittel oder Getränke her sind. Es ist klug, eine Liste von Nahrungsmittel schnell durchzugehen, ansonsten kann sie unnötig Zeit bei dem Versuch brauchen, bei irgendwelchen irrelevanten Details präzise zu sein.

▶ Diese Symptome müssen mit der Norm verglichen werden.

- Eine *Abneigung* gegen Süßigkeiten ist wertvoller als ein Verlangen danach, außer wenn letzteres ausgeprägter als das normale Verlangen eines Kindes nach Süßigkeiten ist. Ganz wenige Kinder essen Salz von selbst, und um es ganz deutlich zu sagen, ein »*Verlangen nach Salz*« sollte dies beinhalten.
- Ein Verlangen nach fettem Fleisch ist ungewöhnlich und ist, wenn es vorhanden ist, um so wertvoller. Die meisten Kinder lieben Speiseeis und es ist nur dann außerhalb des normalen Verhaltensmusters, wenn das Kind ständig danach fragt.
- Flaschenkinder mögen ihre Nahrung normalerweise lauwarm, aber gelegentlich lehnt ein Kind die Flasche ab, bis sie kalt ist oder ein anderes verweigert es, wenn es auch nur ein klein wenig abgekühlt ist. Diese Beobachtungen bieten nützliche Symptome in einem Alter, in dem Hinweise auf die Konstitution schwer zu entdecken sind.
- Es lohnt sich, nach der Beziehung zu *Speckschwarten* zu fragen. Die Kinder, die ein Verlangen danach haben, werden normalerweise von **Calcium phosphoricum**, **Tuberculinum** oder **Carcinosinum** abgedeckt. Bei Kindern, die *ständig kaltes Wasser trinken*, sollte man zuerst an **Tuberculinum** denken.
- Manchmal ist eine Abneigung gegen bestimmte Nahrungsmittel normal für ein Kind, wie zum Beispiel bei Zwiebeln, die nur wenige Kinder mögen. Manchmal kann eine Abneigung konditioniert sein. Wenn zum Beispiel ein Vater das Fett vom Fleisch abschneidet, kann ein Kind es ihm nachmachen.

1.2.2.2 Wird mit Aluminiumgeschirr gekocht?

Ich handhabe es so, daß ich unter gewissen Umständen dazu rate, es nicht mehr zu verwenden. Wenn ich die Anamnese erstellt habe, kommt es manchmal vor, daß die Symptome, die mit der Aluminiumprüfung übereinstimmen, stark hervortreten. Falls nicht, können die Antworten auf drei Fragen normalerweise Informationen liefern, die es nahelegen, sich noch mehr mit dem Thema zu befassen.

▶ Kinder, die empfindlich gegen Aluminium sind, zeigen normalerweise zwei oder drei der folgenden Symptome, die von der Mutter leicht beobachtet werden können:

❶ Sie neigen dazu, oft ihre Augen zu reiben,

❷ der Stuhlgang ist anstrengend und
❸ sie sind langsame Esser.

Die Wirkung auf die Augenlider ist wohlbekannt, wie auch die Schwäche der Rektalmuskulatur und des Ösophagus. Gelegentlich kommt von einem älteren Kind die Erwachsenenbeschreibung, sich dessen bewußt zu sein, wie die durchgekaute Nahrungsmasse »hinunterrutscht«.

Aber **Aluminium** ist nicht oft das konstitutionelle Mittel, dies kann dann **Sepia**, **Lycopodium**, **Carcinosinum**, etc., sein, und ich finde, daß eine Gabe von **Alumina C200**, 10 bis 14 Tage nach dem konstitutionellen Mittel sehr gut zu wirken scheint.

Gelegentlich ist Alumina das *Konstitutionsmittel.* Ein 11-jähriges Mädchen kam mit einer Leukorrhoe zu mir, die mit nicht homöopathischen Methoden untersucht und behandelt worden war, aber ständig wiederkehrte. Sie litt auch seit drei Jahren an Kopfschmerzen und seit dem Alter von 18 Monaten an Verstopfung und Diarrhoe im Wechsel. Dieses Kind hatte die Trias der oben erwähnten und anderer Aluminasymptome. Ein Wechsel des Kochgeschirrs, einschließlich des Kessels, und eine Verschreibung von **Alumina C200** wurde innerhalb eines Monats von einem Ende der Leukorrhoe, der Kopfschmerzen und der Darmstörung gefolgt. Sechs Monate später kam es zu einem leichten Rückfall, worauf eine erneute Gabe von **Alumina C200** von einer vollständigen Genesung für einige Monate gefolgt wurde, wonach sie dann die Behandlung abbrach und nicht mehr beobachtet werden konnte.

Es lohnt sich möglicherweise, bei allen allergischen Patienten Aluminium zu eliminieren. Manchmal ist die Schulspeisung für weniger willensstarke Eltern ein Problem. Ich gebe **Alumina C30, C200** oder **C1000** als Antidot, was dann nochmals gegeben wird, wenn die Symptome wieder auftreten. **Vitamin E** in der **C30** oder der **C200** schien auch in wenigen Fällen ein zufriedenstellendes Antidot zu sein.

1.2.3 Einflüsse aus Umgebung und Umfeld

Klima und Wetter

Unter dieser Überschrift können wir über ungewöhnliche, günstige oder ungünstige Reaktionen auf die physikalische Umgebung fragen. Hitze, Kälte, frische Luft, Seeluft, Sonnenschein, Wetterwechsel, windiges Wetter und Gewitter.

- ▶ Jedes auffallende Symptom, wie zum Beispiel »Kann kein heißes Wetter vertragen,« »immer besser am Meer« oder »möchte immer im Freien sein,« kann als **konstitutionelles Symptom** genommen werden.
- ▶ Ein wirklich nützliches Symptom ist, daß die Beschwerden in der Seeluft besser oder schlimmer werden. Dies bedeutet, daß eine Einzelheit wegen seiner Stärke den Wert eines **Allgemeinsymptoms** bekommt.

Wahrscheinlich werden alle Mittel, die durch das Meer beeinflußt werden, in beiden Richtungen beeinflußt, obwohl eine deutliche Tendenz *in eine Richtung* bestehen kann.

- **Natrium muriaticum** wird durch das Meer gleich schlimmer oder besser.
- **Medorrhinum** wird fast immer gebessert, sehr selten verschlimmert.
- Die **Tuberculine** werden fast immer verschlimmert, nur gelegentlich gebessert.
- **Carcinosinum** hat ebenfalls beide Reaktionsmöglichkeiten und wird an der Ostküste gebessert und im Süden verschlimmert, oder umgekehrt.

Bei frostigen Personen lohnt es sich, herauszufinden, ob dem Patient *überall kalt* ist oder nur an einzelnen Körperteilen, wie Händen oder Füßen, was dann ein sykotisches Mittel nahelegt. Reaktionen auf ein Gewitter können eine Verschlimmerung, Furcht oder Freude sein.

- Der Genuß beim Betrachten eines Gewitters ist ein nützliches bestätigendes Symptom für **Sepia** und **Carcinosinum**.

Furcht muß vor dem Hintergrund der Familie betrachtet werden, wie auch die Neigung bei Kindern, andere zu imitieren.

Der Schlaf

Es paßt zu dem Kapitel »Umgebung«, die Ereignisse der 24 Stunden des Tages in Erwägung zu ziehen, besonders die Zeitmodalitäten und den Schlaf. Wenn ein Kind zur Schlafenszeit »quengelig« wird, ist es nicht außerhalb des normalen Verhaltensmusters, aber wenn es einem Kind immer gegen 10.00 Uhr (**Natrium muriaticum**), zwischen 16.00 und 20.00 Uhr (**Lycopodium**) oder 3.00 und 5.00 Uhr (**Kalium carbonicum**, etc.) ohne ersichtlichen Grund schlechter geht, lohnt es sich, dies festzuhalten.

Bei einigen Fällen wird erst dann eine nächtliche Verschlimmerung notiert, wenn nach einer anscheinend sorgfältigen Verschreibung das Mittel keine zufriedenstellenden Resultate gezeigt hat.

- In so einem Fall ist fast immer **Lueticum (Syphilinum)** indiziert.

Manchmal besteht eine Verschlimmerung *nach dem Schlaf*, die natürlich nicht dieselbe ist wie eine nächtliche Verschlimmerung. Asthma ist zum Beispiel oft nachts schlimmer, aber nur gelegentlich erscheinen in einer Anamnese »Anfälle, die unveränderlich nach dem Schlaf beginnen«.

- Hier ist zumeist **Lachesis** angebracht.

Fragen zum **Schlaf** sollten nicht vergessen werden.

❶	Wenn Schlaflosigkeit besteht, kann seine Art, z.B. lange wach liegen, als bestätigendes Symptom nützlich sein.
❷	Schlafmodalitäten, einschließlich der Folgen von Schlafmangel.
❸	Erscheinungen während des Schlafs:
	(a) *Schlaflage:* Die Knie-Ellenbogen-Lage ist bis zum Alter von 9–12 Monaten normal. Danach wird sie viel seltener beobachtet, so daß sein Wert als Symptom höher wäre. Die folgenden Mittel haben dieses Symptom: • **Calcium phosphoricum** • **Carcinosinum** • **Lycopodium** • **Medorrhinum** • **Phosphorus** • **Sepia** • **Tuberculinum** (b) *Schweiß* und seine Verteilung. Ein schweißiger Kopf in der Nacht ist manchmal ein nützliches bestätigendes Symptom für **Calcium phosphoricum**. (c) Ob das Kind *ruhelos* ist oder sein Bettzeug wegstößt.

Träume älterer Kinder sind zumeist wenig hilfreich. Ganz gelegentlich gibt es Alpträume folgender Art: Das Kind wacht erschreckt auf und hat manchmal vor etwas in der Ecke Angst, schläft aber, wenn es beruhigt wurde, wieder ein und erwacht am nächsten Morgen, ohne sich an das Ereignis in der Nacht zu erinnern.

- **Phosphorus** und **Carcinosinum** haben diesen Zustand geheilt.

Träume vom Fallen sind etwas ganz normales und müssen, wenn sie ein hochwertiges Symptom sein sollen, oft auftreten.

1.2.4 Die familiäre und biographische Anamnese

Die beiden Erbströme vereinigen sich bei der Empfängnis und von da an beginnen die Umgebungseinflüsse in utero zu wirken. Vom Standpunkt der Verschreibung her betrachtet sollte man die biographische Anamnese studieren, um herauszufinden, ob es irgend etwas Auffallendes gibt, wenn man sie mit einer »durchschnittlichen familiären und persönlichen Anamnese« vergleicht.

1.2.4.1 Die Familienanamnese

Ein Studium der Vorfahren des Patienten, hauptsächlich von Kindern, denen **Carcinosinum** hilft, läßt sehr daran denken, daß eine größere Tendenz zu Krebs, Tuberkulose, Diabetes oder einer Kombination dieser Erkrankungen als im Durchschnitt besteht. Dieses Wissen kann bei der Verschreibung angewandt werden. Bei dem Fall eines Kindes, das an rezidivierenden Anfällen hohen Fiebers litt, nachdem die Tonsillen und Adenoide entfernt worden waren und alle Nachforschungen negativ ausfielen, ließ eine Vorgeschichte von Diabetes in der Familienanamnese von beiden Seiten der Familie an **Carcinosinum** denken, das dann auch durch das Aussehen des Kindes und andere Symptome bestätigt wurde. Eine Gabe **Carcinosinum C30** wurde vor über einem Jahr gegeben und seither ist keine Fieberattacke mehr aufgetreten. Vom praktischen Gesichtspunkt aus betrachtet war dieses Wissen über Carcinosinum für mich von größerem Wert als irgend ein anderes Symptom der Familienanamnese. Hierzu gibt es bestimmt noch viel mehr zu lernen.

1.2.4.2 Schwangerschaft

Es kommt nicht sehr oft vor, daß man aus der Zeit von Schwangerschaft oder Geburt Nutzen ziehen kann, obwohl die Zeit der Gestation und Geburt von großer Bedeutung sein muß. Die folgenden Faktoren verdienen Beachtung:

Infektionen

Influenza und andere Infektionen können eine Fehlgeburt verursachen. Masern können sicher zu kongenitalen Mißbildungen führen, möglicherweise auch andere Infektionen. Es ist realistisch, anzunehmen, daß eine Infektion der Mutter den Fötus weniger drastisch angreift, aber dennoch ihr Zeichen hinterläßt, genauso wie postnatale Infektionen in der Lage sind, Folgen in der Form von Kränkeln zu hinterlassen.

Traumata

Ein physisches Trauma kann den Fötus direkt affizieren, wie auch möglicherweise emotionale Störungen der Mutter.

Medikamente und Röntgenstrahlen

Die Mutter kann Eisen bekommen, irgendwelche Präparate, die toxisch sein können, Antibiotika, Steroide, Hormone, eine prophylaktische Immunisierung und gelegentlich Narkosemittel bei einer Operation. Die Mutter kann stark rauchen oder dem Alkohol ergeben sein. Ob wir die Anamnese diesbezüglich verwerten können, ist momentan noch fraglich. Auf jeden Fall sollte eine Medikamentenanamnese erhoben werden. Das zentrale Nervensystem sedierende Medikamente scheinen die Wirkung zu haben, daß sie bei sensitiven Patienten das Denken blockieren. Röntgenstrahlen hat man nun ebenfalls stark im Verdacht. Meiner Erfahrung nach haben weder **X-Ray** noch **Radium bromatum** in potenzierter Form irgendeine Wirkung auf den unvermeidlich schlechten Verlauf einer Leukämie,

- aber bei weniger ernsten Erkrankungen kann **X-Ray** in der **C30** oder **C200** helfen,

wenn der Fall sich trotz einer sorgfältigen Verschreibung mit Verzögerung entwickelt und wenn in der Vorgeschichte Röntgenbestrahlungen zu finden sind.

Endokrine Störungen

Man weiß sehr wohl, daß Diabetes mellitus den Fötus beeinflussen kann und es ist wahrscheinlich, daß dies auch bei anderen endokrinen Dysfunktionen, wie z.B. der Hyperthyreose der Fall ist.

▶ Bei Fragen zur Schwangerschaft lohnt es sich deshalb, nach akuten Krankheiten, eingenommenen Medikamenten, dem Verhältnis der Mutter zu Rauchen und Alkohol, Röntgenbestrahlungen, physischen Traumata, seelischen Störungen, Operationen und Narkosen zu fragen.

Geburt

Der Säugling kann Medikamenten, einschließlich Anästhetika, und physischen Verletzungen ausgesetzt sein. Wenn die Geburt langsam oder überstürzt oder eine Zangengeburt war oder später Schwierigkeiten bei der Aufnahme fester Nahrung auftraten, können die Kopfverletzungsmittel

- **Cicuta**
- **Natrium muriaticum**
- **Natrium sulfuricum**

nötig werden.

Unglücklicherweise sind die Folgen einer zerebralen Anoxie irreversibel. Die Mutter ist während der Geburt oft in einem höchst beeinflußbaren Zustand und ob die Suggestion in dieser Zeit das Kind beeinflußt oder nicht, ist nicht bekannt.

Postnatale Anamnese

Es werden alle auffallenden Ereignisse der medizinischen Geschichte *seit der Geburt* aufgezeichnet, einschließlich übermäßiger Reaktionen auf prophylaktische Immunisierungen, schwere Infektionen, Verletzungen einschließlich Operationen, Schrecken oder andere emotionale Störungen, Folgen von Medikamenten und Anästhetika, allgemein oder lokal und, falls nötig, die Zeit kurz vor dem Beginn des schlechten Gesundheitszustandes.

- Wenn es in der Anamnese eine heftige *Impfreaktion* gibt oder wenn der schlechte Gesundheitszustand mit der Impfung begann, besonders wenn symptomatisch indizierte Mittel nicht die gewünschte Wirkung erzielen, kann man **Thuja** als pathologisches Mittel in Betracht ziehen.

Bei jedem Fall, bei dem es eine *sehr große Narbe* gibt, ist es nützlich, sich dies zu notieren, da es ein bestätigendes Symptom sein kann. Bei allergischen Patienten ist eine schlimme Impfreaktion möglicherweise von geringerem Wert als bei anderen.

Thuja hat nicht dieselbe Beziehung zu anderen Inokulationen. Manchmal hilft eine Potenz des passenden Impfstoffs, aber sie kann auch völlig versagen. Hier besteht Bedarf an weiteren Studien.

Wenn es in der Anamnese eine schwere Kinderkrankheit wie Masern oder Keuchhusten gibt, kann es nötig sein, dies durch die passende Nosode zu antidotieren. Die Nosoden

- **Diphtherinum**
- **Morbillinum**
- **Parotidinum**
- **Pertussinum**
- **Scarlatinum** etc.

können dramatisch wirken oder auch überhaupt keine Wirkung haben. Es gibt ein *allgemein anerkanntes Prinzip* der homöopathischen Verschreibung, daß das Mittel, das zur Zeit einer akuten Krankheit indiziert war, aber nicht gegeben wurde, Jahre später wirksam sein kann, um die Folgen eines schlechten Gesundheitszustandes zu beseitigen. Ein hervorragendes Beispiel dafür ist **Drosera**, das ein pathologisches Mittel für Keuchhusten und diesbezüglich möglicherweise nützlicher als **Pertussinum** ist. Es ist normalerweise unmöglich, Indikationen für das Mittel zu finden, das zur Zeit eines akuten Ereignisses benötigt wurde.

Dr. TYLER glaubte, daß HAHNEMANNS *Psora* nicht aus den Folgen einer einzelnen spezifischen Infektion besteht, sondern daß sie die Folgen einer oder mehrerer akuter Infektionen darstellt. Wenn dies stimmt, dann verdienen diese Krankheiten und ihre Antidote offensichtlich größere Beachtung, als ihnen im allgemeinen in der homöopathischen Praxis zukommt. Sicherlich setzte Dr. TYLER diese Nosoden sehr vorteilhaft ein, jedoch oft bei Patienten, die ihre erfahrene Aufmerksamkeit schon einige Zeit davor erhalten hatten.

Mein Eindruck ist der, daß die auf einer **psychosomatischen** Grundlage gewählten **Mittel zuerst** eingesetzt sollten. Die Mittel, deren Wahl auf einer biographischen Anamnese beruhen, sollten erst dann erwogen werden, wenn erstere keine zufriedenstellenden Ergebnisse erzielen, außer wenn es keine wirklich deutlichen Indikationen für ein einzelnes psychosomatisches Mittel gibt. In solchen Fällen lohnt es sich, die gesamte Anamnese, die Familienanamnese, die Zeit von Schwangerschaft und Geburt und die postnatalen Ereignisse, wie oben umrissen, durchzugehen und die **Darmnosoden** in Betracht zu ziehen.

- Bei den Folgen der *Poliomyelitis* kann man, abgesehen von irreversiblen pathologischen Veränderungen, mit **Lathyrus sativa C1000** oder einem individuellen Mittel helfen.
- Das *Pfeiffer'sche Drüsenfieber* – sich hinziehend oder in der Familienanamnese vorkommend – verlangt die Erwägung von **Carcinosinum C30, C200** oder **C1000**, oder aller drei an drei aufeinanderfolgenden Tagen. Über einen langen Zeitraum persistierende *Keuchhustenfälle*, bei denen die gewöhnlichen Mittel nicht halfen, sprachen ebenfalls auf **Carcinosinum** an.
- Wenn Kinder eine ungewöhnlich große Zahl akuter Infektionen durchmachen, sollte man ebenfalls **Carcinosinum** in Betracht ziehen.
- **Bacteria Coli Mutabile C200** ist ein wertvolles Mittel, mit dem man die Endstadien von Harnwegsinfektionen beseitigen kann, wenn es keine pathologischen Barrieren gibt.

Es ist möglich, daß es bei der Behandlung einer *chronischen Pyelonephritis*, die heutzutage nicht mehr so ungewöhnlich ist, nützlich sein kann. Für die eher sofort auftretenden Folgen einer *akuten Infektion* sollte man Mittel wie

- **Carbo vegetabilis**
- **Psorinum**
- **Sulfur**

in Erwägung ziehen, bevor man an die Nosoden denkt.

- Wenn sich der allgemeine Gesundheitszustand eines Kindes nach einer akuten Infektion bessert, hilft normalerweise im späteren Leben **Thyroidinum C200**, und sogar dann, wenn der Patient erwachsen ist, weil vielleicht damals der Organismus während des Fiebers gut auf das freigesetzte Thyroxin ansprach.

Bei der Behandlung möglicher Folgen einer schweren akuten Infektion sollte man immer daran denken, daß es vielleicht noch ganz andere Störfaktoren gibt, die simultan tätig waren. Zum Beispiel kann ein Kind stärker an Kummer, Schrecken oder einem Gefühl von Ungerechtigkeit leiden, wenn es ins Krankenhaus gebracht wird, oder wegen eines sadistischen Kindermädchens. Möglicherweise liegt einigen unserer Fehler ein Informationsmangel dieses Gesichtspunktes zugrunde.

- Eine Vorgeschichte von *Schrecken* kann durch **Opium C100.000** antidotiert werden. Manchmal muß man dies in Betracht ziehen, wie zum Beispiel bei einer *Enuresis*, die nach einem Krankenhausaufenthalt begann.
- **Causticum** oder **Opium** kann bei *Verbrennungen* bei Kindern hilfreich sein.
- **Carcinosinum** wiederum verdient der Erwägung bei Fällen von heftigem Schrecken, lang anhaltender Furcht oder Bekümmertheit.
- Verletzungsmittel können auf der Basis der Anamnese herangezogen werden.
- Es lohnt sich, nach Medikamenten und Anästhetika zu fragen. Wenn zum Beispiel in der Vorgeschichte ein schweres Aufwachen aus einer Lachgasnarkose besteht, kann **Lachgas C200** versucht werden kann.

1.2.5 Aufnahme der Symptome

1.2.5.1 Gewöhnliche und eigentümliche Symptome

▶ Während Notizen zur Anamnese gemacht werden, ist es notwendig, ganz deutlich zum Patienten gehörige Symptome, wie *Verlangen nach Speiseeis* oder eine *Neigung zu Schweißfüßen*, von den zur Krankheit gehörigen Symptomen zu trennen.

Wenn ein Kind an Asthma leidet, muß die Symptomengruppe, die zu einem Anfall gehört, von den Symptomen getrennt werden, die die *psychosomatische Natur* des Patienten widerspiegeln. Ein Mittel, das den Anfall abdeckt, wird ihn beseitigen, aber es spielt keine Rolle, wie oft die Anfälle geheilt werden, denn die Neigung, sie zu bekommen, wird unverändert bleiben, bis der Patient konstitutionell behandelt wurde.

1.2.5.2 Geistes- und Gemütssymptome

Es ist wahrscheinlich besser, die Fragen nach Gemütssymptomen bis zum Schluß offen zu lassen, für den Fall, daß die Mutter denkt, der Arzt halte ihr Kind für geistig abnorm, obwohl die Gemütssymptome, selbst wenn andere Symptome gleich stark vorhanden sind, wichtiger sind.

Zuneigung
Mitgefühl

Ich beginne normalerweise mit der »*Zuneigung*« und frage, ob das Kind mehr Zuneigung als der Durchschnitt verlangt oder diese zurückweist (»Trost verschlimmert«). Das durchschnittliche Kind braucht Zuneigung, aber wenn ein *Verlangen* danach besteht, verhält es sich außerhalb der Norm, unabhängig von einer psychologischen Erklärung.

- Das Kind, das *nie genug Zuneigung* bekommen kann, braucht oft **Pulsatilla**,

Phosphorus, eine **Phosphorverbindung** oder **Carcinosinum**. Es ist ein wertvolles bestätigendes Symptom.

Pulsatilla und **Phosphorus** unterscheiden sich darin, daß Phosphorus darauf reagiert und Zuneigung abgibt, während Pulsatilla diese einfach absorbiert.

Das nächste Symptom, nach dem man fragen kann, ist *Mitgefühl für andere*. Viele Kinder sorgen sich sehr, wenn sie denken, daß jemand leidet. Aber wenn die Kinder über jemanden außerhalb der eigenen Familie in Sorge sind, zum Beispiel wenn sie ein fremdes Kind weinen hören, dann lohnt es sich, dies als Symptom aufzunehmen. Zu den Rubriken, die sich mit dem Mitgefühl für andere befassen, kann man

- **Graphites**
- **Sepia**
- **und Carcinosinum**

hinzufügen.

Sensitivität für Musik

▷ Die Frage ist: Hat das Kind ein *ungewöhnliches* Musikverständnis?

Einige Kinder zeigen sehr früh ein musikalisches Unterscheidungsvermögen ihrem Geschmack entsprechend, und man sollte dies nicht mit der Liebe für Musik des durchschnittlichen Kindes verwechseln. Es ist ungewöhnlich, wenn ein Kind keine Musik mag, außer wenn eine Empfindlichkeit gegen Lärm besteht und aus dem Radio laute Musik kommt. Die meisten Kinder haben ein Rhythmusgefühl und springen beim Hören entsprechend der Melodien herum, wobei dies aber kein Synonym für das Urteilsvermögen von Musik ist. Kinder mit dem Down-Syndrom und anderen geistigen Behinderungen schätzen Musik normalerweise sehr und man kann bei solchen Patienten deshalb Musik nicht als individuelles Symptom nehmen.

- Ein *sehr starkes Rhythmusgefühl* ist ein nützliches bestätigendes Symptom für **Sepia** und **Carcinosinum**.

Eigensinn

Das durchschnittliche Kind beginnt sich allmählich durchzusetzen, aber in einigen Fällen nimmt dies die Form eines *extremen Eigensinns* an. Wenn dies deutlich außerhalb der durchschnittlichen Art und Weise geschieht, ist es ein wertvolles Symptom.

- Das Mittel, an das man bei diesen Kindern zuerst denken sollte, ist **Tuberculinum bovinum C30** und höher.

Man kann fast immer sagen, daß, je eigensinniger das Kind ist, um so wahrscheinlicher Tuberculinum bovinum indiziert ist. Einmal mußte ein Kind von

6 Jahren laut protestierend in das Untersuchungszimmer einer Ambulanz gezerrt werden. Es war unmöglich, ihn zu untersuchen, aber aus seiner Anamnese schien hervorzugehen, daß er eine chronische Infektion des oberen Respirationstrakts hatte und außerdem einige große, separate zervikale Lymphknoten, was eine weitere starke Indikation für **Tuberculinum bovinum** ist, worauf er eine Gabe des Mittels in der **C30** bekam. Bei seinem nächsten Besuch einen Monat später gab es keine Probleme mit der Untersuchung und seine Knoten waren wesentlich kleiner geworden. Wenn Tuberculinum bovinum nicht anders indiziert ist, kann das Mittel eines unter vielen sein. Man spart Zeit bei der Elimination, am meisten mit Tuberculinum bovinum.

Extreme Sauberkeit

Die meisten Kinder sind unsauber, manche extrem, wobei dann **Sulfur** oder **Psorinum** das *konstitutionelle Mittel* sein können, besonders wenn das Kind nicht einen Augenblick sauber bleiben kann. Wenn das Kind extrem sauber ist und von Natur aus seine Spielsachen in ordentlichen Reihen wegstellt, dann ist dies ein nützliches Symptom und das konstitutionelle Mittel kann man wahrscheinlich unter den folgenden finden:

- **Anacardium**
- **Arsenicum**
- **Carcinosinum**
- **Graphites**
- **Nux vomica.**
- **Phosphorus, Platinum oder Sepia** sind *gelegentlich* indiziert.

Der Wert einer sorgfältigen Bewertung homöopathischer Symptome wird durch den folgenden Fall veranschaulicht: Ein 4-jähriges Kind pflegte seinen jüngeren Bruder zu schlagen, was der Eifersucht zugeschrieben wurde. Aus diesem und anderen Gründen bekam er ohne Erfolg **Lachesis**. Bei einer sorgfältigen Befragung stellte sich heraus, daß der ältere Bruder pingelig war und er die Hände seines Bruder nur dann schlug, wenn sie unsauber waren. Eines der pingeligen Mittel wurde mit exzellenten Resultaten verschrieben.

Ängste

Sehr kleine Kinder neigen dazu, vor Lärm mehr Angst zu haben, als vor irgendwas sonst und auch Babys schrecken bei plötzlichen Geräuschen leicht hoch. Wenn man dieses Symptom aufnehmen will, muß es so ausgeprägt sein, daß das Baby dabei »*fast aus seiner Haut fährt.*« Angst vor der Dunkelheit ist in der Kindheit normal. Je älter das Kind ist, um so wahrscheinlicher ist es von

Wert und wenn sich ein Kind darin von seinen Geschwistern unterscheidet, hat es als individuelles Symptom mehr Gewicht.

▶ Wie jedes »homöopathische« Symptom muß es als zu repertorisierendes Symptom zurückgewiesen werden, wenn es irgendwelche Zweifel bezüglich seines Wertes gibt.

Der gebräuchlichste Fehler bei der Fallaufnahme eines Unerfahrenen ist, *zweifelhafte Symptome* miteinzuschließen, wie z.B. die Angst bei nach unten gehender Bewegung. Sie kann sich bei Babys darin manifestieren, daß sie schreien, während sie ins Kinderbett gelegt werden und bei älteren Kindern in ihrer Reaktion auf die nach unten gehende Fahrt im Fahrstuhl. Es kann die Angst vor Tieren, Fremden oder anderen Kindern vorhanden sein.

- Bei Kindern, die sich in der Schule gegenüber anderen Kindern nicht behaupten können, werden **Silicea, Carcinosinum, Phosphorus** oder **Phosphorverbindungen** fast immer den Fall abdecken, und wenn dies so ist, wird die Angst fast immer verschwinden.

Eifersucht

Diese gehört zu dem normalen Verhaltensmuster von Kindern, so daß sie gegen ihren Hintergrund beurteilt werden muß.

Empfindlichkeit gegen Tadel und Verweise

Dr. TWENTYMAN verwies darauf, daß das mentale Charakteristikum der sykotischen Arzneimittelgruppe »Scham« und das der syphilitischen Gruppe »Angst« sei. Seit einigen Jahren verwende ich nun das Symptom »*Empfindlichkeit gegen Verweise*,« d.h., das Kind ist schrecklich aufgebracht, selbst wenn es nur vergleichsweise mild getadelt wird, was ein bestätigendes Symptom für

- **Medorrhinum**
- **Natrium sulfuricum**

oder irgendein anderes Mittel der sykotischen Arzneimittelgruppe ist und das den praktischen Wert dieser Beobachtung bekräftigen kann.

Reisen

Einigen Kindern geht es besser, wenn sie im Auto, Bus oder Zug reisen und vergessen dabei alle ihre Beschwerden, sogar ein Ekzem.

- **Acidum nitricum** ist das Hauptmittel in der kurzen Rubrik des KENT'schen Repertoriums »Fahren im Wagen oder in der Bahn bessert«.

Die *Reisekrankheit* lohnt, festgehalten zu werden. Obwohl **Cocculus C30** auf einer Reise hilft, kann zumindest die Tendenz als bestätigendes Symptom für eine konstitutionelle Verschreibung genommen werden.

Bei der Rubrik »Reisen« im Kapitel »Gemüt« hat es die Bedeutung von *reisen wollen*, wobei man dann daran denken sollte, daß alle Kinder gerne reisen, vorausgesetzt, sie werden nicht reisekrank. Nur wenn fast ein *Verlangen zu reisen* besteht, kann man es als individuelles Symptom werten.

1.2.5.3 Beobachtung des Patienten

Alle erfahrenen Homöopathen kommen irgendwann an den Punkt, an dem sie bei ihren Patienten bestimmte Mittel fast auf einen Blick erkennen und ganz oft kann die Wahl der Mittel durch einige, über die Sinne erhaltenen Informationen, merkbar eingeengt werden.

- *Adipöse Kinder*, zum Beispiel, brauchen fast immer **Calcium carbonicum** oder **Graphites**

Eine runzlige Stirn in der Kindheit, besonders wenn das Kind noch ein Säugling ist, wird fast immer von einem der Mittel der kleinen Gruppe abgedeckt, die in *Kents Repertorium* aufgeführt ist. Es könnten unzählige Beispiele angeführt werden. Der Punkt, auf den ich den Lernenden hinweisen möchte, ist der, diesen wertvollen Teil der Fallgeschichte nicht zu vernachlässigen. Einige Autoren sind besonders hilfreich: Dr. Tylers *Drug Pictures* enthalten diesbezüglich viele wertvolle Informationen. Dr. Elizabeth Wright Hubbard und Dr. Margery Blackie haben uns einige exzellente klinische Arzneimittelbilder hinterlassen. Die beste Einführung ist möglicherweise Dr. Borlands *Childrens's Types*.

1.3 Auswertung und Umsetzung

1.3.1 Repertorisation

Mit den ersten drei Symptomengruppen können die hervorstechenden psychosomatischen Merkmale des Patienten dargestellt werden und Dr. Leon Vannier hat darauf hingewiesen, daß die wertvollsten und sicherlich die nützlichsten Symptome für die Repertorisation jene sind, die er als *»anvertraute persönliche Charakteristika«* bezeichnet.

- ▶ Das heißt, es sind Symptome, die offensichtlich nicht in Beziehung zu den Erbanlagen und den Einflüssen der Umgebung stehen.

Zum Beispiel kann ein *Verlangen nach Salz* bei einem Kind, dessen Geschwister dieses Verlangen nicht haben oder die Sensitivität für Musik bei einem Kind einer unmusikalischen Familie als »anvertrautes Charakteristikum« genommen werden. Während es schwierig oder unmöglich sein kann, zu beweisen, daß weder Erb- noch Umgebungseinflüsse eine Rolle bei dessen Verursachung spielten, sind sie nichtsdestotrotz ein unschätzbares Kriterium bei der Wahl der Symptome für die Repertorisation.

Bei der Beschäftigung mit den vier Symptomengruppen sollten nur wirklich deutliche Symptome herangezogen werden, die dann unter dem Aspekt, was für ein Kind derselben Altersgruppe normal ist, betrachtet werden müssen.

▷ Es dreht sich hier darum, daß man sich nicht mit jedem Detail beschäftigt, sondern eher eine Auswahl einiger der *Hauptsymptome* mit der Absicht betrachtet, die Betrachtungsweise hervorzuheben, mit der die Symptome beurteilt werden.

1.3.2 Klassifikation der konstitutionellen Mittel

Es ist nützlich, eine grobe Klassifikation der Wege im Hinterkopf zu haben, auf denen ähnliche Mittel bei einer *konstitutionellen Behandlung* verwandt werden. Ich denke, daß man sie in drei einander überlappende Gruppen einteilen kann:

❶	Mittel, die auf der Basis einer Ähnlichkeit zwischen der psychosomatischen Natur des Patienten und dem Arzneimittelbild verschrieben werden, wie **Sepia** oder **Sulfur**.
❷	Mittel, die mit der Absicht verabreicht werden, irgendeinen schädlichen Einfluß aus der Vergangenheit zu antidotieren, einschließlich der Familienanamnese, der Zeit der Schwangerschaft und der Geburt und auffallender postnataler Ereignisse.
❸	»Pathologische Mittel,« etc. Diese Gruppe umfaßt pathologische Mittel, die **Darmnosoden, autogene Potenzen, Sarkoden, Hormone** und **Vitamine**. Bei der Fallaufnahme befassen wir uns hauptsächlich mit den ersten zwei Gruppen.

1.3.3 Schema für die pädiatrische Fallaufnahme bei einer akuten Krankheit

Ein perfektes Schema für eine Fallaufnahme muß noch erdacht werden, aber wenn man sich an die folgenden Punkte erinnert, kann man fast immer ausreichend Informationen erlangen, auf deren Basis man mit oder ohne Hilfe eines Repertoriums ein Mittel verschreiben kann.

WIE BEGANN ES?

Dies schließt ätiologische Faktoren wie Frost oder Schrecken mit ein. Ebenfalls das Maß, in dem sich die Symptome entwickeln.
Hier ist es angebracht, »pathologische« Mittel zu diskutieren – Mittel, die besonders mit ätiologischen Faktoren oder pathologischen Zuständen verknüpft sind. Beispiele sind

- **Arnica** beim chirurgischem Schock
- und **Ignatia** bei akutem Kummer.

Die Frage ist, ob pathologische Mittel in einer von den individuellen Mitteln separaten Kategorie betrachtet werden müssen oder nicht. Wenn wir die oben angeführten Beispiele nehmen, ist es eine Tatsache, die jenseits aller realistischer Zweifel begründet ist, daß **Arnica** und **Ignatia** höchst wirkungsvoll sind, wenn sie gegeben werden, sobald die Symptome auftreten. Wenn die Zeit verstreicht, kann es jedoch erforderlich sein, einigen Patienten andere Mittel zu geben, Mittel, die individuell differieren.

- Wenn eine Quetschung über eine ungebührlich lange Zeit fortbesteht, kann **Acidum sulfuricum** notwendig werden,

und bei anderen Patienten können andere Mittel notwendig sein, um ihnen bei den Folgen einer Verletzung zu helfen.

Ähnlich können sich im Falle von *Kummer* später

- **Natrium muriaticum**
- oder **Phosphoricum acidum**

auf einer individuellen Basis als notwendig erweisen.

▷ Es kann sein, daß pathologische Mittel den größten Teil der Sofortreaktionen auf bestimmte ätiologische Faktoren abdecken. Deshalb sind sie, genau genommen, immer noch individuell. Wenn man sich an dieses Konzept hält, wobei es äußerst nützlich ist, pathologische Mittel im Hinterkopf zu haben, bleibt es dennoch wichtig, nach irgendwelchen ungewöhnlichen Symptomen Ausschau zu halten.

GEMÜTSSYMPTOME

Dieser Punkt umfaßt alle ausgeprägten Gemütssymptome, die seit dem Krankheitsausbruch auftraten, so wie Reizbarkeit, Verlangen nach Zuneigung, Angst, etc., zusammen mit allen auffallenden mentalen Charakteristika, wie Abneigung gegen Trost, etc., die bis zur akuten Krankheit anhielten. Ein Delirium fällt ebenfalls in diese Kategorie, genauso wie Träume, wenn diese sehr lebhaft sind oder wiederholt auftreten.

KÖRPERLICHE ALLGEMEINSYMPTOME

Das Äußere des Patienten, einschließlich Dekubiti, Ruhelosigkeit, Pingeligkeit, Unsauberkeit, vorhandener oder fehlender Schweiß und falls vorhanden, seiner Verteilung, dem Aussehen des Gesichtes, Hautausschlägen, etc.

Appetit – hauptsächlich bezüglich des Durstes. Das Fehlen von Durst bei Fieber ist ein hochwertiges Symptom (vor allem **Pulsatilla** und **Gelsemium**). Normalerweise ist Durst vorhanden und sollte nur in Erwägung gezogen werden, wenn er exzessiv oder eigentümlich ist. Ein moderates Verlangen nach kalten Getränken ist normal und wertlos für die Verschreibung. Durst auf warme Getränke ist ungewöhnlich und sollte festgehalten werden (hauptsächlich **Lycopodium** oder **Arsenicum album**). Durst auf häufige Schlückchen findet man hauptsächlich bei **Arsenicum album.**

Reaktionen auf Hitze und Kälte. Verteilung der Hitze im Körper.

Gerüche – von Haut, Schweiß, Atem, Urin, Stuhl, Absonderungen.

MODALITÄTEN

Zum Patienten gehörige Modalitäten sind in der Regel von viel höherem Wert als jene, die zu einer Einzelheit gehören. Zeitmodalitäten sind wichtig, so wie es auch lohnend ist, sich jede Modalität bezüglich der natürlichen Funktionen wie Schlaf oder Essen zu notieren.

AUFFALLENDE EINZELHEITEN

Obwohl ein Schema einer Fallaufnahme wichtig ist, werden die besten Anamnesen immer durch sorgfältige Beachtung dessen erlangt, was die Mutter erzählt, durch scharfsinnige Beobachtung und ein wenig durch die Art der Befragung. Was erwünscht ist, ist nicht eine Masse von Symptomen, sondern ein Bild der individuellen Reaktion, die sich anhand der sehr wenigen deutlichen Symptome *im Vordergrund klar erkennen* läßt. Eines der Mittel, das die wenigen auffallenden Merkmale abdeckt, wird normalerweise auch den Rest abdecken. Wenn schließlich wenige oder keine Reaktionssymptome vorhanden sind, kann **Sulfur** das Mittel sein.

2. Kriterien homöopathischer Verschreibung bei Kindern

Die Wahl eines homöopathischen Mittels in der Kindheit wird genauso wie bei Erwachsenen getroffen. Der Unterschied liegt nur in der Fallaufnahme und in der Interpretation der Symptome im Vergleich mit dem normalen Verhaltensmuster jeder einzelnen Altersstufe.

Die Anamnese wird zu einem größeren oder kleineren Teil von der Mutter erstellt, auf jeden Fall aber von jemand anderem als dem Patienten selbst.

Bei der Erstellung eines Schemas für die Fallaufnahme ist es deshalb notwendig, sich auf Symptome zu konzentrieren, die leicht von jemand anderem als dem Patienten selbst beobachtet werden können. Die Mutter gilt normalerweise bei weitem als die beste Bezugsperson für die Erstellung der Anamnese, besonders wenn das Kind ein Säugling ist.

Die Mutter ist nicht nur eine aufmerksame Beobachterin ihres Kindes, sondern kann uns oft Angaben zur Familienanamnese machen und einen Bericht aus erster Hand über die Zeit der Schwangerschaft und Wehen geben.

2.1 Intrauterine Bedingungen

Die Entdeckung, daß **Masern der Mutter** *Mißbildungen beim Fötus* verursachen können, ließ die Aufmerksamkeit auf diesen wichtigen Teil des kindlichen Lebens konzentrieren. Mikrozephalie, kongenitale Herzerkrankungen, Katarakt und Taubheit sind die häufigsten Mißbildungen.

▶ Die Zeit der größten Gefahr für den Fötus sind die ersten Schwangerschaftsmonate.

Studien haben gezeigt, daß die Wahrscheinlichkeit von fetalen Mißbildungen 100% beträgt, wenn sich die Mutter in den ersten zwei Monaten infiziert. Im dritten Monat fällt diese Zahl auf 50% ab. Viren können die Plazenta leicht passieren. Bei der Influenzaepidemie von 1918 hatten viele der infizierten Mütter eine Fehlgeburt. Man weiß sehr wohl, daß Syphilis und gelegentlich andere Infektionskrankheiten auf den Fötus übertragen werden und Schäden oder den Tod verursachen können.

Die Anwendung von **Blei als Abtreibungsmittel** kann fetale Mißbildungen verursachen, besonders aber kongenitale Herzerkrankungen und Skelettmißbildungen. Die therapeutische Anwendung von **Röntgenstrahlen** und **Radium** kann fetale Mißbildungen herbeiführen, besonders aber die *Mikrozephalie.*

Dennis Browne hat gezeigt, wie intrauteriner Druck einen *Klumpfuß* und andere Mißbildungen verursachen kann.

Für bestehende Zweifel, daß ein Fötus von seiner *intrauterinen Umgebung* nachteilig beeinflußt werden kann, gibt es aufgezeichnete Beispiele von Mißbildungen bei einem von eineiigen Zwillingen.

Dr. LANDTMAN des University College Hospitals in London faßt wie folgt zusammen: »Verschiedene Beobachtungen haben gezeigt, daß alle uterinen Faktoren eine wichtige Rolle bei der Ätiologie kongenitaler Mißbildungen spielen. Es resultieren daraus fetale Mißbildungen, die aber bezüglich der verschiedenen Ursachen keine charakteristische Form entwickeln. Der wichtigste Faktor scheint das Stadium zu sein, in dem die fetale Entwicklung gestört wird. Aufgrund eines Mangels an teratogenen Charakteristika können Mißbildungen, die durch krankheitserregende Substanzen der Umgebung verursacht werden, Mißbildungen genetischen Ursprungs simulieren.«

▷ Medikamente, die von der Mutter konsumiert werden, können in einigen Fällen zweifellos den Fötus affizieren.

Alle Geburtshilfebücher verdammen den Genuß von *Alkohol* während und kurz nach der Schwangerschaft, da sie diesen als eine mögliche Ursache für Sterilität, Abort, Totgeburten und eine hohe fetale Mortalität halten.

Versuche haben den Beweis erbracht, daß *Alkohol* dazu neigt, sich in den Fortpflanzungsorganen zu konzentrieren und ungehindert durch die Plazenta zu diffundieren. CARPENTER hat gezeigt, daß bei Hühnern mit unreifen Eiern, die über einen Zeitraum von 2 bis 29 Stunden Alkoholdämpfen ausgesetzt waren, die Alkoholkonzentration in den Eiern oft gleich hoch oder höher als die Konzentration im Blutstrom war.

▷ Alle Befunde bezüglich des *Rauchens* während der Schwangerschaft lassen erkennen, daß es den Fötus affiziert.

Auf die Wirkung von Nikotin in der Muttermilch gehe ich später ein.

▷ Die Plazenta ist auch für Chloroform, Äther, Morphin, Hyoscin, Atropin, Physostigmin, Pilocarpin, Arsphenamin, Barbiturate, Sulfonamide, Penicillin und die verschiedenen Natrium-, Kalium-, Kupfer- und Wismutsalze permeabel.

▶ Eine deutliche *emotionale Störung* kann das ungeborene Kind affizieren und keine homöopathische Anamnese ist ohne eine Aufzeichnung solcher Episoden während der Schwangerschaft vollständig.

2.2 Die Folgen von Wehen

▷ Bei dem Geburtsvorgang ist das Kind in unterschiedlichem Grad einem Trauma, einer Anoxie und manchmal Anästhetika ausgesetzt.

Diese Beobachtungen sollen eher eine Erinnerungsstütze bezüglich der Umgebungseinflüsse vor oder während der Geburt sein, als die Risiken übermäßig zu betonen, auf die der Fötus während der Schwangerschaft und den Wehen stoßen kann.

▷ Manchmal ist ein auffallendes Ereignis während der Schwangerschaft oder den Wehen von äußerstem Wert für die Verschreibung.

Es ist offensichtlich, daß wir bei Kindern, die nie richtig gut gediehen, besonders die Ereignisse während der Schwangerschaft und den Wehen überdenken. *Schlechte Milchzähne* legen ebenfalls eine Untersuchung der Schwangerschaft nahe, da diese Zähne in der zweiten Schwangerschaftshälfte gebildet werden. Es ist natürlich unmöglich, in dieser Beziehung erbliche Einflüsse auszuschließen.

2.3 Häusliche Umgebung in ihrer Beziehung zu Symptomen

Sogar als Säugling sind sich die Kinder der *mentalen Atmosphäre* ihrer häuslichen Umgebung oder der Menschen um sich herum bewußt. Das nervöse Kind ist unweigerlich in einer Atmosphäre von Furcht und Sorgen aufgewachsen. Die Folgen eines »zerbrochenen Heims,« wo sich Vater und Mutter getrennt haben oder sich mental nicht verstehen, sind höchst zerstörerisch.

▷ Eines der Grundbedürfnisse der Kindheit ist ein Gefühl **emotionaler Sicherheit**.

In dem »zerbrochenen Heim« fühlt es sich nicht sicher. Für den Fall, daß ein Kind unter 5 Jahren für einen Zeitraum von 6 Monaten oder länger von der Mutter entfernt wird, gibt es den statistischen Beweis, daß das Kind stärker als der Durchschnitt dazu neigt, sich zum jugendlichen Kriminellen zu entwickeln.

▷ Fast gleich zerstörerisch für das Kind ist ein **Gefühl von Unsicherheit**, das durch *ehrgeizige* Eltern erzeugt wird, die dem Kind das Gefühl geben, daß eher seine Erfolge zählen, als es selbst.

Man vergißt dabei, daß das Kind dazu neigt, in *einer ähnlichen Art und Weise auf seine mentale Umgebung zu reagieren* und daß man dann die Gemütssymptome, da sie für das Individuum charakteristisch sind, zu *hoch* bewertet. In solchen Fällen kann auch die Umgebung für das Kind zu stark sein, um sie zu überwinden, sogar wenn die korrekte homöopathische Behandlung erfolgt.

2.4 Die Ernährung in Beziehung zu den Symptomen

Die Ernährung des Säuglings wird inzwischen gut überwacht, obwohl immer noch Fehler auftreten und es sollte die Menge und Art der Nahrungsmittel in der Kindheit ermittelt werden. Die Technik der Ernährung sollte man ebenfalls sorgfältig bedenken.

▷ Wenn man dies übersieht, können Symptome, die aus einer falschen Vorgehensweise diesbezüglich entstanden, leicht für *konstitutionelle Symptome* gehalten werden.

Wir müssen an die Möglichkeit einer *Kontamination der Nahrung* denken, was auch für die Muttermilch gilt. Viele Medikamente werden mit der **Muttermilch** abgegeben, aber dies bringt nur wenige schädliche Wirkungen für den Säugling mit sich. *Nikotin* wird bei den Frauen, die während der Stillzeit rauchen, mit der Muttermilch ausgeschieden. Moderates Rauchen (bis zu 7 Zigaretten am Tag) scheint keine schlimmen Folgen auf den zu stillenden Säugling zu haben.

▶ Die Nikotinmenge, die von der *mehr als 15 Zigaretten am Tag* rauchenden Mutter ausgeschieden wird, wird für den Säugling als potentiell schädlich angesehen.

Dr. W. H. THOMPSON schreibt im *American Journal of Obstetrics and Gynecology*: »Wenn man die Aussagen von CUSHNEY in Betracht zieht, daß *Nikotin* ungefähr so giftig ist wie *Blausäure*, scheint es logisch zu sein, daß sogar kleine Mengen von Nikotin, die mit der Muttermilch verabreicht werden, den Verdauungsprozeß so weit in Unordnung bringen können, daß das frühe Wachstum zarter Babys gefährdet wird.«

▷ Die Nahrungszubereitung in *Aluminiumgeschirr* kann schädlich sein.

Kochgeschirr aus Kupfer wird zwar viel seltener benutzt, kann aber wenn es nicht sauber gehalten wird, Symptome verursachen. Viele Babys von rauchenden oder Medikamente konsumierenden Müttern und viele Kinder, die in Aluminiumgeschirr zubereitete Nahrung zu sich nehmen, scheinen völlig gesund zu sein. Es scheint zum großen Teil eine Sache der *Empfindlichkeit* zu sein, ob das Individuum erkrankt oder nicht, besonders wenn kleine Mengen der Toxine aufgenommen werden.

2.5 Postnatale Vorgeschichte

Die Mutter kann uns normalerweise eine genaue Liste der akuten Krankheiten, Impfreaktionen, mentalen und körperlichen Traumata und aller Mittel, die dem Kind gegeben wurden, in chronologischer Reihenfolge liefern. Die Mutter gibt uns normalerweise einige wertvolle Hinweise zur Natur des Kindes, zuzüglich zu dem, was wir beobachten können. Es ist jedoch nützlich, ein *Befragungsschema* im Kopf zu haben, das auf den hochwertigen Symptomen basiert, die die Mutter beobachten kann.

2.6 Allgemeine Regeln und Hinweise

Schlaf

Von der frühesten Kindheit an gibt es Zeichen von *Individualität*. Das Kind verbringt den größten Teil seiner Zeit mit Essen und Schlafen. Beobachtungen auf irgendeiner Kinderstation werden zeigen, daß

▷ viele Kinder dazu neigen, im **Schlaf** charakteristische Positionen einzunehmen.

Bei einem großen Teil der Kinder ist dies im ersten Jahr der Fall. Bei vielen Kindern verschwindet diese Neigung oder kann sich verändern. Bei einigen bleibt sie bestehen. KENTS *Repertorium* gibt für die *Knie-Ellenbogen-Lage* nur ein Mittel an. »Schlafposition auf den Knien, das Gesicht in die Kissen gedrückt,«

- **Medorrhinum**.

Untersuchungen der Schlaflage haben gezeigt, daß

- **Lycopodium** oder **Sepia**,
- **Tuberculinum**,
- **Calcium phosphoricum** und möglicherweise andere Mittel dieses Symptom haben.

Der Wert besteht darin, daß die Mutter normalerweise eine klare Antwort auf die Frage nach der Schlaflage geben kann und dies ein Allgemeinsymptom ist.

Gelegentlich kann die Reaktion des Kindes auf das *Hochgenommen-* und besonders das *Hingelegt werden* nützlich sein. Eine Abneigung gegen eine Abwärtsbewegung, wie zum Beispiel dann, wenn das Baby in sein Kinderbett gelegt wird, kann die Wahl von **Borax** bekräftigen.

Fragen zu Schlaf und *Träumen* können von Wert sein. Das ältere Kind kann seine Träume erzählen. Nächtliche Schrecken werden oft durch mechanische Blockierungen der Luftwege durch vergrößerte Tonsillen und Adenoide verursacht. Unter diesen Umständen sind die nächtlichen Schrecken offensichtlich nicht von hohem Wert für die Verschreibung.

Nahrung

Was die Nahrung betrifft, können sehr junge Säuglinge eine ausgeprägte Vorliebe für *warme* Nahrungsmittel zeigen. Sie werden standhaft die Flasche verweigern, die gekühlt wurde. Anderen ist es egal und wenige zeigen eine deutliche Vorliebe für kalte Nahrungsmittel.

Beim *Abstillen* ist es üblich, daß der Säugling den ersten Happen, für ihn neuer Nahrung, zum Beispiel Eigelb, verweigert, und wenn die Mutter nicht beharrlich bleibt, kann dies irrtümlicherweise für eine Abneigung gehalten werden.

▷ Auf jeden Fall ist es möglich, daß wir mit den Abneigungen auf weniger festem Grund stehen, als mit den Verlangen.

Kinder werden leicht durch Vorbilder und Suggestion von bestimmten Nahrungsmitteln abgebracht oder möglicherweise auch dadurch, daß sie, wenn sie nicht hungrig sind, gezwungen werden, irgendwelche Nahrungsmittel zu essen. Kinder zu zwingen, etwas zu essen, verursacht nicht nur mentale Spannungen am Essenstisch, sondern kann auch eine Gleichgültigkeit gegenüber irgendwelchen Nahrungsmittel in eine Abneigung verwandeln.

Es ist sehr selten, daß die Muttermilch die Gesundheit des Kindes aus dem Gleichgewicht bringt. Der gebräuchlichste Fehler besteht darin, daß sie nicht in ausreichender Menge vorhanden ist. Dies kann leicht durch eine Gewichtsüberprüfung festgestellt werden.

Wenn man die Mutter zu Verlangen nach oder Abneigungen gegen Nahrungsmittel fragt, ist es nützlich, die folgende Liste im Kopf zu haben:

- Kuh: Fleisch, Fett, Milch, Butter, Käse, Speiseeis
- Schwein: Speck, fetter Speck, Speckschwarte
- Fisch
- Eier
- Kartoffeln
- Andere Gemüsearten
- Obst
- Brot
- Süßigkeiten
- Salz, Pfeffer, Essig.

Natürlich ist das Verlangen nach *Speiseeis* oder *Süßigkeiten* uninteressant, außer wenn es in der Kindheit sehr ausgeprägt ist.

▷ Eine Abneigung gegen Süßigkeiten ist ein eigentümliches Symptom.

Es ist erstaunlich, wie viele Kinder ein Verlangen nach fettem Speck oder *Speckschwarten* haben (**Calcium phosphoricum, Tuberculinum**). Einige Kinder lieben es, rohe Speckschwarten zu essen.

Ein Verlangen nach *Salz* oder *Essig* in der Kindheit ist nicht ungewöhnlich. Die Mutter muß den Salzstreuer oder die Essigflasche außer Reichweite des Kindes stellen.

Ein 2 Monate alter Junge wurde von einer Klinik der Wohlfahrt in die Ambulanz geschickt. Seine Mutter sagte, daß er ausreichend esse, aber erbreche, wenn er zuviel zu sich nehme. Er schreie den ganzen Tag, schlafe aber gut des Nachts. Im Alter von 1 Woche wurde er auf künstliche Nahrung umgestellt. Im Zentrum der Wohlfahrt wurden 3 Versuche unternommen, ihn auf die richtige Ernährung einzustellen, was erfolglos blieb. Momentan bekam er eine gut ausgewogene Ernährung aus frischer Kuhmilch, Zucker und Wasser.
Das Baby sah krank aus, seine Haut war trocken, seine Stirn runzlig und seine vordere Fontanelle leicht eingedrückt. Ansonsten wurde bei der klinischen Untersuchung nichts festgestellt. Der Mantoux-Test war negativ, wie auch der Urinbefund. Er war sehr untergewichtig. Sein Geburtsgewicht betrug 8lb. und 10oz. Anstatt 2 oder 3 Pfund hatte er nur 2 Unzen zugenommen.

Bei der Befragung seiner Eltern wurden folgende Fakten ans Tageslicht gebracht:

- Es ging ihm zwischen 16.00 und 20.00 Uhr am schlechtesten.
- Er verweigerte die Nahrung, wenn sie nur ein wenig abgekühlt war.
- Er schlief ständig in der Knie-Ellenbogen-Lage.

Er bekam

Medorrhinum und später **Lycopodium**.

Er nahm nach dem Behandlungsbeginn in den ersten 16 Tagen 1 Pfund zu. Seiner Mutter wurde geraten, allmählich die Rationen zu steigern. Am Ende des zweiten Monats war er »sehr glücklich« und seine Mutter beobachtete, daß er nun zum ersten Mal auf der Seite lag. Er stand 5 Monate unter Beobachtung. Dann war er 7 Monate alt, wog 16lb. und bekam seine ersten Zähne.

Dieser Fall soll illustrieren, welche hochwertigen Symptome von den Eltern beobachtet werden können.

Lärmempfindlichkeit

Die mentale Natur eines Kindes kann sich schon in der frühesten Kindheit ganz deutlich ausdrücken. Einige Babys sind reizbar, andere ruhig, und so weiter. Lärmempfindlichkeit ist bei jungen Babys normal und kann bedenkenlos als individuelles Charakteristikum *unbeachtet* bleiben, außer wenn das Baby bei geringsten Geräuschen »fast aus seiner Haut fährt.«

Zuneigung

Bei der Befragung der Mutter zur Veranlagung des Kindes kann eine ganze Zahl von Symptomen mit den Begriffen »*Zuneigung*« und »*Sympathie*« assoziiert werden. Es ist für Babys und Kinder normal, Zuneigung zu fordern, aber bei einigen ist dies sehr ausgeprägt und bei anderen tritt dieses Verlangen nach Zuneigung nur in Verbindung mit einer akuten Krankheit auf. Einige Babys wollen von den ersten Tagen an nicht hochgenommen werden.

▷ Einige Kinder haben die Neigung, ihren Eltern gegenüber *gleichgültig* zu werden, was, wenn es dafür keinen augenscheinlichen Grund gibt, ein wertvolles Symptom ist und an **Sepia** oder **Phosphorus**, etc., denken läßt.

Die Mutter kann dazu fast immer klare deutliche Aussagen treffen. Ist das Kind anderen gegenüber verständnisvoll, an den Problemen von anderen außerhalb der Familie interessiert, oder neigt es zu *Grausamkeiten*? Gelegentlich gibt es in einem Kind eine grausame Ader.

Angst

Es ist manchmal schwierig, zu entscheiden, ob eine *kindliche Angst* angeboren oder durch Suggestion implantiert wurde. Wenn Sie ein Kind vor dem liebevollen Angriff eines Welpen schützen, kann Angst im Kind erzeugt werden. Bei einem nervösen Kind nervöser Eltern hat die Furcht vor Hunden nicht dieselbe Bedeutung wie bei einem mental stabileren Kind. Wenn man Zweifel hat, ist es gut, eine Angst zu verwerfen, die durch Suggestion erzeugt wurde und statt dessen nach anderen hochwertigen Symptomen zu schauen, wie Verlangen nach Salz oder anderen allgemeinen Symptomen.

▷ Bei der Erörterung von Ängsten ist es natürlich ratsam, mit der Mutter in der Abwesenheit des Kindes zu sprechen.

Man sollte sehr wohl daran denken, daß sehr junge Kinder oft mehr verstehen, als wir geneigt sind, zu glauben. Ein normales zweijähriges Kind versteht eine ganze Menge von dem, was in einfachen Worten gesagt wird.

Tanzen

Die Vorliebe fürs Tanzen, die für **Sepia** charakteristisch ist, ist manchmal schon in der Kindheit manifest. Aber es ist für kleine Kinder eher die Regel als die Ausnahme, beim Hören von Musik zu tanzen.

Ein 12-jähriger Junge, der an einer *Nephritis* im zweiten Stadium litt, wurde seit Jahren ambulant mit nur leichten Besserungen betreut. Symptome wie »Gleichgültigkeit gegenüber geliebten Personen« ließen an **Sepia** denken. Als die Mutter gefragt wurde, wie sein Verhältnis zum Tanz sei, sagte sie: »Oh, er ist verrückt nach Tanzen.« In diesem Alter ist dies ein ungewöhnliches Symptom. Er bekam

Sepia C200,

was von einer deutlichen Besserung seiner allgemeinen Gesundheit und seinem Aussehen gefolgt wurde.

Eifersucht

Eifersucht ist in der Kindheit nicht ungewöhnlich. Meistens ist das *erste* Kind eifersüchtig auf den *Nachwuchs*.

Ordnung

Das normale Kind ist *unordentlich*, aber eine extreme Neigung diesbezüglich, die durch das Äußere des Kindes oft bestätigt wird, läßt sehr an **Sulfur** denken, besonders dann, wenn das Kind nicht sauber bleiben kann.

Andererseits wird das *pingelige* Kind seine Spielsachen, ohne dazu aufgefordert zu werden, ordentlich in Reihen wegräumen. Bei der Befragung einer Mutter, ob ihr 4-jähriges Mädchen ungewöhnlich ordentlich sei, antwortete sie: »Ordentlich, ja. Sie paßt sogar auf, daß ich ordentlich bin.« Man muß wohl nicht mehr sagen, daß **Arsenicum album** und **Nux vomica** in Betracht zu ziehen sind, wenn dieses Symptom vorhanden ist.

Reisen

Das »Verlangen zu reisen« muß *deutlich* sein, bevor es als ein charakteristisches Symptom in der Kindheit akzeptiert werden kann.

Umwelt, Klima

Wir müssen die Reaktionen des Kindes auf seine physische Umgebung – Hitze, Kälte, nasses Wetter, Gewitter, stickige Räume, Seeluft, etc. – wie bei Erwachsenen in Betracht ziehen.

- Die Kombination *Besserung am Meer* und *Knie-Ellenbogen-Lage im Schlaf* (**Medorrhinum**) trifft man nicht selten bei asthmatischen Kindern an.

Bei der Beurteilung unserer Erfolge bei *Asthma* ist es wichtig, daran zu denken, daß 4 von 5 asthmatischen Kindern ohne Behandlung genesen, wenn sie älter werden. Zeitmodalitäten können beim kleinsten Säugling beobachtet werden. Man sollte nicht vergessen, daß viele kleine Kinder zur Schlafenszeit müde und »quengelig« werden.

Haut

Schließlich kann die Mutter jegliches Hautsymptom beobachten, so wie *Schweiß*, seinen *Geruch* und, falls er lokalisiert auftritt, seine Verteilung, zum Beispiel auf dem Kopf oder an den Füßen. *Hautausschläge* jeglicher Art werden von der Mutter leicht festgestellt.

2.7 Die Verschreibung

▷ Die akkurateste Methode der Mittelwahl besteht darin, die individuellen Symptome des Patienten mit Arzneimittelprüfungen zu vergleichen.

Bei Fällen, bei denen die Krankheit während der *Schwangerschaft* begann, findet man oft irgendeine auffallende Episode, an die sich die Mutter lebhaft erinnert, meistens ein *Schrecken* oder eine *akute Virusinfektion*. Bei solchen Fällen können wir manchmal zwischen

- **Aconitum**
- **Ignatia**
- **Opium**
- **Natrium muriaticum**

oder anderen Mitteln unterscheiden, an die wir dann denken.

Im Falle einer akuten Infektion sind die Symptome manchmal nicht deutlich genug, so daß dann der Einsatz einer ungeprüften **Nosode** gerechtfertigt ist.

In der Kindheit kann ein Kränkeln von einer akuten Infektion, wie einer *Pneumonie*, einer *Impfung* oder einer *Immunisierung gegen Diphtherie* herrühren.

▷ Es scheint momentan mehr Fälle schlechter Gesundheit nach Immunisierungen als nach Impfungen zu geben.

Zuzüglich zu einer akkuraten Wahl eines Mittels aufgrund der Totalität der Symptome können wir die passende Nosode, wie

- **Pneumococcinum**
- **Morbillinum**
- **Parotidinum**
- oder **Diphtherinum**,

verwenden, wenn das anscheinend indizierte Mittel versagt. Manchmal erleben wir dann eine magische Wirkung, und ein anderes Mal wenig oder keine Wirkung. Die Ursache dafür ist nicht klar. Es kann sein, daß diese Nosoden einen sehr begrenzten Wirkungsbereich haben oder daß die Nosode und der Patient zu verschiedenen elektrophysikalischen Gruppen gehören. Was auch immer der Grund in einigen Fällen für das Versagen sein mag, die Nosoden sind auf jeden Fall zu wertvoll, um sie aus irgendwelchen theoretischen Gründen zu verwerfen.

▷ **Die Nosoden akuter Infektionen** sind besonders wertvoll, wenn eine schwere oder langdauernde akute Krankheit in der Anamnese zu finden ist und vor allem dann, wenn dies im ersten oder zweiten Lebensjahr der Fall war.

Durch die Arbeiten von BACH, WHEELER und PATERSON hat sich eine neue Vorgehensweise zur Arzneimittelwahl eröffnet. Es gibt eine Masse von experimentellen Beweisen, die zeigen, daß die *Darmflora* zur Gesundheit des Individuums in Beziehung steht und daß sie durch potenzierte Mittel verändert werden kann. Eine Stuhlanalyse nonlaktoser fermentierender Organismen kann als Orientierung für die Mittelwahl dienen. Aus einer Studie der Symptomatologie in Verbindung mit spezifischen Zuständen der Darmflora ließen sich Arzneimittelbilder herausarbeiten.

▷ Die **Darmnosoden** sind besonders in der Kindheit wertvoll.

- **Morgan Co.** und **Morgan pure** (PATERSON) sind die »*Hautnosoden*« und werden oft bei einem *infantilen Ekzem* benötigt.
- **Dysenterie Co.** hat eine spezifische Wirkung auf den *Pylorus*, wozu es auch einen klinischen Bericht über die Therapie eines Pylorospasmus und einer kongenitalen Pylorusstenose gibt.

Die Assoziation von Mitteln mit pathologischen Zuständen ist bei der Verschreibung in der Kindheit wie auch in anderen Bereichen der Medizin hilfreich.

- Die Gabe von **Arnica** an das Kind (und die Mutter) nach einer *schweren Geburt*,
- von **Aluminium** bei der *Verstopfung* gestillter Kinder und
- **Chamomilla** bei *schmerzhafter Zahnung*

sind wohlbekannte Beispiele.

Seit über 40 Jahren wird

- **Lathyrus sativa** weltweit als effektives *Prophylaktikum bei der infantilen Paralyse* eingesetzt.
- **Diphtherinum C200** hat sich als erfolgreicher Schutz gegen Diphtherie bei einer Epidemie oder Kontakt herausgestellt.

Dr. PATERSON hat bewiesen, daß potenziertes Diphtherinum den Schicktest, der negativ war, positiv werden lassen kann. Die Verbindung verschiedener Mittel mit den akuten Kinderkrankheiten ist wohlbekannt. Dr. BURNETTS »Spezifikum« für *Mumps* war **Pilocarpinum muriaticum (Jaborandi) D3**.

Entweder

- das Salz oder **Pilocarpin** selbst in der **30. Potenz** scheint eine fast spezifische Wirkung bei *Mumps* zu haben.
- Es gibt eine Hautkrankheit in der Kindheit, die deutlich mit einem Mittel in Verbindung steht – *Impetigo contagiosa* und **Antimonium**. Dr. TYLERS »Spezifikum« war **Antimonium tartaricum**.

Die Pneumonie, die an den Extremen des Lebens am stärksten anschlägt, wird vom Gesichtspunkt der damit verbundenen Mittel bewundernswert von Dr. BORLAND studiert. Sein Büchlein *Pneumonias* ist ein unschätzbarer Führer.

- Schließlich gibt es da noch das Kind mit dem *Down-Syndrom*. Es kann nichts getan werden, um die genetischen Charakteristika zu verändern, aber diesen Kindern kann mit **Medorrhinum** physisch und mental immer geholfen werden.

3. Die Behandlung spezifischer Erkrankungen und Problembereiche

3.1 Traumatische Erkrankungen

Verletzungen, einschließlich des Geburtstraumas, spielen eine wichtige Rolle bei Behinderungen und Todesfällen von Säuglingen und in der Kindheit. Dr. C. V. Pink, der 30 Jahre Erfahrung in der Geburtshilfe hat, denkt, daß **Arnica**, wenn es der Mutter und dem Kind nach der Entbindung in der **C30** oder **C200** gegeben wird, manchmal, zusammen mit **Hypericum** in derselben Potenz, beiden hilft, die Folgen des Traumas zu überwinden.

Die Wirkung von **Arnica** bei der Verhütung einer *Puerperalsepsis*, wie auch bei der Bewältigung der Folgen einer Verletzung, ist Homöopathen wohlbekannt, die es seit Generationen aus diesem Grunde anwenden. Eine große zerebrale Blutung tötet und ein kleinerer Schock bedarf keiner Behandlung, aber es gibt eine beträchtliche Zahl von Fällen, bei denen es, gelinde gesagt, möglich ist, daß der Schock und die Folgen einer Verletzung minimiert werden können. Wenn es bei Kopfverletzungen keine spezifischen Indikationen für

- **Natrium sulfuricum**,
- **Cicuta**
- oder **Natrium muriaticum**

gibt, lohnt es sich,

- **Helleborus**

zu erwägen, dessen Symptomatologie den Folgen einer Kopfverletzung sehr ähnlich ist und das sich klinisch als ein sehr ähnliches Spezifikum herausgestellt hat.

3.2 Homöopathie auf der Kinderstation

Die meisten Kinder gewöhnen sich auf der Station schnell ein, aber dem sehr schüchternen oder verkrampften oder hoffnungslos heimwehkranken Kind kann man normalerweise ein homöopathisches Mittel geben, das ihn wieder fröhlich werden läßt.

- **Phosphorus** ist das am häufigsten indizierte Mittel für das sehr verängstigte Kind.

Das **Phosphorus-Kind** ist aufgeschlossen, liebt Zuneigung und erwidert sie.

- **Pulsatilla** liebt Zuneigung, reagiert aber nicht so darauf.
- **Calcium phosphoricum** ist ein weiteres Mittel, das manchmal Verlangen nach Zuneigung hat.

Aufgeschlossenheit, Angst und hyperaktive Sinne sind eine Triade von Symptomen, die man beim Phosphorus-Kind findet. Das Kind weicht oft zurück, wenn Sie es untersuchen wollen, oder es fragt: »Was wollen Sie von mir?«

- **Phosphorus C200** oder **C10.000** ist die Routineverschreibung bei *präoperativer Angst.*
- Manchmal werden **Pulsatilla** oder **Ignatia** benötigt.

Letzteres ist gelegentlich dann von Wert, wenn ein sehr kleines Kind von seinen Eltern getrennt wird und einen akuten Kummer erfährt, weil es seine Eltern »für immer« verloren hat.

- Das schrecklich *verkrampfte* Kind beruhigt sich unter **Dysenterie-Bacillus C200**.
- **Capsicum C200** ist das erste Mittel, an das man bei *Heimweh* denken sollte.
- Manchmal reagiert ein Kind auf die neue Situation, auf der Station zu sein, mit der Entwicklung *unsauberer Angewohnheiten*, und dann wird **Sulfur C200** fast immer von einer dramatischen Besserung gefolgt.

3.3 Akute Manifestationen psychosomatischer Krankheiten

Bei der Behandlung eines Kindes, das an einem *Asthmaanfall*, einer *Magenübersäuerung* oder anderen *akuten psychosomatischen Störungen* leidet, ist die Vorgehensweise ähnlich wie bei der Behandlung einer Verletzung oder akuten Infektion – man beobachte das Muster der individuellen Reaktion und vergleiche dies mit einem Mittel, dessen Prüfungen man kennt und/oder von dem es therapeutische Fallaufzeichnungen gibt, aus denen hervorgeht, daß es dies behandeln kann.

- Bei *Asthma* ist, wenn man auf kein ungewöhnliches Muster zurückgreifen kann, wie »besser beim sich Hinlegen« (**Psorinum**) oder »besser beim Knien in der Knie-Ellenbogen-Lage« (**Medorrhinum**), **Arsenicum jodatum** in der **C6**, 6 Gaben alle 1–2 Stunden eine nützliche Routineverschreibung.

Bei Anfällen von *zyklischem Erbrechen* oder anderen Manifestationen des periodischen Syndroms empfiehlt Dr. Vannier aus Paris

- **Dysenterie-Bacillus C30** oder **C200**, 6 Gaben alle 2 Stunden,

was bei dem mental verkrampften Kind, das bei Aufregung krank wird, wie zum Beispiel bei den Vorbereitungen zu einer Party, nützlich ist.

- Bei anderen hilft **Senna C6**, 6 Gaben alle 2 Stunden.
- **Phosphorus** und **Lycopodium** sind ebenfalls manchmal indiziert.

Die Behandlung dieser Erkrankung ist jedoch im Grunde genommen eine konstitutionelle.

3.4 Pathologie und Prognose

Zur Beurteilung des möglichen Wertes der Homöopathie bei jeglicher chronischer Erkrankung ist natürlich eine Kenntnis des pathologischen Zustandes nötig, obwohl dies natürlich nicht die Garantie mit sich bringt, eine akkurate Prognose aufstellen zu können. Eine *vitaminresistente Rachitis* zum Beispiel kann auf eine homöopathische Behandlung ansprechen. Daß es bei der Rachitis einen konstitutionellen Faktor gibt, ist offensichtlich, weil zu der Zeit, als die Rachitis noch eine gewöhnliche Krankheit war, es möglich war, daß in einer Einrichtung ein Kind Rachitis entwickeln konnte und andere in derselben Umgebung und mit derselben Ernährung nicht. Ohne die Ernährung zu verändern und ohne eine zusätzliche Gabe von Vitamin D haben viele von uns gesehen, wie

- *rachitische Kinder* nach einer Hochpotenz von **Calcium carbonicum, Phosphorus, Medorrhinum**

oder anderen indizierten Mitteln ihre Nachtschweiße verloren und sich bemerkenswert besserten. Schon allein die Tatsache, daß eine vitaminresistente Rachitis existiert, ist ein Beweis dafür, daß es einige andere Faktoren außer der allgemein akzeptierten Pathologie gibt.

Andererseits scheint eine idiopathische *Epilepsie* in der Regel durch die Homöopathie nicht beeinflußbar zu sein, obwohl hier keine offensichtlichen pathologischen Veränderungen beobachtet werden.

Bronchiektasen, um ein anderes Beispiel zu nehmen, sind unheilbar, aber eine konstitutionelle Behandlung kann die Widerstandsfähigkeit gegen Infektionen zu so einem Grad anheben, daß sich das Aussehen des Patienten merkbar bessert.

Ein Kind, bei dem eine *Lobektomie* vorgenommen worden war, das für eine weitere Operation aber zu krank war, bekam bei jeder Erkältung eine Pneumonie. Auf eine konstitutionelle Behandlung (hauptsächlich **Bacillinum**) folgte eine Gewichtszunahme von 1 Stone [6,35 kg] innerhalb von 18 Monaten und außerdem wurden darauffolgende Erkältungen leichter bewältigt.
Wir können in solchen Fällen versagen,

▷ aber die Homöopathie hat dann potentiellen therapeutischen Wert, wann immer das Anheben der Widerstandskraft das Problem ist.

3.5 Gestation

▷ Die Zeit der Schwangerschaft wird in der homöopathischen Praxis als eine Zeit angesehen, die für eine konstitutionelle Behandlung der Mutter besonders günstig ist.

Während der Schwangerschaft können konstitutionelle Symptome zutagetreten, die zu anderen Zeiten nicht so deutlich sind. Dies schließt *Verlangen nach* oder *Abneigungen gegen* Nahrungsmittel ein. HAHNEMANN empfiehlt, der schwangeren Mutter **Sulfur** zu geben, um damit einen günstigen Einfluß auf schädliche vererbte Veranlagungen auszuüben, wenn es keine Indikationen für andere Mittel gibt.

3.6 Stillen

Die Überlebenschance eines Säuglings wird durch das Stillen gesteigert. Bei Frühgeborenen wird die Überlebenschance durch Stillen im Vergleich mit der künstlichen Ernährung verdoppelt. Die Homöopathie hat in Verbindung mit anderen Maßnahmen, wie z.B. der von WALLER beschriebenen pränatalen Vorbereitung – Herausziehen der Brustwarzen, damit das Kind hinter der schmerzempfindlichen Spitze beißen kann, viel anzubieten.

- Die Anwendung von **Calendulakompressen** bei *schmerzempfindlichen Brustwarzen* (1 Drachme der Tinktur auf 1 Pinte Wasser)

ermöglicht das Stillen, wobei man diese dann anwenden sollte, wenn wunde Brustwarzen der Grund für das Abstillen werden könnten.

- **Phytolacca** ist in der **C6** oder in höheren Potenzen wertvoll, wenn Schmerzen von der Brustwarze ausstrahlen.

Außerdem gibt es viele andere Lokal- und Konstitutionsmittel, um

- *Brustabszesse* zum Verschwinden zu bringen (so wie **Bryonia**, **Belladonna** und **Pyrogenium**)

und ebenfalls andere Mittel, um

- die *Laktation* effektiv zu unterstützen, so wie **Pulsatilla, Calcium carbonicum, Zincum, Ignatia** und viele andere.

Hier haben wir ein Feld für die Forschung, weil die Homöopathie, wenn unsere Vorstellung korrekt ist, hier ebenfalls Mittel für eine wichtige Weiterentwicklung der Pädiatrie liefert.

Bei der Behandlung einer schlechten Ernährung, sind, wenn man die Nahrungsmittel und die Stilltechnik in Betracht gezogen hat,

- **Carbo vegetabilis** und **Lycopodium** am häufigsten indiziert, wenn exzessive *Flatulenzen* oder *Winde* vorliegen.

3.7 Tonsillen und Adenoide

Ein gewöhnliches Problem bei Kindern sind *häufige Erkältungen*, die oft mit chronisch infizierten Mandeln und Adenoiden einhergehen oder letztere mit einer *Sinusitis* und *Otitis media*. Vielleicht sind die Hauptindikationen für eine Operation der Beweis für einen septischen Herd, der, besonders wenn er aufflammt, ernste Folgen für die Gesundheit des Kindes hat, was von Gewichtsverlust und/oder einer persistierenden Obstruktion der Nase begleitet sein kann.

Bei einer großen Zahl von Fällen ist die Operationsindikation nicht unbedingt ersichtlich. Eine konstitutionelle Behandlung ist auf jeden Fall lohnenswert, da sie den allgemeinen Gesundheitszustand anhebt, selbst wenn die Operation später durchgeführt wird. Wenn ein septischer Herd besteht, kommt es selten vor, daß man ein dramatisches Resultat erzielt, wenn aber nach einer Operation eine Besserung nicht sichtbar ist, ist eine Konstitutionsbehandlung normalerweise erfolgreich und es drängt sich der Eindruck auf, daß die Folgen einer Operation leichter zu verarbeiten sind, wenn solch eine Behandlung vor der Operation erfolgt wäre. Es gibt viele Mittel, die in solchen Fällen indiziert sind. KENT empfahl

- **Tuberculinum** bei *chronisch infizierten Tonsillen und Adenoiden*,

da sehr große tonsilläre oder andere zervikale Drüsen eine starke Indikation für dieses Mittel sind, die einen an eine *tuberkulöse zervikale Adenitis* denken lassen.

3.8 Konstitutionelle Behandlung psychosomatischer Erkrankungen

Ein rein *spasmodisches Asthma* spricht relativ gut auf die Behandlung an. (Man sagt, daß es allein auf eine Psychotherapie anspreche.) Wenn die Lunge schon geschädigt ist, ist der Fortschritt langsamer und manchmal unvollständig. Wenn auch ein Ekzem vorhanden ist, können die Schwierigkeiten sogar noch größer sein, aber bei diesen Erkrankungen kann die Homöopathie immer eine wichtige Rolle bei der Behandlung übernehmen.

Es können viele Mittel nötig werden.

- **Medorrhinum** ist ein Mittel, das bei Asthma nicht selten indiziert ist, wenn das Kind am Meer weniger oder keine Anfälle hat und bei einem Anfall die Knie-Ellenbogen-Lage einnimmt.

Epilepsie und *Petit Mal* werden manchmal den psychosomatischen Erkrankungen zugeordnet. Diese Erkrankungen sprechen in der Regel nicht gut auf eine homöopathische Behandlung an. Wenn sie indiziert sind, verdienen die spasmodischen Mittel spezielle Beachtung. Die Petit Mal-Erkrankung eines

8-jährigen Kindes, bei dem in der Kinderklinik die Diagnose »Folge einer Enzephalitis als Begleiterkrankung bei einem *Keuchhusten*« gestellt wurde, verschwand vollständig unter

- **Drosera C30, C200** und **C1000**,

was aber eher die Ausnahme als die Regel ist.

Eine Migräne bei Erwachsenen spricht sehr gut auf eine Konstitutionstherapie an, und sogar noch besser bei Kindern. Diese Erkrankung tritt vor der Pubertät nicht sehr häufig auf. Zyklisches Erbrechen und andere Manifestationen des periodischen Syndroms sprechen sehr gut auf eine homöopathische Behandlung an, sowohl bei einem Anfall, als auch zur Verhinderung von Rezidiven. Üblicherweise indizierte Konstitutionsmittel sind

- **Phosphorus**
- **Tuberculinum**
- **Calcium phosphoricum**
- **Carcinosinum**
- **Dysenterie-Bacillus**

Eine *Enuresis* verlangt eine sorgfältige Untersuchung und ein vollständiges Erforschen der psychologischen und Umweltfaktoren. Man muß dabei zum Beispiel den zu strengen Vater berücksichtigen oder den großen Bruder, der nachts liest und den kleinen Bruder wach hält, bis er in einen zu tiefen Schlaf fällt. Zuzüglich zu allen anderen Maßnahmen kann die Homöopathie einen sehr wichtigen Teil der Behandlung übernehmen, der konstitutionell sein sollte, wobei aber auch eine

- lokale Applikation einer **Hypericumsalbe** oder **-lotion**, falls es rauhe Hautstellen gibt,

manchmal nützlich sein kann.

- Wenn **Tuberculinum** indiziert ist, gilt **Bacillinum testium** als die beste Präparation.

Wenn alle anderen Maßnahmen erschöpft sind, so wie es manchmal der Fall ist, kann das

- **polyvalente Darmvaccinum** helfen.

Die Wirkung der Behandlung einer Krankheit, die dazu tendiert, sich selbst zu heilen, ist manchmal schwierig zu beurteilen.

3.9 Chronische Verdauungsstörung

Chronische Verdauungsstörungen in der einen oder anderen Form nehmen einen beträchtlichen Teil der Zeit des Pädiaters ein. Eine Konstitutionsbehandlung kann eine sehr wichtige Rolle bei diesen Erkrankungen spielen. Es gibt die bereits erwähnten schädlichen Einflüsse von *Kochgeschirr aus Aluminium*, das die Gesundheit einer Minorität der Kinder unterminiert. Dies hat eine besondere Bedeutung bei Störungen des Verdauungstraktes und allergischen

Erkrankungen. Gewöhnliche Symptome sind Reizbarkeit, Empfindlichkeit bei dem geringsten Anlaß, langsames Essen, begleitet von einem Gefühl, als ob das Essen hinter dem Sternum steckenbleiben würde, und juckende Augen, besonders am inneren Augenwinkel.

▷ Ein besonders wichtiges Merkmal von **Aluminium** ist die *Schwäche der Rektalmuskeln*, so daß sich der Patient sogar zur Entleerung eines Stuhls normaler Konsistenz anstrengen muß.

Es kann ebenfalls Trockenheit von Schleimhaut und Haut mit einer Neigung zu Einrissen der Haut bestehen.

Ein 11-jähriges Mädchen kam ins Krankenhaus, weil sie seit dem Alter von 18 Monaten an *Diarrhoe* im Wechsel mit *Verstopfung* litt. Sie litt seit 6 Jahren fast kontinuierlich an *Kopfschmerzen* und einer *weißflußartigen Absonderung*. Alle erwähnten Aluminiumsymptome waren vorhanden. Die Kochutensilien wurden durch Emailgeschirr ersetzt und dem Mädchen

- **Aluminium C200** gegeben.

Innerhalb eines Monats waren alle Symptome, einschließlich der Leukorrhoe verschwunden, wie auch die reizbare Veranlagung.

Nebenbei gesagt, alle *Migränepatienten* sind extrem empfindlich gegen Aluminium und es ist ratsam, sicherzustellen, daß der Kessel, wie auch alle Pfannen und Tiegel ersetzt werden.

3.10 Zyklisches Erbrechen

Man schätzt, daß 30% aller ambulant behandelten Kinder an einer Gruppe von Erkrankungen leiden, die man als *periodisches Erbrechen, zyklisches Erbrechen* oder *Magenverstimmungen* kennt. Das Durchschnittsalter des Ausbruchs liegt bei 3 bis 7 Jahren und es besteht die Tendenz zu spontaner Heilung in der Pubertät. Einige Autoren erkennen ein periodisches Syndrom an, das sich als periodisches Erbrechen oder Kopfschmerzen, Bauchschmerzen, Fieber oder Diarrhoe mit blassen Stühlen manifestieren kann.

Der klassische Typ des *zyklischen Erbrechens* tritt in sehr regelmäßigen Abständen auf und wird von einer schweren *Azetonurie* begleitet. Unregelmäßige Attacken können hier mit eingeschlossen werden, wie auch rezidivierende Azetonurien, die mit Infektionen der oberen Luftwege verbunden sind. Es gibt 2 klinische Haupttypen mit vielen Variationen und Kombinationen. Erstens gibt es da das Kind, das alle paar Wochen oder in größeren Abständen regelmäßige oder unregelmäßige Attacken hat, wo es sich für ein oder zwei Tage nicht wohl fühlt, was dann von Erbrechen, Schmerzen im oberen Abdomen, Kopfschmerzen, einer belegten Zunge und Verstopfung gefolgt wird. Atem und Urin riechen stark nach Azeton. Die Temperatur liegt bei etwa 38.5 °C, und steigt gelegentlich bis auf 40.5 °C. Oft besteht eine Tonsillitis. Dieser Zustand verschwindet nach 2 oder 3 Tagen. Der andere Typ ist das höchst angespannte, nervöse Kind, oft ein Einzelkind, dünn, gebeugt gehend und intelligent, aber mit mangelhafter Konzentration. Es hat auch eine vasomotorische Instabilität und wird plötzlich blaß. Es bekommt einen Anfall bei Aufregung, wie z.B. bei der Vorfreude, auf eine Party gehen zu können. Eier und Sahne als Zusatznahrungsmittel verschlimmern die Angelegenheit. Sahne ist ein besonderer Missetäter, und solchen Kindern sollte man Magermilch geben. Zyklisches Erbrechen trifft man nicht selten bei Familien mit Migräne in der Anamnese an. Bei einigen Fällen gehen die Azidoseattacken in der Pubertät, anstatt zu verschwinden, in *Migräneattacken* über.

Die homöopathische Behandlung dieser und damit verbundener Krankheiten läßt sich in zwei Teile zerlegen, nämlich:

- in eine Behandlung während der Attacken, die weniger wichtig ist, und
- die Konstitutionsbehandlung zwischen den Attacken, um den Patienten so umzustimmen, daß er nicht mehr dazu neigt, sie zu bekommen.
- *Während einer Attacke* können bestimmte Mittel, einschließlich **Phosphorus, Pulsatilla** und **Dysenterie-Bacillus**, indiziert sein.

Eine *konstitutionelle Behandlung* schließt eine große Zahl von Mitteln ein und ist bei der Reduzierung von Anzahl und Schwere der Attacken höchst effektiv. In den meisten Fällen vernichtet sie schließlich die Krankheit ganz und gar.

- **Phosphorus**
- **Calcium phosphoricum**
- **Tuberculinum**
- **Dysenterie-Bacillus**

sind oft bei solchen Kindern indiziert, aber die Behandlung hängt, wie es bei jeder Konstitutionsbehandlung der Fall ist, von der mentalen und körperlichen Natur des einzelnen Patienten ab.

In einem Fall neigte das Kind so stark zur *Reisekrankheit*, daß die Mutter feststellte, daß es weder in einem Bus noch einem Auto länger als 10 Minuten fahren konnte, ohne daß ihm heftig übel wurde. Es gab noch andere konstitutionelle Indikationen für **Cocculus**, worauf es ihm als einleitendes Mittel gegeben wurde. Es beseitigte nicht nur die Reisekrankheit, sondern auch das zyklische Erbrechen.

- Es gibt jedoch ein Mittel, das bei vielen Fällen von zyklischem Erbrechen unschätzbar ist, und das ist **Dysenterie-Bacillus**.

Meine Aufmerksamkeit wurde durch einen Jungen darauf gelenkt, der eine *Pylorusstenose* hatte, weswegen eine Operation nach RAMSTEDT mit Erfolg durchgeführt wurde, aber später entwickelte er zyklisches Erbrechen, das schnell durch die Verabreichung von Dysenterie-Bacillus als Konstitutionsmittel geheilt wurde. Ich fand

- **Dysenterie-Bacillus** in der **C30** bis **C100.000**, normalerweise aber in der **C200**, sowohl *während* wie auch *zwischen* den Attacken nützlich,

so daß ich fast dazu kam, es als Spezifikum zu betrachten. »Nervöse Spannungen,« die Dr. PATERSON als charakteristischen mentalen Zustand von Dysenterie-Bacillus hervorhob, findet man oft bei diesen höchst angespannten Kindern, die bei Aufregung einen Anfall bekommen.

- Ich verschreibe normalerweise das Mittel in der **C200, 3 Gaben alle 2 Stunden, gefolgt von 3 Gaben alle 4 Stunden** bei *Beginn* eines Anfalls.

Diese Anwendung von Dysenterie-Bacillus war, wie ich herausfand, keine neue Entdeckung. In einer alten Schrift von DISHINGTON wurde festgehalten, daß es bei rezidivierendem biliösem Erbrechen klinisch wirksam sei. Der Einsatz von Dysenterie-Bacillus bei der Aufhebung der Hyperaktivität des sympathischen Teils des autonomen Nervensystems führte zu seiner Anwendung bei einer viel selteneren Art von rezidivierendem Erbrechen.

Ein 4-jähriges Mädchen kam in die Ambulanz, weil es seit 6 Monaten an jedem Wochenende *Schmerzattacken in der linken Seite des Abdomens* hatte, die von Erbrechen gefolgt wurden. Bei diesen Attacken hatte sie reichlich *Azeton* in Atem und Urin. Die heftigen Schmerzen, die dem Erbrechen vorausgingen und in der linken Seite des Abdomens auftraten, ließen daran denken, daß dies nicht einfach nur ein Fall von zyklischem Erbrechen sei. In den 2 oder 3 Tagen, in denen die Schmerzen heftig waren, trat eine Oligurie auf, auf die eine Polyurie folgte, wenn die Schmerzen verschwanden. Eine Untersuchung enthüllte eine vergrößerte linke Niere und ein intravenöses Pyelogramm zeigte eine Dilatation der Nierenkelche.

- **Dysenterie-Bacillus C200**, das alle 2 Stunden zu Beginn einer Attacke gegeben wurde,

führte zu einem Abbruch derselben und nachdem ein paar Attacken auf diese Art und Weise unterbunden wurden, verschwanden diese insgesamt. Das Mädchen hatte nun seit über 2 Jahren keine Attacken mehr. Sie ist nun 7 Jahre alt. Es wurden regelmäßige Blutdruckkontrollen durchgeführt, für den Fall, daß sich eine Hypertonie entwickeln würde, aber der Blutdruck blieb normal. Die linke Niere ist nun nicht mehr palpabel und dem Kind scheint es sehr gut zu gehen.

3.11 Ernährungsfehler

Wegen der in Gesundheitszentren geleisteten exzellenten Arbeit gibt es nun im Krankenhausalltag nur noch relativ wenige Probleme, aber gelegentlich treten sie doch noch auf.

Ein 3 Monate altes Baby, das noch gestillt wurde, wurde mit *Diarrhoe* und *Erbrechen* auf der *Barton Ward* aufgenommen. Es kommt in der Tat sehr selten vor, daß ein Baby, das noch gestillt wird, eine nonspezifische Diarrhoe (die alte Sommerdiarrhoe) hat. Aus einer Reihe von über 200 Fällen mit dieser Diarrhoe, die im Great Ormond Street Hospital aufgenommen wurden, gab es nur einen Säugling. Solange der Säugling auf der Station war, wurde er weiter gestillt. Es wurden keine pathogenen Keime in seinem Stuhl gefunden. Die Überprüfung seines Gewichts zeigte, daß er die richtige Menge an Muttermilch bekam, aber bei der Beobachtung der Stilltechnik sah man, daß die Mutter nicht dafür sorgte, daß *die Winde richtig abgingen.* Es wurde keine weitere Behandlung gegeben, außer daß der Mutter die richtige Art und Weise, dies zu bewerkstelligen, gezeigt wurde. Das Baby wurde nach 4 Tagen entlassen und es traten keine weiteren Beschwerden mehr auf.

Ein Flaschenkind von 4 Monaten wurde in die Ambulanz gebracht, weil es seit 2 Monaten nach beinahe jeder Mahlzeit *erbrach* und seit einem Monat eine widerliche *Diarrhoe* hatte und an *Schlaflosigkeit* litt. Die Ernährungstechnik wurde überprüft und es wurde beim Kippen der Flasche sofort festgestellt, daß das Loch im Sauger viel zu klein war. Zweitens hatte die junge Mutter keine Erfahrungen damit, die Winde abgehen zu lassen. Das zu erwartende und das aktuelle Gewicht des Säuglings stimmten überein. Er wurde mit einer korrekt balancierten Milchmischung gefüttert, bekam aber jeden Tag 48 oz. anstelle der 34 oz. Anders gesagt, er war beträchtlich überfüttert.

Die Art und Weise der falschen Vorgehensweise wurde durchgesprochen. Das Loch in dem Sauger wurde verändert und der Mutter wurde gezeigt, wie sie die Winde abgehen lassen konnte. Die Nahrungsmenge wurde auf 34 oz. reduziert. Der Säugling bekam

- **Lycopodium C30**, 3× täglich über 3 Tage und dann 2× täglich über 4 Tage,

aus folgenden Gründen:

- runzlige Stirn,
- schlimmer am Abend,
- Zurückweisung jeder Nahrung, die auch nur ein klein wenig kühl war und
- eine Neigung, im Gesicht zu schwitzen.

Es hatte auch exzessive Blähungen, die aber unter diesen Umständen kein hochwertiges Symptom waren. Schließlich war sein *Großvater*, ein alter ambulanter Patient von mir, typisch **Lycopodium**.

▷ Gelegentlich erhält man bei einem kleinen Kind nützliche Anhaltspunkte für die Wahl eines Mittels, wenn man herauszufinden versucht, welchem Familienmitglied der Säugling nachschlägt, und wenn man dann dessen Konstitutionsmittel mit berücksichtigt.

Das Baby nahm in den nächsten Wochen 12 Unzen zu und die Diarrhoe, das Erbrechen und die Schlaflosigkeit verschwanden.

Die Anwendung von

- **Carbo vegetabilis**
- **Lycopodium**

und anderen Mitteln kann unschätzbar sein, aber unabhängig von jeder homöopathischen Behandlung müssen die Ernährung und die Ernährungstechnik korrekt sein. Andererseits gibt es Fälle, bei denen nichts außer der konstitutionellen Behandlung dem Kind helfen wird, seine Nahrung zu verdauen.

3.12 Störungen der Persönlichkeit

Stottern ist meiner Erfahrung nach homöopathisch schwierig zu behandeln. Tiks, Angstzustände und das nervöse Kind sprechen gut darauf an.

- **Silicea** ist das am häufigsten indizierte Mittel für Kinder, die sich bei anderen Kindern nicht behaupten können, und **Phosphorus** das zweithäufigste.
- Das äußerst halsstarrige Kind, die Art von Kind, die Dr. TYLER als das »*Nein«-Kind* bezeichnete, spricht normalerweise gut auf **Tuberculinum bovinum** an.

3.13 Geistige Behinderung

Es ist bei dem geistig behinderten Kind sehr lohnend, eine homöopathische Behandlung zu erwägen. Offensichtlich hängt zu guter Letzt die Prognose von der Pathologie ab. *Das Down-Syndrom* kann grundlegend nicht verändert werden, aber eine konstitutionelle Behandlung befähigt den Patienten, außer bei einer Minderheit, die mutmaßlich nur eine primitive Hirnbildung hat, eine Ausbildung aufzunehmen. Von einer homöopathischen Konstitutionsbehandlung profitieren beinahe alle, sowohl körperlich als auch geistig, und hierdurch kann der größte Nutzen aus der vorhandenen Substanz gezogen werden.

- **Medorrhinum** ist ein sehr ähnliches Spezifikum.

Andere Mittel können sein:

- **Baryta carbonicum**
- **Carcinosinum**
- **Sepia**.

4. Homöopathie in der Kinderchirurgie

Wenn die Homöopathie als Zusatztherapie in der Chirurgie angewandt wird, ist es nützlich, eine planvolle prä- und postoperative Routine zu haben, aber bei Bedarf davon abzuweichen. Fortschritte in der Chirurgie, der Anästhesie und Pharmakologie wurden miteinander kombiniert, um Operationen sicherer zu machen, und zumindest für die Kinder weniger schrecklich. Allgemein gesagt, bei der nicht homöopathischen Anwendung von Medikamenten beschränkt sich ihre Wirkung auf Gewebe, Organe und Körperausscheidungen oder im Falle einer Behandlung mit Chemotherapeutika auf Mikroorganismen. Eine homöopathische Behandlung kann andererseits den Patienten als Ganzes beeinflussen, seine natürliche Genesung stimulieren und die Widerstandskraft gegen Infektionen anheben. Sie ist deshalb bei Fällen von Debilität von besonderem Wert, wenn eine protrahierte Sepsis besteht oder eine Reihe chirurgischer Eingriffe durchzuführen sind.

- **Arnica C30** ist wegen seiner bemerkenswerten Wirkung bei einem *Schock* die präoperative homöopathische Routineverschreibung.
- Bei *präoperativer Furcht* oder Angst, die bei einem kleinen Teil von Kindern besteht, ist normalerweise **Phosphorus C200** indiziert.

Es ist ein nützliches Mittel bei vielen akuten Erkrankungen in der Kindheit. In der Regel sind ein oder zwei Aspekte von Phosphorus präsent: »Angst« und was als »Aufgeschlossenheit« bezeichnet werden kann. Phosphorus ist voller Ängste, vor der Dunkelheit, allein gelassen zu werden, und es ist ein Mittel, an das man bei Intuition denken sollte. Das Kind kommt entweder schon mit Angst auf die Station oder war schon einige Zeit auf der Station und ahnt offensichtlich, daß ihm die Operation bevorsteht. Ein älteres Kind kann vor dem ihn untersuchenden Doktor zurückschrecken und fragen: »Was wollen Sie mir antun?«

Die Aufgeschlossenheit manifestiert sich wie bei **Pulsatilla** durch ein starkes Verlangen nach Zuneigung, aber **Phosphorus** erwidert auch die Zuneigung, wohingegen Pulsatilla diese einfach absorbiert.

Das *Aussehen* von **Phosphorus** ist fast immer charakteristisch. Die leuchtenden Augen folgen jeder Bewegung des Arztes oder der Schwester und das Kind nimmt das, was um ihn herum passiert, sehr bewußt wahr, manchmal sogar dann, wenn es schwer krank ist. Nur selten findet man das Bild von Apathie. Es kann das Verlangen nach kalten Getränken vorhanden sein. Sein Fehlen kontraindiziert Phosphorus nicht, aber ein deutliches Verlangen nach *warmen Getränken* wäre ungewöhnlich.

- Wenn dieses besteht, können solche Mittel wie **Arsenicum album** und **Lycopodium** nötig werden, was aber nur selten der Fall ist.
- **Pulsatilla** ist die danach am häufigsten indizierte Verschreibung für die *präoperative Angst* bei Kindern.

- Wenn die Aufnahme auf die Station dem »*Verlust eines geliebten Menschen*« nahekommt, ist **Ignatia** bei sehr kleinen Kindern ein sehr trostspendendes Mittel.
- Wenn eine umfassende allopathische Therapie die normale Prozedur ist, kann auch **Pyrogenium C200** prä- und postoperativ ein hilfreiches Mittel sein.

Eine homöopathische Behandlung kann dann effektiv sein, wenn die Allopathie versagt.

- **Pyrogenium** kann bei jeder Erkrankung unschätzbar sein, bei der ein septischer Herd und eine Toxämie oder Sepsis besteht, sei es nach einer *Zahnextraktion*, einer *Peritonitis*, *Haut-* oder *Harnwegsinfektionen*.

Eine Toxämie plus eine Diskrepanz zwischen Puls und Temperatur ist ein sehr zuverlässiger Hinweis auf **Pyrogenium**. Andere Symptome können ebenfalls vorhanden sein, so wie Ruhelosigkeit, weil der Körperteil, auf dem der Patient liegt, schmerzt (»das Bett fühlt sich hart an«) oder widerliche Gerüche.

Eine Alternative zu **Pyrogenium**, die sehr gut bei einer *Osteomyelitis* oder irgendeiner Erkrankung, bei der es zu einer profusen *Eiterung aus einer Wunde* kommt, zu wirken scheint, besteht darin,

- einen **Tropfen Eiter** zu nehmen, ihn in destilliertes Wasser oder Alkohol zu geben und dann bis zur **30. Potenz** zu potenzieren. Dies wird dann in derselben Art und Weise wie irgendein anderes Mittel verabreicht, sagen wir mal 3x täglich für 3 Tage, gefolgt von 2 Gaben täglich für 3 Tage.

In einigen vor kurzem aufgetretenen Fällen von Osteomyelitis und Otorrhoe mit »drohender Mastoiditis« scheint diese Behandlung zusätzlich zur allopathischen Therapie äußerst hilfreich zu sein. Die Gabe von Impfstoffen bei solchen Erkrankungen ist eine wohlbekannte Methode, die seit dem Aufkommen der Antibiotika einigermaßen vernachlässigt wurde. Dr. Charles Wheeler glaubte, daß die Indikation für eine autogene Potenz eine profuse Eiterung sei.

Antibiotika sind wertvoll bei der Behandlung einer übermächtigen Infektion. Die Homöopathie kann dann effektiv sein, wenn resistente Keime vorhanden sind und hat keine der sofort oder später auftretenden Folgen einer antibiotischen Therapie.

▷ Wann immer ein Antibiotikum verabreicht wird, kann auch eine homöopathische Therapie ergänzt werden, um die Widerstandskraft zu erhöhen.

Folglich ist sie von besonderem Wert bei *Säuglingen* und *Kleinkindern*, wie auch bei Fällen von *Debilität*. Es besteht kein Zweifel daran, daß eine längere Verabreichung von rohen, unbereinigten Medikamenten die Vitalität mindern kann. Aber abgesehen von der Verabreichung oder dem Vorhandensein von flüchtigen Ölen scheint es, daß die rohen Medikamente nicht direkt die Wirkung potenzierter Mittel stören.

Die *Entfernung von Tonsillen und Adenoiden* ist eine gewöhnliche Operation. Im Royal London Homoeopathic Hospital werden die Tonsillen per Dissektion entfernt.

Die homöopathische Routinemedikation ist:

- präoperativ **Arnica C30**, 6 Tropfen alle 4 Stunden und
- postoperativ **Rhus toxicodendron C30**, 6 Dosen alle 4 Stunden.

Rhus toxicodendron deckt die Art von *Halsschmerzen* ab, die nach der Operation auftreten, nämlich Schmerzen und Steifheit, schlimmer bei der ersten und besser bei fortgesetzter Bewegung, zusammen mit der charakteristischen postoperativen Ruhelosigkeit. *Aspirin* oder *Nepenthes* [Zaubertrank, der alles Leid vergessen läßt] werden, falls nötig, nicht vorenthalten, was aber selten der Fall ist. Die homöopathische Behandlung kann bei Erwachsenen effektiv sein, ist aber keineswegs so gleichmäßig erfolgreich wie bei Kindern.

Die häufigste Bauchoperation in der Kindheit ist eine *Appendektomie*. Hier folgen wir derselben Routine – **Arnica** und **Rhus toxicodendron** Bei den meisten orthopädischen Operationen oder einer Mastoidektomie wird Arnica prä- und postoperativ gegeben.

- **Staphisagria** ist ein Mittel, das für seine Wirkungen bei Patienten bekannt ist, die übermäßig empfindlich gegen *Schmerzen glatter Schnittwunden* sind.

Es wird routinemäßig nach einer *Zirkumzision* gegeben. Ganz gelegentlich wird Staphisagria bei abdominellen oder anderen Operationswunden benötigt, wenn diese aus unerklärlichen Gründen ungewöhnlich schmerzhaft sind.

Ein 8-jähriger Junge konnte nicht gehen, weil er 1 Woche nach einer bilateralen Herniotomie Wundschmerzen hatte. Die Mutter lag durch Zufall aus demselben Grund im Krankenhaus und auf die Frage, wie es ihrem Jungen ginge, sagte sie: »*Er hält alles mögliche zurück.*«

- Es wurde **Staphisagria C200** gegeben, 6 Gaben alle 4 Stunden,

und am nächsten Tag rannte er über die Station und war völlig schmerzfrei.

Bei *infizierten Wunden* bietet die Homöopathie eine Alternative zur antibiotischen Therapie.

- Es können Mittel wie **Hepar sulfuris** oder **Silicea** indiziert sein.
- **Silicea** ist für seinen Wert bei eiternden Wunden bekannt – »*Eiter aus einer Öffnung*« – und kann indiziert sein, wenn es zu einer wäßrigen feuchten Absonderung aus einer Wunde kommt.

Manchmal gibt es nur wenig mehr, um die Wahl zu bekräftigen, aber bei Kindern lohnt es sich auf jeden Fall, daran zu denken, daß die Füße eines Silicea-Kindes fast immer schweißig sind.

Der Wert einer **Calendulalotion** oder **-salbe** für die *Heilung von Wunden* ist wohlbekannt.

- Bei großen *Wunden mit Muskelschwund* ist **Calendula**, wenn es in der **30.** oder **200. Potenz** verabreicht wird, normalerweise bemerkenswert effektiv.

Bei Patienten, die nach einer Operation nicht normal genesen, kann eine konstitutionelle Verschreibung nötig werden.

- **Carbo vegetabilis**
- **Psorinum**
- **Sulfur**

können *postoperativ* nützlich sein, und zwar auf dieselbe Art, wie diese Mittel benötigt werden, um eine Genesung nach einer akuten Krankheit zu unterstützen, wenn die Heilung nur langsam voranschreitet.

- **Sulfur** ist nicht selten bei einem *Mangel von zu verschreibenden Symptomen* indiziert, besonders aber dann, wenn das Kind dazu neigt, *unsaubere Angewohnheiten* zu haben.
- **Opium** hat die Folgen von Schrecken, wenn »*die Angst vor dem Schrecken*« zurückbleibt, und zwar in der Form, daß der Patient Angst bekommt, wenn er sich an das Ereignis zurückerinnert.

Wenn ein Kind an *Enuresis* oder einer anderen *psychosomatischen Krankheit* leidet, die *nach* der Entlassung aus dem Krankenhaus beginnt, lohnt es sich, an **Opium** zu denken, wenn anscheinend gut indizierte Mittel versagen.

- Ein 8-jähriges Mädchen bekam alle 6 Stunden wegen einer »drohenden Mastoiditis« 500.000 Einheiten kristallines Penicillin. Nach 5 Tagen stieg die Temperatur von 39.5°C auf 40.5°C, obwohl es keine Operationsindikation gab. Bei der Untersuchung fand man heraus, daß das Kind *extreme Angst vor den Penicillinspritzen* hatte. Es bestanden starke Indikationen für
- **Phosphorus**, das in der **100.000. Potenz** gegeben wurde

und Penicillin wurde abgesetzt. Am nächsten Tag fiel die Temperatur und nach drei Tagen wurde das Kind aus dem Krankenhaus entlassen.

- Eine *Otitis media* spricht gut auf **Hepar sulfuris** an,

das bei den üblichen Indikationen, wie bei empfindlichen Entzündungen, einer Besserung bei Wärme und Reizbarkeit gegeben wird, oder bei fehlenden deutlichen Indikationen für ein anderes Mittel.

Manchmal werden

- **Belladonna**
- **Chamomilla**
- **Ferrum phosphoricum**
- **Pulsatilla**

benötigt.

Gelegentlich ist es schwierig, zwischen **Belladonna** und **Ferrum phosphoricum** zu unterscheiden:

1. **Belladonna** hat einen vollen, harten Puls, **Ferrum phosphoricum** einen weichen, leicht eindrückbaren Puls.
2. **Ferrum phosphoricum** neigt zu Gesichtsröte und -blässe im Wechsel.
3. Bei Vorhandensein von Eiter sollte man sehr an **Ferrum phosphoricum** denken. Es war Dr. C. M. BOGERS »Spezifikum« bei der *Otitis media*, das dann in einer sehr hohen Potenz gegeben wurde.

Wenn sich das Trommelfell vorwölbt, kann eine Parazentese notwendig werden.

Bei einer relativ leichten Mastoiditis können solche Mittel wie **Capsicum** oder **Silicea** benötigt werden, wenn aber Zeichen einer *schweren Toxämie*, wie Schläfrigkeit, Erbrechen und einer hohen Leukozytenzahl bestehen, wird eine Operation notwendig.

III. Wichtige pädiatrische Arzneimittelbilder

1. Belladonna und verwandte Mittel

1.1 Belladonna

Belladonna ist ein wirklich häufig indiziertes Mittel bei *akuten Kinderkrankheiten*, auf einer Kinderstation sogar noch häufiger als **Aconitum**, möglicherweise deshalb, weil das Aconitumstadium normalerweise schon vor der Aufnahme beendet ist. Dieses Kapitel versucht eine kurze *Mitteldifferentialdiagnose* für die Situation am Krankenbett zwischen Belladonna und anderen Mitteln zu erstellen, die manchmal ein ähnliches klinisches Bild präsentieren.

▶ Das typische Bild von **Belladonna** ist das eines Kindes mit hoher Temperatur, gerötetem Gesicht, pulsierenden Karotiden und einer intensiven Hitze der Haut – »*die Hitze bleibt lange auf dem Finger des Untersuchenden*« – das ein sehr starkes bestätigendes Merkmal von Belladonna ist.

Es besteht oft ein sehr starker Durst auf große Flüssigkeitsmengen, gelegentlich ein Verlangen nach Limonade oder Zitronen. Der Gemütszustand von Belladonna besteht in der Regel aus einer abgestumpften Geistesschärfe, einem dumpfen Intellekt, begleitet von einem Delirium. Der Patient hat typischerweise vor nichts in seiner Umgebung Angst, kann aber durch das charakteristische heftige Delirium erschrecken, das oft vorhanden ist.

1.2 Aconitum napellus

Aconitum kann aufgrund einer *Vorgeschichte von Frost oder Schrecken* verschrieben werden, ohne daß man auf die typischen Symptome warten muß. Erkältungen, die innerhalb weniger Stunden auftreten, nachdem man sich verkühlt hatte, werden fast immer durch Aconitum abgedeckt.

Nux vomica ist ein anderes wichtiges Mittel, an das man bei Erkältungen nach einem Frost denken muß, und dies ist praktisch dann gesichert, wenn der Patient mit einer solchen Vorgeschichte äußerst reizbar ist und dem immer kalt ist. Gelegentlich zeigt **Aconitum** ein Bild, das dem von **Belladonna** nicht unähnlich ist, mit rotem Gesicht, heißer Haut und dilatierten Pupillen, aber in der Regel sind die Pupillen von **Aconitum** kontrahiert. **Belladonna-Pupillen** sind praktisch immer dilatiert.

Der Geistes- und Gemütszustand von **Aconitum** unterscheidet sich normalerweise deutlich von **Belladonna**. Bei **Aconitum** besteht weniger die Neigung zu Delirien und der Patient ist sehr munter und ängstlich, oft mit Todesfurcht. Der **Aconitum-Patient** kann extrem ruhelos sein, wohingegen **Belladonna** durch *Bewegung äußerst verschlimmert* werden kann. Die Angst und Ruhelosigkeit von **Aconitum** kann der von **Arsenicum** ähneln, aber es bestehen normalerweise klare Unterscheidungen zu **Arsenicum**, wie z. B. das Verlangen nach *warmen Getränken* oder *häufigen Schlückchen*, Periodizität, einer Schwäche, die nicht im Verhältnis zur Natur der Krankheit steht und Frösteln oder auch Pingeligkeit.

1.3 Apis mellifica

- Der **Apis mellifica-Patient** kann ein *rotes Gesicht* haben, eine *sehr heiße Haut, Gleichgültigkeit* gegenüber der Umwelt und *Delirium*. Beide haben die Neigung, durch *plötzliche, scharfe Schmerzen* aufzufahren.

In der Regel ist Apis jedoch geistig viel *munterer* und auf den ersten Blick kann das Aussehen **Phosphorus** oder einer **Phosphorverbindung** sehr ähneln, wobei die Augen jeder Bewegung in der Nähe folgen. Der **Apis-Patient** kann auch Verlangen nach Gesellschaft haben, aber unterscheidet sich zu **Phosphorus** darin, daß er nicht freundlich ist und kein Verlangen nach Zuneigung hat. Der **Apis-Patient** ist oft unglücklich und wimmernd.

Ein wichtiger Unterschied, der fast immer vorhanden ist, ist der, daß das *Gesicht* von **Apis** eine *rosigrote Farbe* hat, eher als eine hellrote. Diese rosige Farbe kann man im Hals oder bei Hautausschlägen sehen. Dies ist sehr charakteristisch für Apis. Apis kann durstlos sein (manchmal nach einem initialen irreführenden Durst), was mit einer Anurie einhergehen kann. Zusammen mit der heißen Haut kann diese Trias sehr an Apis denken lassen.

Bei **Apis** ist eine *Neigung zu Ödemen* viel ausgeprägter, wie auch eine *Verschlimmerung am späten Nachmittag*.

1.4 Baptisia

Baptisia ähnelt **Belladonna** in seinem *schnellen Ausbruch, rotem Gesicht, heißer Haut* und möglicherweise dem *Delirium*.

- Das Gesicht von **Baptisia** jedoch sieht *dunkelrot* »betrunken« aus und die Schleimhäute sind entsprechend dunkler.
- *Schläfrigkeit* und *Verwirrung* sind charakteristisch für **Baptisia** und charakteristischerweise kann der Patient auf Fragen antworten, aber in den Schlaf fallen, bevor er die Antwort beendet hat.

Gelegentlich gibt das *Delirium* von **Baptisia** einen wichtigen Hinweis, und zwar das Gefühl, als ob man im Bett verstreut sei oder sonst noch jemanden im Bett habe. Wenn dies vorhanden ist, ist es ein nützliches bestätigendes Symptom.

Baptisia hat zusammen mit **Arnica** und **Pyrogenium** das Gefühl des »*harten Bettes*«. Manchmal, besonders bei der *Influenza*, muß man zwischen **Gelse-**

mium und **Baptisia** unterscheiden. **Gelsemium** hat einen langsameren Beginn, seltener ein rotes Gesicht, schwere obere Augenlider und manchmal Durstlosigkeit. Der Gemütszustand von **Gelsemium** ist typischerweise der, sich »miserabel« zu fühlen, im Gegensatz zu dem dumpfen verwirrten Gemütszustand von **Baptisia**, obwohl die Unterscheidung manchmal schwierig sein kann.

1.5 Bryonia

Bryonia kann gelegentlich ein *rotes Gesicht* und eine *äußerst heiße Haut* haben. Beide Mittel haben intensiven *Durst*, eine *Abneigung gegen Bewegung* und *Reizbarkeit*, obwohl man die Reizbarkeit bei Belladonna viel seltener finden kann.

- Ein Unterschied ist der, daß die **Bryonia-Beschwerden** sich fast immer *langsamer* entwickeln.

Während sich **Aconitum**- oder **Belladonna-Symptome** innerhalb von Stunden entwickeln, beginnen die **Bryonia-Symptome** nach 1 oder 2 Tagen, nachdem der Patient, sagen wir mal einem Frost ausgesetzt war, und es können noch einmal 1 oder 2 Tage vergehen, bis sich die Symptome voll entwickeln.

Das **Belladonna-Delirium** ist typischerweise heftiger und sehr viele Halluzinationen von Tieren, Monstern, Gesichtern, etc., strömen auf den Patienten ein. Das Delirium von **Bryonia** wird als *»murmelndes Delirium«* beschrieben und stört normalerweise den Patienten nicht sehr. Ein Delirium, Träume von der Arbeit, bei einem Kind Träume von der Schule oder sehr weit weg zu sein von zu Hause, sind für **Bryonia** charakteristisch.

1.6 Ferrum phosphoricum

Ferrum phosphoricum. kann ein sehr ähnliches Bild wie **Belladonna** haben, einschließlich der äußerst *heißen Haut*, unterscheidet sich aber hauptsächlich darin,

- daß **Ferrum phosphoricum** die *geistige Munterkeit* von **Phosphorus** hat und die Empfänglichkeit auf jeden Einfluß der Umgebung, was sich deutlich von dem mangelnden Interesse an der Umgebung von **Belladonna** unterscheidet.

Das Gesicht von **Ferrum phosphoricum** neigt dazu, abwechselnd *blaß* und *rot* zu werden. Man findet bei **Ferrum phosphoricum** eine umschriebene *Wangenröte*, wohingegen das Gesicht von **Belladonna** einförmig rot ist und es nur gelegentlich zu einer zirkumoralen Blässe kommt.

Der *Puls* von **Belladonna** ist voll und prall, der von **Ferrum phosphoricum** fast immer weich.

Falls dann am Ende noch ein Zweifel bestehen sollte, lohnt es sich, daran zu denken, daß **Ferrum phosphoricum** ein späteres pathologisches Stadium abdeckt, wie zum Beispiel bei der *Otitis media*, wenn sich deutlich *Eiter* gebildet hat.

1.7 Lycopodium

Lycopodium kann ebenfalls **Belladonna** ähneln, aber die folgenden Punkte helfen normalerweise bei der Unterscheidung.

▶ Zuerst kann **Lycopodium** eine *runzlige Stirn* haben,

die ein starker Hinweis auf eines der Mittel ist, die unter dieser Überschrift in KENTS *Repertorium* aufgelistet sind – besonders in der Kindheit. Unter diesen ist **Lycopodium** vielleicht das bei einer akuten Krankheit am häufigsten indizierte Mittel.

▶ Zweitens ist die Verschlimmerung zwischen 16.00 und 20.00 Uhr ganz oft vorhanden.

▶ Drittens hat **Lycopodium** bei akuten Krankheiten bei Kindern fast immer *Flatulenzen*.

Es bestehen oft etwas abdominelle Aufblähung und Aufstoßen oder häufiger Abgang von Winden, normalerweise letzteres.

Lycopodium ist charakteristischerweise ein *rechtsseitiges* Mittel und ragt unter den Mitteln heraus, bei denen die Symptome von rechts nach links gehen. Wenn jedoch die Allgemeinsymptome abgedeckt werden, wirkt es genauso gut bei linksseitigen Beschwerden, wie z.B. bei einer Pneumonie. **Lycopodium** kann ein Verlangen nach *kalten Getränken* haben, wenn aber ein Verlangen nach warmen Getränken geäußert wird, sind **Lycopodium** oder **Arsenicum album** die wahrscheinlichsten Mittel.

1.8 Nux vomica

Nux vomica ähnelt gelegentlich **Belladonna**, wenn es ein sehr *rotes Gesicht* und eine äußerst *heiße Haut* hat. Es können andere Merkmale von **Nux vomica** vorhanden sein, wenn aber die Ähnlichkeit sehr stark ist, besteht der wertvollste Punkt der Unterscheidung darin,

▶ daß es **Nux vomica** nicht erträgt, trotz der intensiven Hitze *aufgedeckt* zu sein.

Opium kann ebenfalls **Belladonna** ähneln, unterscheidet sich aber durch seine stecknadelkopfgroßen Pupillen und durch die heftige Ausatmung durch den Mund bei hohen Temperaturen.

1.9 Pulsatilla

Pulsatilla kann ein *rotes Gesicht*, eine äußerst *heiße Haut* und manchmal ein beträchtliches *Delirium* haben, obwohl das Delirium bei weitem nicht so üblich ist wie bei **Belladonna**.

- Die Wahl von **Pulsatilla** kann fast immer aufgrund der *Gemüts- und Allgemeinsymptome* getroffen werden. Das **Pulsatilla-Kind** ist typischerweise weinerlich, hat ein veränderliches Gemüt, ist manchmal empfindlich, aber niemals sehr reizbar und das Hauptgemütssymptom – *Verlangen nach Zuneigung* – ist bei Kindern normalerweise ausgeprägt.

Im Gegensatz zu **Phosphorus** oder einer **Phosphorverbindung** absorbiert das Kind die Zuneigung, erwidert sie aber nicht.

Durstlosigkeit bei Fieber kann man bei vielen Mitteln finden, aber in der Kindheit sind **Pulsatilla** und **Gelsemium** sicherlich unter den Hauptmitteln.

1.10 Pyrogenium

Pyrogenium ähnelt nicht oft **Belladonna**, aber es kann ein *rotes Gesicht* und eine äußerst *heiße Haut* haben.

- **Pyrogenium** unterscheidet sich von **Belladonna** normalerweise dadurch, daß es *geistig munterer* ist und ein *schwächeres Delirium* besteht.

Pyrogenium muß tatsächlich öfters von der **Phosphorgruppe** unterschieden werden. Manchmal kann bei schweren Infektionen wie einer Peritonitis oder Osteomyelitis die Unterscheidung praktisch unmöglich sein. Glücklicherweise sind *beides komplementäre Mittel* und können im Wechsel verschrieben werden, eine unter solchen Umständen zu rechtfertigende Vorgehensweise.

- Andere Unterschiede zwischen **Pyrogenium** und **Belladonna** bestehen darin, **daß Pyrogenium** sehr ruhelos sein und widerliche Gerüche haben kann, Zeichen, die man bei **Belladonna** selten findet.

1.11 Stramonium

Stramonium kann ein *rotes Gesicht* haben, *dilatierte Pupillen, hohes Fieber*, eine äußerst *heiße Haut* und ein *Delirium*. In einigen Fällen wird es schwierig von **Belladonna** zu unterscheiden sein, aber in der Regel ist dies nicht der Fall.

- Im allgemeinen zeigt **Stramonium** mehr *motorische Aktivität*, während beide Mittel Zuckungen der Extremitäten und Konvulsionen abdecken, wobei diese Tendenz bei **Stramonium** stärker ausgeprägt ist.
- Bei **Stramonium** kann man anmutige Bewegungen der Extremitäten finden, die bei *Chorea* manchmal ein Hinweis auf Stramonium sind.

Das **Stramonium-Kind** hebt seinen Kopf oft *vom Kopfkissen hoch*, wohingegen ihn **Belladonna** beinahe immer ruhig hält, da die Beschwerden durch Bewegungen äußerst verschlimmert werden können.

Bei **Stramonium** besteht eine größere Neigung zu *Geschwätzigkeit*, die so ausgeprägt ist wie bei **Lachesis**. Wie es BOERICKE ausdrückt:

- »Feierliches, ernstes, eindringliches und unaufhörliches Reden, Geschwätzig, redselig, lachend, singend, fluchend, betend, reimend.« Dies sind Merkmale von **Stramonium**.

Es kann zu schnellen *Gemütsveränderungen*, von Freude zu Traurigkeit, kommen. Unzüchtiges Reden oder religiöse Manie werden von beiden abgedeckt, aber viel öfter von **Stramonium**. Begreifen der Genitalien gibt es bei **Belladonna** nicht.

Da bei ihm eine größere motorische Aktivität besteht, kann das *Delirium* von **Stramonium** genauso heftig sein wie bei **Belladonna**, oder sogar noch heftiger und sein Inhalt kann manchmal hilfreich sein, um es von **Belladonna** zu unterscheiden. Es können *Wahnvorstellungen* bezüglich der persönlichen Identität bestehen, groß zu sein, aus zwei Teilen zu bestehen oder ein Teil des Körpers scheint vergrößert zu sein oder zu fehlen. (**Baptisia, Petroleum** und **Phosphorus** haben die Wahnidee, daß der Körper auf dem Bett verstreut zu sein scheint.) Andererseits sieht **Belladonna** typischerweise Gesichter, Monster, etc.

Das Gesicht von **Stramonium** ist manchmal *blaß* und hat eine *runzlige Stirn*, aber wenn es **Belladonna** ähnelt, können kontrahierte Pupillen vorhanden sein.

- Ein *ängstlicher Gesichtsausdruck* ist prominent bei **Stramonium**, aber nicht bei **Belladonna**.

Beide haben *Angst vor Wasser*, was bei **Stramonium** aber ausgeprägter ist und es hat auch Angst vor *fließendem Wasser*. **Stramonium** hat deutlich Angst vor der *Dunkelheit*, die bei **Belladonna** nicht so prominent ist, da es typischerweise seiner Umgebung gegenüber eher gleichgültig ist. Heftige *Schmerzen in der linken Hüfte* sind gelegentlich ein Hinweis auf **Stramonium**.

Man muß eine Differentialdiagnose zwischen **Belladonna**, **Hyoscyamus** und **Stramonium** machen. In der Regel ist die *Temperatur* bei **Hyoscyamus** tiefer, aber normalerweise ist ein genauerer Vergleich notwendig.

1.12 Sulfur

Sulfur kann am Anfang das Aussehen von **Belladonna** haben, mit *rotem Gesicht, heißer Haut* und *Delirium*, aber bei einer genaueren Beurteilung solcher Fälle wird einem klar, daß die *Charakteristika* von **Belladonna** fehlen.
Die Pupillen können normal groß sein, was wahrscheinlich öfter der Fall ist, als dilatierte oder kontrahierte Pupillen. Die Hitze der Haut ist möglicherweise

nicht so ausgeprägt wie die intensive Hitze von **Belladonna**. Bei einem sorgfältigeren Blick wird einem klar, daß es nur wenige oder keine Symptome für die Verschreibung gibt.

▶ »*Fehlen von Symptomen*« ist ein wohlbekanntes Merkmal von **Sulfur**.

Da gibt es gerade einen Patienten mit der Krankheit, seien es Masern oder eine Pneumonie, ohne irgendeine deutliche Reaktionsmanifestation außer dem Fieber. Dies ist bei jedem Stadium einer akuten Krankheit ein sehr wertvoller Hinweis auf **Sulfur**, sei es am Beginn oder am Ende der Krankheit, wenn der Sturm vorbei ist und es dem Patienten noch nicht ganz gut geht und wenn es nur wenige oder keine Symptome für die Verschreibung gibt.

Psorinum wird als das **frostige Sulfur** dargestellt, aber die Ähnlichkeit kann so ausgeprägt sein, daß **Psorinum** erfolgreich gegeben werden kann, wenn **Sulfur** indiziert scheint, aber versagt.

Mehrere Mittel haben »*Verzweiflung bezüglich der Genesung*,« aber während der Genesung ist **Psorinum** das einzige. Es scheint, als ob sich die Trägheit der Gewebe im Gemüt widerspiegelt. Die **Tuberculine** können **Sulfur** ebenfalls sehr ähnlich sein. Wenn sich ein Patient ohne irgendwelche klaren Verschreibungssymptome nur langsam von einer Pneumonie erholt, scheint **Bacillinum** sehr gut zu wirken.

Um zu den Unterschieden zwischen **Sulfur** und **Belladonna** zurückzukehren, **Sulfur** hat eine *umschriebene Röte des Gesichts*, ein Symptom, das man bei **Belladonna** nicht findet. Bei **Sulfur** findet man rezidivierende Gesichtsrötungen. Sehr *rote Lippen* findet man bei **Sulfur** und **Tuberculinum**. **Sulfur** hat auch extreme Rötungen anderer Körperöffnungen. Manchmal hat der **Sulfur-Patient** extrem heiße Füße und muß sie entblößen oder abdecken, ein Symptom, das man nicht bei **Belladonna** findet.

▶ Einer der häufigsten Hinweise auf **Sulfur** ist *Unordentlichkeit* und *Unsauberkeit*. Dies ist bei **Sulfur** so ausgeprägt, daß, wenn ein Kind Gefallen daran findet, unsauber zu sein, **Sulfur** das garantiert wieder in Ordnung bringt.

1.13 Veratrum viride

▶ **Veratrum viride** kann einen schnellen Fieberausbruch haben, ein rotes Gesicht, eine heiße, trockene Haut, dilatierte Pupillen und großen Durst, zusammen mit einem schrecklichen Delirium. Wie Borland betonte, neigt Veratrum viride zur Zyanose und zu leichtem Schweiß auf dem Gesicht.

Es ist oft eine leichte *Übelkeit* vorhanden. Borland bemerkte auch, daß einige Patienten, die auf Veratrum viride ansprachen, darüber klagten, daß »alles süß schmecke.« Die Zunge kann einen Hinweis auf das Mittel geben.

▶ Eine rote Zunge mit einem belegten Streifen in der Mitte ist typisch für **Veratrum**.

Es ist möglich, dieses Symptom bei **Belladonna** zu finden, ist aber sehr selten der Fall. Eine schmutzig gelbe Zunge legt auch **Veratrum** nah. **Belladonna** hat normalerweise eine saubere Zunge, nicht selten jedoch eine »Erdbeer-«Zunge.

2. Phosphorus – bei akuten Krankheiten von Säuglingen und Kindern

Das Aussehen des **Phosphorus-Kindes** ist normalerweise hilfreich. Das Kind ist groß und schlank und hat eine feine Haut, was sowohl bei akuten als auch chronischen Krankheiten ein Hinweis auf Phosphorus ist.

▶ Ein charakteristisches Symptom ist die Art, mit der das Kind jeder Bewegung des Arztes oder der Schwester mit den Augen folgt, sogar wenn es an einer schweren Sepsis leidet. Gleichgültigkeit oder Apathie kommen nicht oft vor. Dieses *scharfe Bewußtsein der Umgebung* ist eines der zuverlässigsten Symptome und fehlt selten.

Weniger oft werden die übermäßig scharfen Sinne durch die Betonung der Empfindlichkeit auf Geräusche oder Berührungen offensichtlich. Die Schlaflage, die von dem Phosphorus-Patienten eingenommen wird, ist relativ unwichtig – abgesehen von 2 Positionen. Es lohnt sich, daran zu denken, daß **Phosphorus** zusammen mit anderen Mitteln die *Knie-Ellenbogen-Lage* hat. Bei einer Pneumonie und anderen Brustkrankheiten kann das Kind auch ein deutliches Verlangen danach haben, unterstützt zu werden, mit dem nach hinten geworfenen Kopf fast aufrecht zu sitzen.

Man weiß sehr wohl, daß das **Pulsatilla-Kind** Verlangen nach Zuneigung hat. **Phosphorus** hat dies ebenfalls sehr ausgeprägt, aber mit einem Unterschied, der normalerweise sehr leicht zu entdecken ist. Das **Pulsatilla-Kind** absorbiert sozusagen die Zuneigung, wohingegen das **Phosphorus-Kind** darauf reagiert, indem es die *Zuneigung erwidert*. Phosphorus reagiert darauf mit Zuneigung. Das Phosphorus-Kind ist empfänglich für alle äußeren Stimuli.

Silicea und **Phosphorus** müssen unterschieden werden. Beide haben *Angst* und ganz selten kann **Silicea**, wie seine Verwandte **Pulsatilla**, Verlangen nach Zuneigung haben. Es gibt viele Unterschiede, einschließlich der Neigung zu einem kränklichen blassen Gesicht bei **Silicea** und persistierenden Absonderungen. Widerlicher Fußschweiß, der oft kalt ist, oder zumindest kalte, klebrige Zehen sind ein nützliches bestätigendes Symptom von **Silicea**. Sein Fehlen würde eine Hinterfragung der Verschreibung mit sich bringen.

▶ *Besorgnis* oder *Angst* ist ebenfalls oft mit der scharfen Bewußtheit von **Phosphorus** verbunden. **Phosphorus** ist voller Ängste – Angst vor der Dunkelheit, Angst, allein gelassen zu werden oder was der Doktor machen will, das sind gewöhnliche Symptome.

- Es ist fast immer das richtige Mittel für die *präoperative Angst* bei Kindern, einschließlich vor einem Zahnarztbesuch. Es ist so oft indiziert, daß es für diesen Zustand routinemäßig gegeben wird, außer wenn es positive Indikationen für ein anderes Mittel gibt.

Ungefähr 1 von 12 Kindern, die sich einer *Tonsillektomie* unterziehen, benötigt es. Ich gebe eine Einzelgabe **Phosphorus C200**, falls die Zeit nicht mehr erlaubt, aber normalerweise werden ein paar Gaben alle 2 Stunden gegeben. Es scheint sehr gut zusammen mit dem Routinemittel **Arnica C30** zu wirken. Phosphorus ist eines unserer *Heimwehmittel*, wenn die Allgemeinsymptome stimmen.

Die Hauptsymptome, die meiner Erfahrung nach **Phosphorus** nahelegen, sind die vier bereits erwähnten:

- das Aussehen des Kindes,
- die Augen, die jeder Bewegung in der Umgebung folgen,
- die Empfänglichkeit und
- möglicherweise die Angst.

Es bestehen fast immer zu einem gewissen Grad Ängste oder Vorahnungen, die bei einigen ausgeprägter sind als bei anderen. Bei einer Minderheit ist dies das Hauptsymptom. Wenn das Phosphorusbild einmal erkannt ist, nicht nur das Zusammenaddieren von Symptomen, ist es, wie bei anderen Mitteln, der hilfreichste Weg zu seiner Verschreibung.

▷ Normalerweise gibt es noch andere bestätigende Symptome, wie z.B. *Verlangen nach kalter Milch*. **Phosphorus** hat oft Durst auf große Mengen kalter Getränke.

Ein *Verlangen nach warmen Getränken* ist ein Symptom, das einen bei seiner Verschreibung zögern lassen sollte. In solchen Fällen sind die ähnlichsten Mittel **Arsenicum album, Lycopodium** oder eines der anderen Mittel, die das *Verlangen nach warmen Getränken* haben. Manchmal kann man von der Mutter irregeführt werden, die bei der Anamnese ein Verlangen nach warmen Getränken angibt, wobei sie tatsächlich warme Getränke mit der Annahme gegeben hat, daß kalte Getränke schädlich sein könnten. Verlangen nach kalter Milch ist ein gutes Symptom von **Phosphorus**, aber bei Kindern mit hohem Fieber ist ein Verlangen nach kalten Getränken normal und deshalb kein hochwertiges Symptom.

- Verlangen nach *häufigen Schlückchen* ist ein starker Hinweis auf **Arsenicum album**,

aber gelegentlich können andere Mittel einschließlich **Phosphorus** indiziert sein.

- Durst auf kalte Getränke, die 10 Minuten später *erbrochen* werden, ist ein wohlbekannter Hinweis auf **Phosphorus** oder **Pyrogenium**.
- Die Kombination von *starkem Durst* und *Abneigung gegen Berührung* läßt an **Bryonia** denken, aber das Aussehen und die Gemütssymptome sind sehr verschieden.

Das Gefühl von *Brustenge*, die nicht im Verhältnis zu den körperlichen Zeichen steht, ist oft bei *Pneumonien*, *Bronchitis* und *Asthma* vorhanden, wenn **Phosphorus** indiziert ist.

- Die *Blutungsneigung* ist ebenfalls ein wohlbekanntes Merkmal des Mittels. Es scheint nach einer *Tonsillektomie* nützlich zu sein, wenn hellrotes Blut aussickert, was aber eine Ligation nicht nötig macht.

▷ Die toxischen Wirkungen von **Phosphor** auf die Leber sind wohlbekannt und deshalb deckt das Mittel die meisten Fälle einer *infektiösen Hepatitis* bei Kindern ab.

Calcium phosphoricum und **Ferrum phosphoricum** sind die bei weitem besten **Phosphorverbindungen**, um einen initialen Eindruck von Phosphorus zu vermitteln. Sie können beide die Wachsamkeit haben – »die Augen folgen dem Arzt«, die Empfänglichkeit und vielleicht die Angst. »Trost verschlimmert« kommt sehr viel seltener vor.

▷ Das **Calcium phosphoricum-Kind** ist jedoch fast immer schwerer gebaut und neigt zu lokalen *Schweißen*, hat aber häufiger, wenn Schweiß vorhanden ist, einen milden, generalisierten, leicht klebrigen schwachen Schweiß.

▷ Der **Calcium phosphoricum-Patient** neigt zu Beschwerden, besonders während der *Zahnung* und sehr oft wird eine *Bronchitis während der Zahnung* von **Calcium phosphoricum** abgedeckt.

Eine Pneumonie, die einen ähnlichen Bezug zur ersten Zahnung hat, tritt nicht sehr oft auf, aber für alle Beschwerden, die während der Zahnung auftreten, ist es ein Mittel, an das man denken sollte.

▷ **Ferrum phosphoricum** kann bei einigen Fällen **Phosphorus** sehr ähnlich sein, wobei der einzige Unterschied in einer ausgeprägten Neigung zu *Gesichtsrötungen* besteht, oder der Patient zeigt ein Bild, das einen an **Phosphorus** und **Belladonna** denken läßt.

Nicht selten sind das Aussehen, die Wachsamkeit, etc. von **Phosphorus** zusammen mit der intensiven Hitze der Haut – die Hitze, die noch lange auf dem Finger des Untersuchers bleibt, vorhanden, was einen dann so sehr an **Belladonna** denken läßt. Eine umschriebene Wangenröte oder Blässe und Gesichtsröte im Wechsel können bei dem **Ferrum phosphoricum-Patienten** vorhanden sein.

Manchmal herrschen Belladonna-ähnliche Symptome vor und es kann dann in der Tat sehr schwierig sein, sich für ein Mittel zu entscheiden.

- Der volle pralle Puls von **Belladonna** fehlt bei **Ferrum phosphoricum**.
- **Ferrum phosphoricum** ist in den späteren pathologischen Stadien von Nutzen, wie z. B. dann, wenn sich bei einer *Otitis media* deutlich *Eiter* gebildet hat.
- **Ferrum phosphoricum** kann Verlangen nach warmen Getränken haben – ein Symptom, das man selten, wenn überhaupt, bei **Phosphorus** findet.

Ferrum phosphoricum war bei zwei Fällen von *follikulärer Tonsillitis* indiziert. Beide Kinder hatten das Aussehen und die Gemütssymptome von **Phosphorus** zusammen mit der umschriebenen Wangenröte, sowie der intensiven Hitze der Haut. Beide hatten eine Temperatur von 40°C, und bei diesem hochgradigen Fieber wären die Kinder sicher teilnahmslos und delirant gewesen, wäre **Belladonna** das treffende Mittel.

Eines der Kinder war ein 8-jähriger Junge, der Sohn eines befreundeten Arztes, der die Wirkungen von **Ferrum phosphoricum C200** als »übernatürlich« beschrieb.

Der andere war ein 12-jähriger Junge, der auf der Barton Ward mit follikulärer Tonsillitis und mesenterischer Adenitis aufgenommen wurde und man sah anamnestisch und radiologisch eine sich zurückbildende Bronchopneumonie. Er hatte 38 000 Leukozyten. Auf **Ferrum phosphoricum C10.000** folgte über Nacht eine beträchtliche Besserung. **Pyrogenium C200** vollendete die Behandlung und innerhalb von 3 Tagen war sein Hals frei von Erregern der Plaut-Vincent-Angina und Temperatur und Puls waren wieder normal.
Unter den Mitteln, die man gelegentlich von **Phosphorus** unterscheiden muß, ist u. a.:

- **Arsenicum album**, bei dem die Angst vorherrscht, obwohl normalerweise andere Symptome, wie Verlangen nach warmen Getränken, Ruhelosigkeit und Periodizität die Entscheidung ganz einfach machen.
- **Kalium phosphoricum** kann sehr selten ähnlich sein, aber Symptome des Kalium-Anteils, wie die Verschlimmerung morgens um 3 Uhr oder die extreme Reaktion auf Geräusche, werden früher oder später deutlich hervortreten.
- **Psorinum** kann ein Phosphorus-ähnliches wie auch das ungewaschene Aussehen haben.
- **Dysenterie Co.** kann Phosphorus vortäuschen und nach Beobachtungen auf der Station wird es deutlich, daß die mentale Spannung das Leitsymptom ist.
- **Zincum** kann initial einen starken Eindruck von Phosphorus vermitteln, aber die Anamnese und die ruhelosen Füße oder andere charakteristische Symptome von Zincum machen normalerweise die Unterscheidung einfach.
- Die **Tuberculine** können ebenfalls Phosphorus ähneln, aber die ausgeprägte Halsstarrigkeit – die bei einem Kind fast immer nach **Tuberculinum bovinum** verlangt – oder andere Symptome, machen normalerweise die Wahl einfach. **Tuberkulinum** folgt auf **Phosphorus** *als Komplementärmittel.*
- Schließlich scheint es, als seien **Pyrogenium** und die autogenen **Eiterpotenzen** oft bei Patienten des Phosphorus-Typs indiziert, und ich habe nie gezögert, diese Mittel *im Wechsel* zu geben, wobei mir der augenscheinliche Erfolg recht gab.

3. Carcinosinum

3.1 Der klinische Nachweis

Es wird allgemein akzeptiert, daß wir die Symptome nehmen können, die aus der klinischen Erfahrung der therapeutischen Wirkung eines Mittels stammen und daß sich das Arzneimittelbild, die wirkliche Basis der Verschreibung, aus den Prüfungssymptomen und der klinischen Erfahrung zusammensetzt.

Mein Interesse an **Carcinosinum** wurde 1952 durch ein zufälliges Experiment geweckt. Es handelte sich um zwei Kinder, die zur gleichen Zeit in der Ambulanz behandelt wurden, ein Junge und ein Mädchen, deren Mütter während der Schwangerschaft an Brustkrebs litten. Das Mädchen war das zweite Kind des leiblichen Vetters mit einer starken Krebsvorgeschichte. Beide Kinder hatten ein bemerkenswert ähnliches Aussehen, hatten blaue Skleren, einen Café-au-lait Teint und zahlreiche Muttermale – diese waren schwarz, meistens zirkuläre Makula, und jeglicher Verweis in diesem Buch auf Muttermale bezieht sich nur auf diesen Typ. Ich fragte mich, ob diese beiden Kinder diese Charakteristika wegen der Erkrankung ihrer Mutter hatten.

Es nahm viel Zeit in Anspruch, eine Zahl solcher Fälle zu sammeln. Die unmittelbare Vorgehensweise bestand darin, die *Vorfahren der Kinder* mit diesem Aussehen partiell oder vollständig zu studieren. In der Tat gab es nur verhältnismäßig wenige mit allen Merkmalen dieses Aussehens, deshalb wurden Kinder mit Muttermalen, mit oder ohne andere Charakteristika, mit eingeschlossen und ihre Familienanamnesen mit denen anderer Kinder verglichen, die in die Ambulanz kamen oder auf der Station des *Royal Homoeopathic Hospital* aufgenommen wurden.

Es gab eine höhere Inzidenz von Krebs, Tuberkulose und Diabetes oder einer Kombination dieser Erkrankungen und zu einem geringeren Maß perniziöse Anämien in den Familienanamnesen von 100 Kindern mit Muttermalen, verglichen mit den Familienanamnesen von 100 Kindern ohne Muttermale. Es bedarf natürlich noch viel mehr Forschung, dies zu beweisen.

Nach 200 Fällen mit augenscheinlich erfolgreichen Behandlungsresultaten wurde der Vortrag »*Eine klinische Studie von Carcinosinum*« vor der homöopathischen Fakultät verlesen. Dies führte zu einer konventionellen Prüfung durch Dr. Templeton, der noch die Symptome »Teilnahmslosigkeit«, »Schwierigkeiten im Denken«, »Unzufriedenheit« (was mit Clarkes Beobachtung übereinstimmte, daß **Carcinosinum** bei psychisch Kranken mit einer Neigung zu Selbstmord nützlich ist) und Krebs in der Familienanamnese herausholte. Der Bericht der Prüfung wurde im Juli 1958 zusammen mit »*Carcinosin Drug Picture*« veröffentlicht. Dr. Templeton nahm bewußt nicht selbst an der klinischen Prüfung teil, die jedoch die Indikationen für den Einsatz von Carcinosinum bei den obigen Fällen lieferte, abgesehen von seiner hauptsächlichen Nützlichkeit bei der Behandlung geistig normaler Patienten.

Nach weiteren Studien wurde die Schrift »*Carcinosin Drug Picture*« 1958 vor dem schottischen Zweig der Fakultät verlesen, wobei die Indikationen für **Carcinosinum** hinterher vollauf bestätigt wurden. In der Diskussion zu dieser Schrift sagte Dr. ELISABETH PATTERSON, daß sie glaube, daß *Krebs das Endresultat aller Miasmen* repräsentiere, **weshalb Tuberculinum, Medorrhinum** und **Lueticum** benötigt würden. Dr. COOPER sagte, daß er bei einer hereditären *Syphilis* in der Anamnese an **Carcinosinum** denken würde. Er bemerkte, daß er von einer bestimmten Insel wisse, auf der es 1870 eine syphilitische Epidemie gegeben habe und auf der nun viele Einwohner an Krebs, Hypertonie und depressiven Geistes- und Gemütskrankheiten leiden würden.

KENT glaubte, daß *Krebs das Resultat einer unterdrückten Psora* sei und es ist interessant, bei einigen Fällen, die auf **Carcinosinum** ansprechen, festzustellen, daß deutliche Indikationen für verwandte Mittel, einschließlich **Psorinum**, auftauchen.

Ich habe dann die individuelle Anamnese dieser Kinder studiert und herausgefunden, daß es bei ihnen sehr früh im Leben, etwa im 3. Monat, eine *Neigung zu entzündlichen Krankheiten*, meistens Pneumonie oder Keuchhusten gab, und daß diese fast immer einen schweren Verlauf hatten. Wenn wir McDONAGHS Vorstellung akzeptieren, daß es zwei Grundkrankheiten gibt – Entzündung und Tumorbildung – die die Zentrifugal- und Zentripetalkraft repräsentieren, ebenso auch die Lehren von RUDOLF STEINER, dann kann man diese Neigung zu Entzündungen als eine Reaktion auf die vererbten Tendenzen betrachten.

Ein Kind mit der längsten Liste schwerer Infektionen, die ich jemals gesehen habe, hatte Indikationen für **Carcinosinum**, dessen Verabreichung von einer bemerkenswerten Besserung gefolgt wurde. Später stellte Dr. IMBERECHTS, der über beträchtliche Erfahrung verfügte, fest, daß eine Kinderkrankheit nach der Pubertät als eine Indikation für **Carcinosinum** betrachtet werden kann, was ich voll bestätigen kann.

Ich verlor den Kontakt zu dem »ursprünglichen« Mädchen, untersuchte aber 27 Jahre später den »ursprünglichen Jungen.« Er war im allgemeinen fit und ging einer professionellen Laufbahn nach. Es mag bezeichnend sein, daß er *DeMorgan-Flecken* entwickelt hatte.

Es wurde bald klar, daß sich nach einer Verschreibung von **Carcinosinum** eine *entzündliche* oder auch eine andere *Reaktion* zu bilden pflegte, die sehr oft am 10. Tag begann. Diese Reaktion konnte 2 oder 3 Wochen anhalten. Das wurde für alle Altersstufen bestätigt. Es ist besser, die Entwicklung 6 Wochen nach einer Verschreibung von **Carcinosinum** zu beurteilen, als nach 4 Wochen, wobei man daran denken sollte, daß, wenn eine Verschlimmerung auftritt, diese praktisch immer nach dieser Zeit beendet ist.

▷ Ein Hinweis für den Einsatz von **Carcinosinum** und anderen Mitteln bei Kindern kann man über die *Lage* finden, die das *Kind im Schlaf* einnimmt.

Bis ungefähr zum Ende des ersten Jahres ist das Schlafen in der *Knie-Ellenbogen-Lage* nicht ungewöhnlich, danach wird diese normalerweise seltener. Falls sie weiter eingenommen wird, kann sie als individuelles Symptom gewertet werden. Die Schlaflage ist wichtig wie auch eindeutig, verglichen mit der elterlichen Beurteilung anderer Symptome, unabhängig davon, ob sie außerhalb der Norm sind oder nicht. Nachforschungen in der Ambulanz und Beobachtungen auf der Station zeigten, daß die folgenden Mittel dieses Symptom abdecken:

- **Calcium phosphoricum**
- **Carcinosinum**
- **Lycopodium**
- **Medorrhinum**
- **Phosphorus**
- **Sepia**
- **Tuberculinum,**

wobei Medorrhinum das einzige im Kentschen *Repertorium* aufgeführte Mittel ist.

Viele der studierten Patienten waren bereits behandelt worden und es wurde deutlich, daß den Kandidaten für **Carcinosinum** bei anderen Gelegenheiten oft von einem oder mehreren Mittel einer Gruppe geholfen wurde, zu der über Jahre hinweg andere hinzugefügt worden waren. Zu dem Zeitpunkt, als diese Liste geschrieben wurde, sah sie wie folgt aus:

Acidum nitricum	**Medorrhinum**
Alumina	**Natrium muriaticum**
Arsenicum album	**Natrium sulfuricum**
Arsenicum jodatum	**Opium**
Bellis perennis	**Psorinum**
Calcium carbonicum	**Pulsatilla**
Calcium phosphoricum	**Sepia**
Dysenterie-Bacillus	**Staphisagria**
Graphites	**Sulfur**
Lachesis	**Thuja**
Lueticum	**Die Tuberculine**
Lycopodium	

▷ Falls ein Patient auf keines der Mittel anspricht, obwohl es anscheinend akkurat gewählt wurde, lohnt es sich, nachzuschauen, ob **Carcinosinum** paßt. Man sollte ebenfalls an **Carcinosinum** denken, wenn zwei oder mehrere der verwandten Mittel teilweise sehr indiziert sind, aber keines den Fall adäquat abdeckt.

▷ Eine Kenntnis der verwandten Mittel ist offensichtlich sehr wichtig. Dies kann nicht zusammengefaßt werden, aber einige auffallende *mentale* oder *körperliche Symptome*, die an **Carcinosinum** denken lassen, wie auch ein Verweis auf bestimmte Rubriken in KENTS *Repertorium*, zu denen **Carcinosinum** hinzugefügt werden kann, sind wie folgt:

Aussehen

Das vollständige »Carcinosinum-Aussehen« mit den blauen Skleren, dem Café-au-lait Teint und den schwarzen Muttermalen, wie bereits beschrieben, ist selten. Wie in der klinischen Prüfung gezeigt wurde, läßt das Vorhandensein dieser *schwarzen Muttermale*, mit oder ohne anderen Merkmale, an Carcinosinum denken.

Furcht und Angst

Einen Aspekt davon findet man bei Kindern, die sich in der Schule nicht gegen andere Kinder behaupten können. Solche Kinder können fast immer durch eine *Konstitutionstherapie* geheilt werden, die meiner Erfahrung nach hauptsächlich

- **Arsenicum album**
- **Arsenicum jodatum**
- **Calcium phosphoricum**
- **Carcinosinum**
- **Phosphorus**
- **Silicea**

entsprechend den individuellen Indikationen benötigen. Manchmal wird mehr als eines dieser Mittel benötigt. Ich verschreibe diese Mittel normalerweise in der **C30**, **C200** und **C1000**, die an aufeinanderfolgenden Tagen gegeben werden. Furcht und Angst können natürlich bei vielen anderen Erkrankungen und in allen Altersstufen gefunden werden.

Vorahnungen

Dr. BON HOA, der umfassende Erfahrungen mit Carcinosinum gesammelt hat, hat nicht nur dieses Symptom bestätigt, sondern hinzugefügt, daß dieses seiner geschätzten Meinung nach ein sehr hochwertiges Symptom sei.

Verlangen nach Zuneigung

Mit Carcinosinum verwandte Mittel, die ein starkes Verlangen nach Zuneigung haben können, sind:

- **Calcium phosphoricum**
- **Phosphorus**
- **Pulsatilla**

Die Unterscheidung ist bei Kindern sehr deutlich, weil nämlich **Pulsatilla** die Zuneigung absorbiert, sie aber kaum erwidert. **Phosphorus** und **Calcium phosphoricum** erwidern normalerweise Zuneigung und **Carcinosinum** deckt beide Situationen ab.

Mitgefühl für andere

Zu einem Kind kann die Mutter fast immer etwas erzählen. Wenn man bei einem Erwachsenen bezüglich dieses Symptoms Zweifel hat, ist es manchmal nützlich, nachzufragen, ob viele Menschen dazu neigen, sich bei ihm Rat zu holen oder zu ihm zu kommen, wenn sie Schwierigkeiten haben. Bei jeder Altersstufe kann ein vertrauter Beobachter den Wert dieses Symptoms festlegen.

Die Entscheidung, ob ein Symptom genommen werden sollte oder nicht, und zwar als Teil der Basis, auf der eine homöopathische Verschreibung aufbaut, ist von größter Bedeutung. Wenn irgendein Zweifel bezüglich des Wertes irgendeines Symptoms besteht, sollte dies beiseite gelegt werden.

▷ Nur wirklich deutliche Symptome, selbst wenn es wenige sind, sollten zur Arzneimittelfindung herangezogen werden.

Es ist oft schwierig, dieses einzelne Symptom einzuschätzen. KENTS *Repertorium* hat die zwei Rubriken »Mitfühlend« und »Schreckliche Dinge, traurige Geschichten ergreifen sie tief.«

Hinzufügungen zu der Rubrik »*Mitfühlend*« sind die folgenden Mittel:

- **Aurum metallicum**
- **Calcium carbonicum**
- **Calcium phosphoricum**
- **Carcinosinum**
- **Graphites**
- **Helleborus niger**
- **Lachesis**
- **Sepia**.

Hinzufügungen zu der Rubrik »*Schreckliche Dinge...*« sind:

- **Acidum nitricum**
- **Carcinosinum**.

Eigensinnigkeit

Tuberculinum ist eine wichtige Hinzufügung zu dieser Rubrik und auch **Carcinosinum** kann hinzugefügt werden. (Blaue Skleren wird schon lange als Symptom von Tuberculinum betrachtet.)

Verlangen zu Reisen

Dies wird ebenfalls von **Carcinosinum** abgedeckt.

Meeresluft

Die Rubriken, die eine Besserung oder Verschlimmerung am Meer beinhalten, kann man unter Modalitäten finden: *»Luft, Seeluft...«*.

- **Medorrhinum** ist das einzige Mittel, das eine Besserung abdeckt [**Bromum** und **Natrium muriaticum** werden ebenfalls in der deutschen Ausgabe aufgeführt.]
- **Carcinosinum** kann hinzugefügt werden.

Beide decken auch eine Verschlimmerung am Meer ab.

Im Süden Englands kann ein Patient eine Besserung an der Ostküste erfahren und eine Verschlimmerung an der Südküste, und umgekehrt, wobei beide Situationen von **Carcinosinum** abgedeckt werden.

Meiner Erfahrung nach können auch zwei Mittel aus der Rubrik »Verschlimmerung am Meer« – **Natrium muriaticum** und **Sepia** – eine Besserung als Symptom haben. **Silicea**, das nicht aufgeführt ist, kann ebenfalls eine Besserung oder Verschlimmerung haben.

Wählerisch

- **Alumina**
- **Anacardium**
- **Bellis perennis**
- **Carcinosinum**
- **Conium**
- **Graphites**
- **Phosphorus**
- **Platinum metallicum**
- **Pulsatilla**
- **Sepia**

In Kents *Repertorium* werden ebenfalls aufgeführt:
- **Arsenicum album**
- **Nux vomica**.

Empfindlich für Musik

Carcinosinum kann zu dieser Rubrik hinzugefügt werden.

Liebt Gewitter

Kent führt nur **Sepia** in der Rubrik »Schwermut, Gewitter bessert« auf.
- **Bellis perennis**
- **Carcinosinum**

können hinzugefügt werden.

Schwermut, kann aber nicht weinen

Dies wird abgedeckt von:
- **Gelsemium**
- **Natrium muriaticum.**
- **Carcinosinum**

kann hinzugefügt werden.

Tanzen

Man schaue in die Rubrik »Tanzen« unter Gemüt. Dies bedeutet mehr als das gewöhnliche Vergnügen, wie z.B. Tanzen für sich allein (abgesehen von der Neigung kleiner Kinder, zu tanzen, außer wenn dies sehr ausgeprägt ist).
- **Carcinosinum** kann neben zwei anderen Mitteln:
- **Sepia** und
- **Lachesis**,

die mit Carcinosinum verwandt sind, hinzugefügt werden.

Schlaflosigkeit

Die »ursprünglichen« Kinder litten an Schlaflosigkeit. Manchmal, und besonders dann, wenn es noch durch andere Symptome indiziert ist, kann **Carcinosinum** effektiv sein, aber für dieses Problem gibt es keine eindeutigen Antworten.

Nahrungsmittel

Verlangen nach oder Abneigung gegen:

- Butter
- Eier
- fettes Fleisch
- fetten Speck
- Obst
- Milch
- Salz und
- Süßigkeiten

werden von **Carcinosinum** abgedeckt. Es kann manchmal ein Verlangen danach bestehen und ein anderes Mal eine Abneigung dagegen, und umgekehrt – bei Kindern kein ungewöhnlicher Befund. Wenn neue Lebensmittel eingeführt werden, können sie natürlich zeitweise zurückgewiesen werden, was ganz normal ist.

▷ Für die meisten Kinder ist es ganz normal, ein starkes *Verlangen nach Süßigkeiten* zu haben und es muß schon wirklich deutlich sein, um es als Symptom heranzuziehen.

▷ Eine *Abneigung gegen Süßigkeiten* wäre unnormal für ein Kind.

Symptome, die von einer Seite zur anderen wechseln

Siehe unter Modalitäten »Seiten.«

Carcinosinum kann zu **Lac caninum** und den anderen Mitteln in dieser Rubrik hinzugefügt werden.

Andere Rubriken, in die **Carcinosinum** hinzugefügt werden kann, sind »Narben,« »Menopause,« »Impfung,« »Wunden heilen langsam.«

Folgen von Gehirnerschütterung

Dies wird hauptsächlich von 3 Rubriken in KENTS *Repertorium* im Kapitel »Kopf« abgedeckt:

❶ Gehirnerschütterung.
❷ Kopfverletzungen, Folgen von.
❸ Kopfschmerzen, nach mechanischen Verletzungen.

Eine Liste der Mittel dieser Rubriken, zu denen

- **Alumina**
- **Carcinosinum**

- und **Glonoinum**

hinzugefügt werden sollten, kann als kombinierte Rubrik für die Repertorisation genommen werden.

3.2 Indikationen

Aussehen	Schwarze Muttermale mit oder ohne blaue Skleren oder Café-au-lait Teint.
Familienanamnese	Ungewöhnliches Vorkommen von Krebs, Leukämie, Tuberkulose und Diabetes. Weniger häufig perniziöse Anämien, die im Durchschnitt von einem leicht höheren Vorkommen als von Krebs gefolgt wird.
Anamnese	Eine sehr früh im Leben auftretende Kinderkrankheit wie Keuchhusten und eine schwere Krankheit oder Kinderkrankheit *nach der Pubertät.* Starkes Auftreten von lange dauerndem Keuchhusten, infektiöser Mononukleose, Impfungen oder lange anhaltenden Folgen. Erkrankungen in der Postmenopause.
Geistes- und Gemüts- und Allgemeinsymptome	Furcht und Angst in jeder Altersstufe, einschließlich Kindern, die sich in der Schule nicht behaupten können. Vorahnungen können ein deutliches Merkmal sein. Mitgefühl für andere und genauso manchmal Verlangen nach Zuneigung. Empfindlich für Musik. Liebe zum Tanz. Traurig, kann aber nicht weinen. • **Carcinosinum** kann zu **Gelsemium** und **Natrium muriaticum** hinzugefügt werden. Beobachtet sehr gerne Gewitter. Siehe die Rubrik »Schwermut, Gewitter besser.«

	• **Bellis perennis** und **Carcinosinum** können zu **Sepia** hinzugefügt werden, das einzige Mittel in KENTS *Repertorium* bei »Gewitter besser«.
Wählerisch	
Nahrungsmittel	Verlangen nach oder Abneigung gegen Butter, fettes Fleisch, fetten Speck, Obst, Milch, Salz, Süßigkeiten. Es kann manchmal ein Verlangen danach bestehen und ein anderes Mal eine Abneigung dagegen, was für Kinder nicht ungewöhnlich ist. Man denke daran, daß es bei neuen ungewohnten Nahrungsmittel zu einer initialen Abneigung kommen kann.
Meeresluft	Besserung oder Verschlimmerung.
Wunden	Heilen langsam.
Narbengewebe	Von einer Körperhälfte zur anderen.
Symptome wechseln	Man sollte an **Carcinosinum** denken, wenn verwandte Mittel versagen, obwohl sie anscheinend gut indiziert sind. Oder, wenn es starke Teilindikationen für zwei oder mehrere verwandte Mittel gibt.
Verwandte Mittel	
Erkrankungen in der Postmenopause	
Folgen von Kopfverletzungen	

3.3 Die Gruppe der Carcinosine

Krebsnosoden wurden lange vor der klinischen Prüfung eingesetzt, hauptsächlich als Konstitutionsmittel aufgrund der Indikation einer starken Familienanamnese. Sie wurden zusammen mit anderen Mitteln bei der Behandlung von Krebs gegeben. Es gibt keinen Bericht einer Heilung, die nur mit **Carcinosinum** bewerkstelligt wurde. Das Carcinosinum, das in einer klinischen Prüfung verwendet wird, soll, falls ausdrücklich kein anderes benutzt wird, aus Brustkrebs hergestellt sein. Mit der Ausnahme von **Scirrhinum** habe ich bei der Behandlung von Krebs die Carcinosine verschrieben, die aus den entsprechenden Körperstellen gewonnen wurden, vorausgesetzt, daß es deutliche Indikationen für Carcinosinum gab.

Mein Eindruck ist der, daß die Carcinosine eher eine allgemeine Wirkung haben, als daß die Betonung der Wirkung auf der Stelle liegt, aus der das Spezifikum gewonnen wurde. Dr. TWENTYMAN denkt, daß die Höhe im Körper, aus der das Carcinosinum gewonnen wurde, als Richtschnur für seine lokale Wirkung genommen werden könne. Die Erfahrungen haben gezeigt, daß z.B. **Carcinosinum-Adeno-Stom.** bei der Behandlung vieler Fälle von *chronischer Hepatitis* höchst wirksam war, und zwar immer dann, wenn Carcinosinum auch durch andere Symptome indiziert war.

3.3.1 Carcinosinum-Adeno-Stom.

Ein 18-jähriger Mann kam wegen, wie er es nannte, einer subakuten *Lebernekrose* zur Behandlung. Die Leberfunktionstests ergaben einen beträchtlichen Leberschaden, er hatte oft petechiale Hämorrhagien und war bisher nur mit einer eiweißreichen Diät behandelt worden. Nach einer sorgfältigen Einschätzung gab ich ihm

- **Lycopodium C1000**, 4 Gaben alle 12 Stunden,

aber 3 Wochen später wurde es klar, daß nur ein geringer oder sogar kein Fortschritt erzielt worden war. Er entwickelte dann eine schwere *Influenza* und etwas später subkutane Abszesse, die lokal behandelt wurden. 3 Monate nach der ersten Konsultation sah ich ihn wieder und gab ihm

- **Carcinosinum-Adeno-Stom. C30**,

da eine sorgfältige Einschätzung des Symptomenkomplexes immer noch auf **Lycopodium** wies. Dies wurde von einer starken Besserung gefolgt. Er wurde langsam gesund und nach einem Jahr sorgfältiger Behandlung begann er als Osteopath zu praktizieren, worin er ausgebildet war. Die Behandlung wurde abgebrochen, da sie nicht mehr notwendig zu sein schien. Die Leberfunktionstests ergaben eine Besserung, aber sie wurden nicht mehr ganz normal. 6 Jahre später hatte er eine *infektiöse Mononukleose*, von der er nach

- **Carcinosinum-Adeno-Stom. C30** genas, das er 4 Tage lang 3× täglich und dann 3 Tage lang morgens und abends bekam.

Bei einer Krankheit, von der man weiß, daß sie sich fast immer selbst limitiert, könnte seine Genesung natürlich auch ohne Behandlung eingetreten sein. (Siehe auch das Kapitel über »Infektiöse Mononukleose.«)

Kinetose, Autokrankheit

- **Cocculus indicus C30** ist ein Spezifikum, von dem eine Gabe vor Antritt der Reise gegeben wird, was dann wiederholt wird, wenn die Übelkeit einsetzt und von dem dann, sagen wir mal, wenige Gaben $^1/_2$ stündlich wiederholt werden.

Alternativ können vor der Reise Tabletten aus einer Kombination von:

- **Cocculus C6**
- **Petroleum C6**
- **Staphisagria C6**
- **Tabacum C6**
- **Theridion C6**

im Abstand von 2 Stunden eingenommen werden, und dann, falls nötig, im stündlichen Abstand.

Diese Kombination ist manchmal auch bei *Seekrankheit* wirksam. Bei schwereren Fällen kann eine Konstitutionsbehandlung notwendig werden und auch erfolgen, wenn in den darauffolgenden Wochen, in denen eine Verschlimmerung auftreten könnte, keine Reise ansteht. Wenn eine Reise unumgänglich ist, kann man in der Zeit die Tiefpotenzmischung einsetzen.

- Sollte **Carcinosinum** konstitutionell indiziert sein, dann hat sich **Carcinosinum-Adeno-Stom. C30**, 3 Gaben alle 6 Stunden über einen Tag, bei diesen Fällen als sehr wirksam erwiesen.

Gelegentlich hält die Reisekrankheit bis ins *Erwachsenenalter* an. Für eine Frau von 56 Jahren war es unmöglich, eine lange Autofahrt zu unternehmen. Auf beiden Seiten der Familie fand sich in der Anamnese Halskrebs, wie auch andere Symptome von **Carcinosinum**. Sie sollte daraufhin alle 6 Stunden 3 Gaben von **Carcinosinum-Adeno-Stom. C30** einnehmen und einen Monat lang keine Reise unternehmen. Es kam in der ersten Woche zu einer beträchtlichen Verschlimmerung. Ein paar Jahre lang trat die Reisekrankheit nicht mehr auf, bis dann die Verschreibung wiederholt werden mußte, wiederum mit exzellenten Resultaten.

Zyklisches Erbrechen

Ein 5-jähriges Mädchen litt an schweren Attacken von zyklischem Erbrechen, bei denen eine vorausgegangene Behandlung des Kinderarztes fehlgeschlagen war. In diesem Fall waren sowohl Vater als auch Mutter Diabetiker und das Kind zeigte das Vollbild von Carcinosinum – blaue Skleren, Café-au-lait Teint und kleine schwarze, fast zirkuläre Muttermale – sowie andere Carcinosinumsymptome.

- Es wurde **Carcinosinum-Adeno-Stom. C30** gegeben, 3 Gaben alle 6 Stunden über einen Tag, und es traten keine Attacken mehr auf.

Angst

Wenn Angst oder Vorahnungen – 2 prominente Symptome von Carcinosinum – *im Epigastrium* gespürt werden, hat sich **Carcinosinum-Adeno-Stom.** bei einer Vielzahl von Fällen als wirksam erwiesen, bei denen **Carcinosinum** auch durch andere Symptome indiziert war.

3.3.2 Carcinosinum-Squam.-pulm.

- Bei wenigen Fällen *rezidivierender Bronchitiden* hat sich **Carcinosinum-Squam.-pulm.** als äußerst wirksam erwiesen, wenn es Indikationen für **Carcinosinum** als Konstitutionsmittel gab.

Bei dem Fall einer 65-jährigen Frau zeigten die Röntgenbilder, die von demselben Radiologen auf demselben Apparat gemacht wurden, eine deutliche Abnahme der Vernarbungen nach der Behandlung.

3.3.3 Carcinosinum-Mam.

- Diese Nosode ist manchmal bei einer *chronischen zystischen Mastitis* unschätzbar.

Bei einem dieser Fälle kam es einige Jahre später zu einem Rezidiv, das aber ebenfalls gut auf das Mittel ansprach. In einigen Fällen war Carcinosinum unwirksam.

3.3.4 Carcinosinum-Intestinal comp.

- Diese Nosode war bei *rektalen* und **analen Erkrankungen** wirksam.

Bevor **Carcinosinum-Uterus** verfügbar war, wurde **Carcinosinum-Intestinal comp.** wegen seines Ursprungs bei wenigen Fällen von *Dysmenorrhoe* mit augenscheinlichem Erfolg gegeben, neben einer komplementären individuellen Behandlung, die während der Zeit der Menstruation erfolgte. (Siehe auch das Kapitel über Bellis perennis.)

3.3.5 Scirrhinum (Carcinosinum-Scir.-mam.)

Dieses Mittel wird in CLARKES *Enzyklopädie* als Nosode aus einem szirrhösen Krebs beschrieben, das von Dr. COMPTON BURNETT eingeführt wurde, der dieses Mittel an sich selbst prüfte.

- Es rief ein enormes *flaues Gefühl am Nabel* hervor, was er als Leitsymptom für seinen Einsatz ansah.
- Er berichtete, daß ihm **Scirrhinum** bei der Heilung von vielen *Brustkrebsfällen* geholfen habe.

Ein Patient, dem BURNETT **Scirrhinum** gegeben hatte, erzählte diesem, daß es zum Abgang einer enormen Menge von *Fadenwürmern* geführt hatte, was seither immer wieder bestätigt wurde.
Wenn es keine ganz klaren Indikationen für solche Mittel wie **Cina**, **Spigelia** oder **Sulfur** gibt oder wenn die Resultate dieser oder anderer *Fadenwurmmittel* unbefriedigend waren, habe ich seit vielen Jahren mit fast gleichbleibendem Erfolg

- **Scirrhinum C200** verschrieben, und zwar 3 Gaben alle 6 Stunden einen Tag lang.

Es muß dann möglicherweise wegen einer Reinfektion, besonders innerhalb der Familie, wiederholt werden.

Dr. JAMES RUNCIE fand, daß **Scirrhinum**, wenn Carcinosinum konstitutionell indiziert war, bei einer *Hypertonie* zufriedenstellende Ergebnisse erzielte.

3.4 Carcinosinum bei der Behandlung maligner Erkrankungen

Einen eindrucksvollen Bericht einer Krebsbehandlung kann man in einer Schrift finden, die 1927 von Dr. R. M. LE HUNT COOPER vor der International Homoeopathic Association vorgetragen wurde und den Titel trug: *»Das Krebsproblem: Einige Schlußfolgerungen, die auf klinischer Erfahrung basieren.«* Die Basis dieser Vorgehensweise, die von seinem Vater Dr. ROBERT T. COOPER eingeführt wurde, bestand darin, Mittel zu verschreiben, von denen man weiß, daß sie eine Wirkung auf die Krankheit an ihrem Ausgangspunkt haben, und zwar Einzelgaben der Urtinktur, die manchmal in Abständen von Wochen für drei Stunden der Sonne ausgesetzt wurde.

- **Ornithogalum (Stern von Bethlehem)** war das Lokalmittel für *Magenkrebs.*

Einen Hinweis darauf kann man in Clarkes *Enzyklopädie* finden.

- **Ruta** war das Lokalmittel für *Rektumkrebs* und Ruta heilte in meiner Praxis einen Fall.

- **Mentha pulegium (Poleiminze)**, das man in der Vergangenheit extensiv für Abtreibungen verwandte, wurde bei *Uteruskrebs* eingesetzt,
- **Scrophularia nodosa** oder **Belladonna** für *Brustkrebs*,
- **Symphytum** für *Knochenkrebs*.
- **Carcinosinum** wurde als essentiell betrachtet und bei allen Fällen in der **30.** oder **200. Potenz** in Abständen von einer Woche oder mehr gegeben.

Diese Schrift wird durch Zeichnungen und Photographien illustriert.

Die Verschlimmerung der Einzelgaben war manchmal heftig und der Befund sicherlich überzeugend. Dr. Le Hunt Cooper glaubte; daß es möglich sei, chirurgische Eingriffe zu vermeiden, meinte aber, daß die Radiotherapie, die damals von Röntgenexperten verabreicht wurde, effektiv sein könne, indem er einwandte, daß eine solche Therapie essentiell homöopathisch sei. Unglücklicherweise ist die in Dr. Coopers Schrift umrissene Therapie nicht gründlich untersucht worden. Einer seiner Partner, Dr. George Burford, leitender Gynäkologe im London Homoeopathic Hospital hielt im Januar 1933 eine Rede vor der British Homoeopathic Society, in der er Heilungen von 8 bösartigen Fällen beschrieb. Die Behandlungsdetails waren unvollständig, aber er gab allen Patienten Carcinosinum wie auch andere Mittel.

Meine Studien und Erfahrungen aus mehr als 30 Jahren waren fast ausschließlich den Indikationen und dem Einsatz von **Carcinosinum als Konstitutionsmittel** gewidmet.

Die folgenden 2 Fälle, die nach Dr. Le Hunt Coopers Anweisungen therapiert wurden, sind interessant, obwohl es bei ihnen keinen positiven Beweis von Malignität gab.

Eine 36-jährige Frau hatte in ihrer rechten *Brust* einen *Knoten* von ungefähr einem Inch Durchmesser, zusammen mit Orangenhaut und mäßig vergrößerten Achsellymphdrüsen. Es gab konstitutionelle Indikationen für Carcinosinum und obwohl dies von Dr. Le Hunt Cooper berichtet worden war, gibt es einen klinischen Bericht von **Bellis perennis**, bei dem ein Knoten und Krebs der Brust erfolgreich mit diesem Mittel behandelt wurden.

- Auf eine Gabe **Carcinosinum C30** wurden **5 Tropfen der Urtinktur von Bellis perennis** (die nicht den Sonnenstrahlen ausgesetzt war) 3× täglich vor dem Essen in Wasser gegeben,

worauf eine leichte Besserung folgte. Auf zwei weitere ähnliche Arzneimittelfolgen war der Knoten auf ungefähr $^1/_3$ seiner ursprünglichen Größe geschrumpft, obwohl ein kleiner Knoten zurückblieb. Die Achseldrüsen waren beträchtlich kleiner geworden. Es trat in den darauffolgenden 4 Jahren kein Rezidiv auf, worauf dann auch der Kontakt zu ihr abbrach.

Eine 80-jährige Frau hatte einen sehr ähnlichen *Knoten* in ihrer linken *Brust*, der von Orangenhaut begleitet wurde und es wurde ihr eine fast identische Behandlung verabreicht, deren Ergebnis ebenfalls ähnlich war, einschließlich dem Verschwinden der Orangenhaut. Es trat in den darauffolgenden 3 Jahren ebenfalls kein Rezidiv auf.

3.5 Ausgewählte Carcinosinum-Fallbeispiele

3.5.1 Analprolaps

Ein 40-jähriger Mann klagte über einen schweren *Analprolaps*, der nach dem Stuhlgang auftrat. Der Beginn dieses Leidens wurde von beträchtlichem Streß wegen einer ungerechten Behandlung auf der Arbeitsstelle begleitet, und außerdem hatte er sehr zugenommen.

Familienanamnese

Sein Großvater mütterlicherseits und sein eigener Vater waren Diabetiker und außerdem starb sein Vater an einem Rektumkarzinom.

Überlegungen zur Behandlung

Die Geistes- und Gemütssymptome, die Allgemein- und Lokalsymptome ließen an **Lachesis**, **Sepia**, **Natrium muriaticum** und **Sulfur** denken, die alle Komplementärmittel von **Carcinosinum** sind.

Therapie

Diese bestand aus einer gewichtsreduzierenden Diät und **Folliculinum C30**, das 3 Tage später von **Carcinosinum-Intestinal-comp. C30** gefolgt wurde, welches 1× täglich 3 Tage lang gegeben wurde. Dies führte zur Heilung.

3.5.2 Asthma

Ein 13-jähriger Junge litt seit seinem 2. Lebensjahr an Asthma, sowohl an spasmodischen als auch an bronchialen Attacken.

Frühere Krankheiten

3 Pneumonien, im Alter von 3 Monaten, 12 Monaten und 18 Monaten. Das Asthma begann nach der zweiten Pneumonie.

Familienanamnese

Nichts, außer einer Tendenz zu Asthma auf der väterlichen Seite. Sein nicht eineiiger Zwillingsbruder litt ebenfalls an Asthma, weswegen er **Medorrhinum** erhielt, das ihn heilte.

Geistes-, Gemüts- und Allgemeinsymptome

Das Aussehen von **Carcinosinum.** Muttermale. Empfindlich gegen Verweise. Liebt fettes Fleisch. Das Asthma ist am Meer immer besser.

Therapie

Bei diesem Fall, abgesehen von seinem Appetit auf fettes Fleisch, schien **Medorrhinum** indiziert zu sein – ein Beispiel, bei dem es 2 oder mehrere Teilindikationen für verwandte Mittel gab.

Es wurde **Carcinosinum C200** gegeben und er hatte daraufhin im folgenden Jahr nur noch 2 kleinere Attacken.

3.5.3 Furunkel

Eine 30-jährige Frau litt an Furunkeln in den Ohren, die von einem Ohr zum anderen wechselten. Eine antibiotische Behandlung ließ die Furunkel verschwinden, war aber nicht in der Lage, Rezidive zu verhindern. Sie war nie länger als 1 oder 2 Wochen frei von Furunkeln. Folgende Symptome waren vorhanden:

- Abneigung gegen Trost. Konnte nicht weinen, selbst als sie ihre Mutter verlor, die an Uteruskrebs starb.
- Übelkeit und Erbrechen zu Beginn ihrer Periode. Nach-unten-ziehen während der Menses.
- Kopfschmerzen vor einem Gewitter.
- Müde am Morgen, besser am Abend.
- Profuser widerlicher Achselschweiß.

Überlegungen zur Therapie

Natrium muriaticum und **Gelsemium** haben Traurigkeit, können aber nicht weinen. **Sepia**, das **Natrium muriaticum** enthält, schien jedoch viel deutlicher indiziert zu sein.

Therapie

Die Patientin bekam **Sepia C30, C200** und **C1000** an drei aufeinanderfolgenden Tagen. Sie hatte eine Verschlimmerung, die eine Woche dauerte, war dann aber 6 Wochen frei von den Furunkeln, bis es dann zu einem weiteren Rückfall kam. Nun bekam sie **Carcinosinum C30, C200** und **C1000.** Darauf folgte eine schwere Verschlimmerung, die ungefähr 1 Woche anhielt, und dann bekam die Patientin 3 Jahre lang keine Furunkel mehr.

3.5.4 Katarrh

Ein 15-jähriges Mädchen litt fast ihr ganzes Leben lang an einem gelben nasalen Katarrh und häufigen Erkältungen. Ihr Zustand hatte sich nach dem Keuchhusten im Alter von 11 Jahren verschlimmert.

Anamnese

Tonsillen und Adenoide entfernt. Schlimmer Verlauf von Masern. Sehr schwerer Keuchhusten. Alle Kinderkrankheiten waren viel schlimmer verlaufen als bei ihren Geschwistern.

Familienanamnese

Die Mutter starb an Ösophaguskrebs.

Geistes- Gemüts- und Allgemeinsymptome

Schüchtern, liebt Zuneigung, kaut an ihren Nägeln. Tanzt sehr gern. Liest sehr schlecht. Hat das Gefühl von Schrecken im Magen. Schreckt bei Geräuschen hoch. Die Vorahnung von Chlor in einem Schwimmbad läßt das Ekzem aufblühen. Vorahnungen können Erbrechen auslösen. Carcinosinum-Aussehen.

Therapie

Es wurden **Pulsatilla** und **Sepia** erwogen, aber wegen ihres Aussehens, dem schweren Keuchhusten, ihres Schreckens im Magen und dem Erbrechen bei Vorahnungen und der Tatsache, daß **Pulsatilla** und **Sepia** beide mit **Carcinosinum** verwandt sind, bekam sie **Carcinosinum-Adeno-Stom. C30, C200** und **C1000**.

Es kam zu einer heftigen Verschlimmerung, wonach der Katarrh und die Erkältungen für ein Jahr verschwanden.

3.5.5 Erkältungen

Ein 8-jähriger Junge litt fast konstant an Erkältungen, die durch eine wäßrige nasale Absonderung charakterisiert waren. Er erkältete sich bei dem leichtesten Frost oder Windzug. Seine Schulausbildung war stark beeinträchtigt.

Familienanamnese

Keine erwähnenswerte Krankheit.

Frühere Krankheiten

Tonsillen und Adenoide waren entfernt worden, aber ohne ersichtliche Wirkung.

Untersuchung

Beträchtliches Untergewicht. Dieser Junge hatte das Carcinosinumaussehen, blaue Skleren, Muttermale und einen Café-au-lait Teint. Die Zervikaldrüsen anterior und posterior waren vergrößert. Die Nasennebenhöhlen waren radiologisch normal, ansonsten gab es keine erwähnenswerten Krankheiten.

Gemüts- und Allgemeinsymptome

Seine Mutter beschrieb ihn als einen Jungen mit einer sanften Veranlagung, der eher einem Mädchen als einem Jungen glich und sagte, daß er Schwierigkeiten habe, sich anderen Jungen gegenüber zu behaupten. Er war sehr mitfühlend und hatte Verlangen nach Zuneigung. Äußerst sensibel für Musik. Er hatte ein Verlangen nach Milch und Butter und eine Abneigung gegen fettes Fleisch und fetten Speck.

Behandlung

Er bekam **Carcinosinum C30**, **C200** und **C1000** an drei aufeinanderfolgenden Tagen. Darauf folgte eine beträchtliche Besserung, aber 6 Wochen später brach er sich einen Arm und wurde in einem anderen Krankenhaus aufgenommen.
Als er entlassen wurde, beschrieb seine Mutter die Situation so, als würde er ein schreckliches Erlebnis unterdrücken. Er bekam **Opium C100.000** mit exzellentem Resultat. Eine Woche später wurde die **Carcinosinumgabe** wiederholt. Er hatte ab sofort keine Erkältungen mehr und hatte innerhalb der ersten 3 Monate der Behandlung fast 1 Stone [6,35 kg] an Gewicht zugelegt. Ich sah ihn in den folgenden 18 Monaten zweimal und bemerkte, daß er sich bester Gesundheit erfreute und keine Schwierigkeiten mehr hatte, sich unter anderen Jungen zu behaupten.

3.5.6 Nephritis

Das Mädchen sahen wir zum ersten Mal im Alter von 11 Jahren mit einer Nephritis im 2. Stadium nach einem schweren akuten Schub, als es aus einem Lehrkrankenhaus entlassen wurde. Der Urin enthielt 0.6% Eiweiß, wenige granuläre Zylinder, viele Leukozyten und Epithelzellen des unteren Harntrakts. Harnstoff im Serum betrug 22 mg/%. Dies bestand schon seit einiger Zeit und es war eine sehr düstere Prognose gestellt worden.

Frühere Krankheiten

Keuchhusten, Masern, Tonsillitis.

Familienanamnese

Nichts.

Gemüts- und Allgemeinsymptome

Das typische Aussehen mit einem Café-au-lait Teint, zahlreichen Muttermalen, sehr blauen Skleren. Verlangen nach Salz und Eiern. Abneigung gegen Milch. Schläft gut.

Behandlung

Es wurde **Carcinosinum C30**, **C200** und **C1000** gegeben und 1 Monat später **Sepia C12**.
Der allgemeine Gesundheitszustand besserte sich sehr – Eiweiß im Urin reduzierte sich bis auf 0.1% und ansonsten war der Urin normal. Dies hielt an und 10 Monate später wurde 1 Gabe der Darmnosode **Mutabile Patterson C200** gegeben. Die nächste Urinprobe war klar und es fand sich im folgenden Jahr kein Eiweiß mehr im Urin. Die Nosode ist bei einer Vielzahl von Fällen von persistierendem Harnwegsinfekt wirksam.

3.5.7 Osteoarthritis

Eine 45-jährige Frau. Generalisierte beginnende Osteoarthritis in Händen, Füßen und Wirbelsäule.

Frühere Krankheiten

Rezidivierende Pseudokyesis mit vergrößertem Abdomen und Milch in den Brüsten. Auf Anraten des Psychiaters wurden die Tuben ligatiert. Eine lang anhaltende Furcht in der Kindheit, die durch einen sadistischen Vater verursacht worden war. Neigte zum Stottern und kann noch immer nicht bestimmte Worte sagen, einschließlich der Zahl 8.

Familienanamnese

Nichts.

Gemüts- und Allgemeinsymptome

Ist anderen gegenüber mitfühlend und liebt Zuneigung. Sentimental. Kopfschmerzen bei Gewitter. Tanzt gern. Empfindlich gegen bestimmte Menschen. Schwache Knochel. Immer noch ängstlich im Dunkeln. Weint niemals.

Behandlung

Carcinosinum C30, C200 und **C1000** wurde mit beträchtlichem Erfolg gegeben und die Patientin konnte nun »8« sagen. 15 Wochen später bekam sie **Sepia C12**, wie auch **Ruta** und **Eisen** in **Tiefpotenz**.

3.5.8 Posthysterektomie-Probleme

Eine 51-jährige Frau, Mutter von 3 Kindern, klagte über Erwachen zwischen 2.00 und 4.00 Uhr morgens. Sie fand dann ihre Hände fest und schmerzhaft über ihrer Brust verschränkt, von Hitzewallungen und reichlichen Schweißen am Körper und der Brust begleitet. Dies begann vor 2 Jahren nach einer Hysterektomie, die wegen eines uterinen Fibroids durchgeführt worden war. Sie wurde durch die Anästhetika sehr in Unordnung gebracht und sagte, sie habe sich von einer fröhlichen, energetischen und mitfühlenden in eine sehr schwermütige Person verwandelt, könne aber nicht weinen. Sie war in einem sehr apathischen Zustand und hatte seit ihrer Operation Ausbrüche extremer Reizbarkeit gegenüber ihrem Ehemann und ihren Kindern durchgemacht. Manchmal hatte sie auch ein Gefühl, als ob ihre Periode einsetzen würde, einschließlich der prämenstruellen Spannung. Am Meer ging es ihr besser. Obwohl es ihr durch warmes, nasses Wetter und vor einem Gewitter schlechter ging, liebte sie es, Gewitter zu beobachten. Sie hatte eine Abneigung gegen fettes Fleisch.

Familienanamnese

Nichts Auffallendes.

Anamnese

Heuschnupfen. Ihr Sohn war Diabetiker.

Überlegungen zur Therapie

Es gab starke Teilindikationen für **Sepia** und **Lachesis**. Beide decken die Menopause ab, die nächtliche Periodizität, die Verschlimmerung während und nach dem Schlaf, die Hitzewallungen mit Schweiß und die Menorrhagie. Beide neigen zu akuter und chronischer Hepatitis, was einen Bezug zu den Narkosefolgen haben kann. Lachesis liebt es, die Finger ineinander zu verschränken, hat eine Verschlimmerung bei warmem, nassem Wetter und uterine Fibroide, was von Sepia nicht abgedeckt wird. Sepia geht es besser am Meer, es hat eine Abneigung gegen fettes Fleisch, ist manchmal den Nächsten gegenüber gleichgültig, was von Lachesis nicht abgedeckt wird. **Carcinosinum** deckt die Menopause, liebt es, Gewitter zu beobachten und hat das wichtige Gemütssymptom »Schwermut, kann aber nicht weinen.« Es ist sowohl für Lachesis als auch für Sepia ein Komplementärmittel.

Behandlung

Es wurde **Carcinosinum-Intestinal comp. C30** gegeben, das 4 Tage später **von Lachesis C10.000** gefolgt wurde. Dies führte zu einer Unterbrechung der regelmäßig nachts auftretenden Symptome. Ihr ging es allgemein besser. Einen Monat später bekam sie 5 Gaben von **Sepia**, wovon sie alle 5 Tage 1 Dosis einnehmen sollte, was von einer beträchtlichen weiteren Besserung gefolgt wurde, und die Intervalle der Sepiaeinnahme wurden auf 10 Tage ausgedehnt. Darauf folgte eine vollständige Remission der nächtlichen Symptome und ihr ging es insgesamt viel besser.
Ich sah sie durch Zufall 4 Jahre später wegen einer neuen Beschwerde wieder und sie erzählte mir, daß sie seit der Behandlung keinen Rückfall mehr erlitten habe.

3.5.9 Rektumprolaps

Ein 7-jähriger Junge litt »praktisch seit seiner Geburt« an einem Rektumprolaps. Er war eine Frühgeburt gewesen und brauchte nach Aussagen seiner Mutter Wochen, um sich zu erholen. Mit 18 Monaten hatte er einen schweren Keuchhusten mit Konvulsionen und brauchte lange, um sich davon zu erholen. Der Prolaps trat bei jedem Stuhl hervor und mußte zurückgestoßen werden.

Gemüts- und Allgemeinsymptome

Er war sehr reinlich und am Meer ging es ihm viel besser.

Untersuchung

Er war sehr untergewichtig und hatte das volle Carcinosinumaussehen.

Behandlung

Wegen seiner langsamen Erholung von der Geburt, dem schweren Keuchhusten im 2. Lebensjahr, seinem Aussehen, seiner reinlichen Veranlagung und der Besserung am Meer wurde ihm eine Gabe **Carcinosinum C200** gegeben. Darauf folgte eine Besserung seines allgemeinen Gesundheitszustandes und der Prolaps trat nur noch gelegentlich auf. Fünf Monate später wurde **Carcinosinum C200** wiederholt, da die Besserung, obwohl sie weiter bestand, nicht weiter fortschritt. Dies führte zu einer kompletten Heilung.

Ein Rektumprolaps bei Kindern heilt oft spontan, aber die Beziehung **Carcinosinum** zur Besserung bei diesem Fall legt nahe, daß es eine Rolle dabei spielte.

3.5.10 Tonische Konvulsionen

Eine 50-jährige Frau klagte über tonische Konvulsionen, die 1 Jahr nach der Menopause, die im Alter von 48 Jahren auftrat, begannen. Der erste Anfall ging mit einer leichten Verletzung ihrer Hand einher und trat tagsüber auf, während darauffolgende Anfälle immer nachts auftraten. Wenn sie erwachte, fühlte sie sich sehr heiß und schweißig und hatte überall ein starkes Gefühl von Steifheit und Schwere, riß dann ihre Kleidung von Brust und Abdomen und wurde für ungefähr 15 Minuten ohnmächtig. Wenn sie dann erwachte, fühlte sie sich äußerst müde. Die Untersuchung im Krankenhaus ergab nichts und ihrem Arzt wurde geraten, sie auf eine antikonvulsive Therapie zu setzen, die aber erfolglos war.

Untersuchung

Die Halsrotation war limitiert.

Überlegungen zur Behandlung

Es gab eine starke familiäre Krebsanamnese und sie hatte im Alter von 5 Jahren eine Kopfverletzung erlitten. Sie sagte, daß ihr Hals gelegentlich immer noch etwas steif sei und manchmal einer Massage bedürfe.

Behandlung

Ich befreite sanft die Wirbelsäule, was zu einer ungehinderten Rotation führte. Vom homöopathischen Standpunkt aus betrachtet, wies die Familienanamnese zusammen mit dem Beginn der Konvulsionen nach der Menopause auf **Carcinosinum**. Zwei andere Mittel mit einem Bezug zur Menopause waren teilweise indiziert: **Lachesis** und **Sepia**. Lachesis war wegen der Art des Beginns der Attacken – nach dem Schlaf – und der Tatsache, daß sie in der Zeit nichts Enges am Bauch vertrug, vorzuziehen. Sie bekam 1 Gabe **Carcinosinum C30** und 1 Woche später **Lachesis C10.000**. Daraufhin folgte eine bemerkenswerte Besserung, obwohl sie immer noch gelegentliche Anfälle hatte. **Lachesis C10.000** wurde 2 Monate später nochmals gegeben. Dies wurde von einer weiteren Besserung gefolgt und sie hatte im darauffolgenden Jahr nur noch ganz gelegentliche Anfälle. Daraufhin bekam sie **Carcinosinum C30** und 1 Woche später **Lachesis C10.000**, was die Heilung beendete.

3.5.11 Warzen

Ein junger Mann von 18 Jahren klagte über Warzen in seinem Gesicht an der mukokutanen Verbindung seiner Lippen und auf seinen Fingern an der Nagelgrenze.

Anamnese

Emotionelle Unsicherheit, die mit seinen getrennt lebenden Eltern in Verbindung stand. (Unsicherheit wird in Kents *Repertorium* von »Heimweh« abgedeckt.) Hatte einen Selbstmordversuch unternommen.

Familienanamnese

Tuberkulose und Malignität sind stark vertreten.

Gemüts- und Allgemeinsymptome

Mitfühlend. Narben neigen dazu, aufzubrechen.

Überlegungen zur Behandlung

Causticum ist ein Spezifikum für Warzen an der mukokutanen Verbindung. Warzen in der Nähe der Nägel. Causticum deckt auch Narben, die dazu neigen, aufzubrechen, wie auch die Gemütssymptome »Mitfühlend,« »Heimweh,« »Wünscht sich den Tod« und »Selbstmordneigung.«

Behandlung

Er bekam **Causticum C200, C202, C204, C206** und **C208** an aufeinanderfolgenden Tagen. Dies hatte keine Wirkung auf die Warzen. Dann wurden 1 Tag lang alle 6 Stunden 3 Gaben **Carcinosinum C30** verabreicht, was ebenfalls erfolglos war. Dann verschrieb ich **Carcinosinum in Verbindung mit Causticum in der 30. Potenz**, wovon 1 Tag lang alle 6 Stunden 3 Gaben verabreicht werden sollten. Daraufhin fielen die Warzen innerhalb eines Monats ab. Im darauffolgenden Jahr kam es zu einem leichten Rezidiv der Warzen und das Kombinationsmittel wurde wiederholt. Die Warzen verschwanden wieder und es trat in den folgenden 5 Jahren kein Rezidiv mehr auf.
Bei sehr wenigen ähnlichen Fällen sah ich, daß das Kombinationsmittel dann erfolgreich war, wenn bei anscheinend deutlichen Indikationen für ein Mittel der Erfolg ausblieb und auch Carcinosinum, separat gegeben, ebenfalls versagte.

4. Alumina

Dr. R. M. Le Hunt Cooper erstellte eine ausführliche Studie über Aluminium als Resultat einer individuellen Empfindlichkeit auf Nahrungsmittel oder Getränke, die in Aluminiumtöpfen erhitzt wurden. Unter seinen Schriften gibt es einen Abriß der Aluminiumpathogenese, der im *British Homoeopathic Journal* im Mai 1942 veröffentlicht wurde, den es zu lesen lohnt.

Einen anderen wertvollen Beitrag, der Zitate anderer Autoritäten enthält, kann man in Dr. Tylers *Homoeopathic Drug Pictures* finden. Die Erfahrung hat mich zu der Entscheidung geführt, daß Alumina selten als Hauptkonstitutionsmittel indiziert ist. Sogar eine oberflächliche Betrachtung von Kents *Repertorium* wird seinen ausgedehnten Einfluß auf den Menschen zeigen. Eine Vermeidung von Aluminiumkochgeschirr kann wichtig sein, um die Wirkung anderer Konstitutionsmittel sicherzustellen, wenn die Empfindlichkeit auf Aluminium durch bestimmte Symptome indiziert ist.

Es ist unmöglich, Alumina zusammenzufassen, aber die folgende, sehr unvollständige Symptomenliste kann uns nahelegen, dieser Frage genauer nachzugehen.

Juckende Augen	Alumina verursacht verschiedene Augensymptome, aber das wichtigste, nicht ungewöhnlich, ist Jucken, besonders der inneren Canthi.
Krankheiten des Verdauungstraktes	Von nur gelegentlicher Gingivitis bis Verstopfung und Pruritus ani.
Schwäche der Ösophagusmuskulatur	Diese kann zu einem langsamen Essen führen und manchmal zu einem Gefühl, als ob ein Nahrungsbissen auf dem Weg zum Magen angehalten wird.
Verstopfung	Es können verschiedene Arten von Verstopfung bestehen. Ein charakteristisches Symptom ist Schwäche der Rektalmuskulatur, die dazu führt, daß man sich bei der Entleerung von Stuhl normaler Konsistenz anstrengen muß. Kommt ein Kind in die Ambulanz, dann lohnt es sich, die Mutter zu fragen, ob das Kind oft

	seine Augen reibt, ob es ein langsamer Esser ist oder lange Zeit auf der Toilette verbringt. Gemütssymptome sind umfassend und mannigfaltig, aber bei einem Kind läßt Eigensinn an eine Aluminiumempfindlichkeit denken und an **Tuberculinum** als Konstitutionsmittel, wenn der Eigensinn sehr ausgeprägt ist.
Allergien	Diese verlangen ebenfalls die Erwägung einer Aluminiumempfindlichkeit. Wenn exzessiv juckende Hautausschläge bestehen, bei denen man kratzen muß, was so weit gehen kann, daß das betroffene Areal roh wird oder blutet, ist dies eine starke Indikation einer Aluminiumempfindlichkeit.

Empfindlichkeit gegen Aluminium

Es gibt zwei Gründe, bei einer Migräne an eine Aluminiumempfindlichkeit zu denken. Aluminium kann nicht nur eine große Zahl von Kopfschmerzen verursachen, sondern es gibt diesbezüglich auch noch die *allergische Komponente.*

Wenn eine Aluminiumempfindlichkeit besteht, kann man fast immer dergestalt darauf eingehen, daß zuhause vermieden wird, Nahrungsmittel oder Getränke in Töpfen aus oder mit Aluminium zu erhitzen. Ein gelegentlicher Kontakt außer Haus hat selten Folgen, aber wenn dies der Fall ist, kann es antidotiert werden. Nahrungsmittel oder Getränke sollte man stets in Kochgeschirr aus rostfreiem Stahl, Email, Zinn, Eisen oder Jenaer Glas erhitzen und jedes andere Kochgeschirr vermeiden. Man sollte auch darauf achten, daß Teile dieser Utensilien, wie Deckel, Tüllen, etc., nicht aus Aluminium bestehen. Eier, die in einem Aluminiumtopf gekocht werden, können Aluminium absorbieren, was durch Analysen bestätigt wurde. Es sollte keine Zinnfolie für Backofengeschirr verwendet werden

Nachdem man so vorgegangen ist,

- kann man **alle 6 oder 12 Stunden 3 Gaben Alumina C30 oder C200** geben und wenige Tage später kann man dann mit der Konstitutionstherapie beginnen.

Wenn es später zu einem Rückfall kommen sollte, kann dies auf die Wiedereinführung von Aluminiumutensilien oder übermäßig starke äußere Einflüsse zurückgeführt werden, was man entsprechend antidotieren kann.

Bei Kindern ist es lohnenswert, der Mutter zu erzählen, auf welche Symptome sie achten sollte und aus verständlichen Gründen nicht das Kind zu beraten, sowie die Mutter mit **Alumina C30 Tabletten** zu versorgen, von denen sie eine, falls nötig, in Abständen von nicht weniger als 3 Wochen trocken auf die Zunge geben kann.

5. Bellis perennis

5.1 Wichtige Indikationsbereiche

Arnica und **Sepia** teilen bestimmte Symptome mit **Bellis perennis**, das ziemlich vernachlässigt worden ist. Bellis perennis wird bei dem Schock, wenn man überhitzt in kaltes Wasser fällt, verwendet – es gibt dafür viele Beispiele in der Literatur, und ich habe gesehen, daß dies sowohl in Großbritannien als auch in Indien wirksam war.

Ein Prüfungsbericht von Bellis perennis kann man in ANSHUTZ's *New, Old and Forgotten Remedies* finden. Frau TYLERS *Drug Pictures* enthält wertvolle Informationen, einschließlich einem Verweis auf die Kräuterliteratur und COMPTON BURNETTS ausgiebige Erfahrungen mit Tiefpotenzen oder den Urtinkturen. Dr. DOROTHY SHEPHERDS Buch *A Physician's Posy* ist ebenfalls wichtig, das eine weitere Bestätigung von BURNETTS Erfolg bei der Behandlung von Tumoren nach Verletzungen liefert, wie auch ihre eigene Erfahrung bei der Behandlung von Uterusprolapsen. CLARKES *Dictionary* enthält ebenfalls ein Kapitel über Bellis perennis.

▶ **Bellis perennis** hat schon lange den Ruf, bei der Behandlung von Weichteilverletzungen überlegen zu sein.

Bei großen Operationen setzte ich seit vielen Jahren **Arnica** zusammen mit **Staphisagria** prä- und postoperativ ein – Staphisagria wegen seiner bemerkenswerten Wirkung bei der Behandlung von Schmerzen in Schnittwunden. Ich wechselte von **Staphisagria** zu **Bellis perennis** und soweit ich dies beurteilen kann, war es eine Verbesserung der Therapie. Ich fand die Behandlung bei Appendektomien, Cholezystektomien, Hysterektomien, Herniotomien, Hämorrhoidenoperationen und Zirkumzisionen als sehr effektiv.

▶ Folgen von Kopfverletzungen und/oder Wirbelsäulenverletzungen sprechen gut auf **Bellis perennis** an, so daß es **Arnica montana** möglicherweise überlegen ist. Wenn **Sepiasymptome** vorherrschen, habe ich oft Bellis perennis eingesetzt.

Dr. A. H. GRIMMER hielt einen Vortrag mit dem Titel »Weitere Erfolge bei der homöopathischen Behandlung von Krebs,« den man im *Homoeopathic Recorder* finden kann, worin er von 275 Fällen berichtet, die mit homöopathischen Mitteln und einer entsprechenden Diät behandelt wurden, von denen nach 6 Jahren noch 160 Patienten lebten. Die Diät war nicht spezifiziert, aber beinhaltete, daß bei Krebs des Verdauungstraktes die Nahrung nicht in Aluminiumutensilien gekocht wurde. Bei der Diskussion beschrieb Dr. BOGER einen Fall einer Frau in mittleren Jahren, deren Mutter an Brustkrebs gestorben war. Die Frau kam 6 Jahre nach einer Mastektomie zu Dr. BOGER, um sich von ihm behandeln zu lassen. Sie klagte über Schmerzen in der Narbe und einen Knoten in der Achsel.

- Nach 2 Gaben **Bellis perennis C30**, die im Abstand von 2 Wochen gegeben wurden,

verschwanden der Knoten und die Narbenschmerzen. Dr. Grimmer antwortete daraufhin, daß Bellis perennis genauso oft *Brustkrebs* geheilt hat wie jedes andere Mittel. Wenn Sie die spezifische Vorgeschichte einer Verletzungsfolge haben, konkurriert es mit **Conium**.

▷ Bei **Conium** neigt die Brust dazu, schmerzlos zu sein, wohingegen **Bellis perennis** mehr oder weniger Schmerzen hat.

2 Frauen nahmen an einer Prüfung teil, von denen die eine sich vor kurzem einer Hysterektomie unterzogen hatte und die andere mit der Einnahme der **Urtinktur von Bellis perennis** am Tag vor ihrer Menstruation begann, wobei die Prüfung über 2 Perioden lief. Der Uterus schmerzte, wie gequetscht. Die Schmerzen erstreckten sich während der Periode nach unten am vorderen Teil des Oberschenkels entlang. Es konnte keine Veränderung des Charakters des Flusses festgestellt werden. Neben diesen Symptomen kam es zu Schwindelanfällen, schlimmer beim Aufstehen und besser beim sich Hinlegen. **Sepia** deckt krampfende Uterusschmerzen während der Menstruation und Schmerzen im Uterus, die sich nach unten erstrecken, wenn auch nicht spezifisch am vorderen Teil entlang – ein Unterschied, den ich bei der Behandlung von Dysmenorrhoen als nützlich befunden habe.

▶ **Bellis perennis** wird für die erfolgreiche Behandlung von, was man als »*dem Eiter Einhalt gebieten*« bezeichnen kann, angewandt, wenn dieser durch Hitze schlimmer und durch Kälte besser wird. Apikale *Abszesse* scheinen eine sichere Situation darzustellen, bei der man dieses Mittel ausprobieren kann.

- **Arnica** hat Abszesse im Zahnfleisch und
- **Sepia** Zahnschmerzen, wenn man die Zähne zusammenbeißt.
- Ich sah, daß **Bellis perennis C30**, 3× täglich 4 Tage lang und dann 2× täglich 3 Tage lang, die Schmerzen behob.

Zwei Patienten mußten danach noch einmal eine kurze Folge von Bellis perennis bekommen, aber 9 von 10 Fällen wurden vollständig geheilt. Ich behandelte wenige Fälle auf ähnliche Art und Weise, denen ich **Pyrogenium** und **Bellis perennis** gab, und auch bei diesen verschwanden die Schmerzen.

5.2 Dysmenorrhoe: Fall 1

Eine 41-jährige Frau klagte über Dysmenorrhoen, die sie fast seit ihrer Pubertät hatte. Ihnen gingen eine Schwellung und Schmerzen in den Brüsten voraus und ließen nur allmählich während des Flusses nach, der 10 bis 14 Tage nach dem Beginn der Brustschmerzen einsetzte. Der Fluß war spärlich und wurde von krampfenden und nach unten zu den Oberschenkeln ziehenden Schmerzen, besonders auf der Außenseite, begleitet. Die Vulva fühlte sich an, als würde sie von innen nach außen gedrückt, obwohl es keine Anzeichen eines Prolaps gab. Außerdem hatte sie Rückenschmerzen in der Lumbosakralgegend.

Anamnese

Die Mutter lag $3^1/_2$ Tage in den Wehen. Ekzem beim Abstillen im Alter von 4 Monaten. Eine weitere Kopfverletzung mit 4 Jahren. Tonsillen entfernt. Appendektomie. Rheumatisches Fieber.

Zeit der Schwangerschaft

Morgendliche Übelkeit der Mutter in den ersten 5 Monaten. Die Wehen wurden durch eine Hypertonie induziert und aus diesem Grund wurde auch keine Vollnarkose verabreicht. Sie litt sehr und war völlig erschöpft. Sie konnte nur 6 Wochen gestillt werden.

Gemüts- und Allgemeinsymptome

Neigt manchmal zu starken Depressionen. Ist bei jeglicher Ungerechtigkeit leicht außer sich und wütend. Kann geliebten Personen gegenüber unbeteiligt sein und leicht von ihnen gereizt werden. Mitgefühl für andere. Wählerisch. Angst wird im Magen gespürt. Abneigung gegen Gewitter und Schneeluft. Übelriechender Schweiß. Verlangen nach Salz.

Überlegungen zur Therapie

Sepia hat spärliche Perioden. Schmerzen im Uterus, die nach unten drücken, als ob alles herauskommen wolle. Schmerzen im Uterus, die sich nach unten erstrecken. Schmerzen in der Vagina. Es deckt auch die Kopfverletzungen bei der Geburt und im Alter von 4 Jahren ab. Wählerisch und mitfühlend (obwohl keines von beiden bei KENT in den entsprechenden Rubriken aufgeführt wird). Gleichgültigkeit gegenüber geliebten Menschen. Schlimmer beim Aufkommen eines Gewitters. Schlimmer bei Schneeluft. Angst wird im Magen gespürt.
Sepia erscheint nicht bei Verlangen nach Salz oder bei Schmerzen in den Brüsten während der Menstruation.

Behandlung

Da die Patientin vor der Behandlung einen apikalen Abszeß entwickelte, verschrieb ich ihr **Bellis perennis C30**, 3× täglich für 4 Tage und dann 2× täglich für 3 Tage. Im Laufe dieser Behandlung bekam sie ihre Menstruation und spürte keinerlei Brust- und Uterusschmerzen mehr, während Bellis perennis den apikalen Abszeß erfolgreich behandelte.
Daraufhin wurde **Bellis perennis C30** verordnet, das sie während der Menstruation nehmen sollte, und zwar am 1. Tag 4 stündlich und dann 3× täglich für 3 Tage, oder wie es eben nötig wurde, und diese Behandlung reduzierte die Schmerzen beträchtlich. Nach und nach wurde nur noch gelegentlich eine Gabe benötigt.
Ein Jahr später bekam sie als Konstitutionsmittel eine Gabe **Carcinosinum-Intestinal comp. C30** wegen der Familienanamnese und den Teilindikationen für **Sepia.** Dies führte noch zu einer weiteren Besserung und einem noch geringeren Bedarf an Bellis.

5.3 Dysmenorrhoe: Fall 2

Eine 38-jährige Frau klagte über Dysmenorrhoen. Die Menses traten im Abstand von 3 bis $3^1/_2$ Wochen auf, denen Schmerzen in der linken Brust in der Mitte des Zyklus vorausgingen, die wenige Tage vor der Menstruation schlimmer und dann von einem nach unten zerrenden Gefühl im Abdomen begleitet wurden. Beim Einsetzen des Flusses wurden diese durch krampfende, nach unten drückende Schmerzen im Becken ersetzt, die sich entlang des vorderen Teils des rechten Oberschenkel erstreckten. Die Schmerzen wurden durch körperliche Anstrengung besser.

Anamnese

Ekzem im Wechsel mit Asthma. Tonsillen und Adenoide wurden in der Kindheit entfernt. Pneumonie mit 13, Pfeiffer'sches Drüsenfieber mit 18.

Familienanamnese

Der Bruder der Mutter hatte Krebs und deren Schwester Diabetes.

Gemüts- und Allgemeinsymptome

Wechselnde Stimmungen, Fröhlichkeit im Wechsel mit Depressionen. Verärgert über Kleinigkeiten. Obwohl es bei diesem Fall nicht anwendbar ist, ist »Fröhlich, abwechselnd mit Traurigkeit« die einzig verfügbare Rubrik in KENTS *Repertorium*, die eine Schizophrenie der manisch-depressiven Art abdeckt. Sie hatte Angst bei Gewitter. Sehr empfindlich für Musik. Im allgemeinen besser am Meer. Trockene Haut. Neigung zu Reise- und Seekrankheit.

Überlegungen zur Behandlung

Sepia hat wechselnde Stimmungen. Angst vor Gewitter. Empfindlich für Musik. Besser am Meer. Besser bei körperlicher Anstrengung, wie auch während der Menstruation. Sepia deckt auch die Menstruation ab, die häufigen Schmerzen, die vor der Menstruation im Abdomen nach unten zerren, und die krampfenden und nach unten zerrenden Schmerzen während der Periode. Schmerzen im Uterus, die nach unten ausstrahlen. Schmerzen besser durch körperliche Anstrengung.
Sepia deckt nicht die Brustschmerzen ab, die ganz ausgeprägt waren, oder die Ausdehnung der Uterusschmerzen nach unten entlang des vorderen Teils des rechten Oberschenkels. **Bellis perennis**, das **Sepia** bemerkenswert ähnlich ist, hat beide Symptome.

Behandlung

Obwohl man sagt, daß es nicht ratsam sei, zwei sehr ähnliche Mittel zusammen zu verschreiben, da das Risiko besteht, daß sie sich antidotieren, verschrieb ich **ihr Bellis perennis in Kombination mit Sepia C12**, die sie etwa einen Tag vor der Menstruation einnehmen sollte, und zwar am ersten Tag alle 3 Stunden, am zweiten Tag alle 4 Stunden und dann während der Periode alle 6 Stunden. Unter solchen Umständen riet ich, wenn nachts Schmerzen auftreten, eine gelegentliche Dosis einzunehmen. Dies führte eine wirklich beträchtliche Besserung herbei und nach wenigen Monaten nahm ich Sepia aus der Verschreibung heraus und gab Bellis perennis nur noch als Einzelmittel weiter. Dies führte zu solch einer Besserung, daß ich ihr riet, nur noch bei Bedarf eine Gabe zu nehmen.
Wegen ihrer Familienanamnese und der Mononukleose, ihrer Empfind-

hung von Carcinosinum zu Sepia und Bellis, gab ich ihr 1 Gabe **Carcinosinum-Intestinal comp. C200**. Dies führte dazu, daß sie nur noch sehr selten eine Gabe Bellis benötigte, wenn überhaupt.

5.4 Folgen von Verletzungen

Ein 45-jähriger Mann klagte über Rückenschmerzen, an denen er, wie er sagte, schon sein ganzes Leben lang litt. Schmerzen und Steifheit in der Zervikal-, der oberen Dorsal- und der Lumbalregion sowie den Sakroiliakalgelenken, schlimmer beim Aufstehen morgens und besser bei fortgesetzter Bewegung. Manchmal plötzliche Schmerzen in der Wirbelsäule. Schmerzhafte Wirbelsäulensperre beim Umdrehen im Bett.

Anamnese

Kopfverletzung im Alter von 7 Jahren, von der keine Details mehr bekannt sind.

Familienanamnese

Nichts bekannt. Der Patient wuchs in einem Waisenhaus auf.

Untersuchung

Im allgemeinen fit. Narbe in der Gegend der linken Parieto-Okzipital-Verbindung. Wegen der Schmerzen gab es eine beträchtliche generalisierte Limitation der Wirbelsäulenbewegung.

Gemüts- und Allgemeinsymptome

Rückenschmerzen, wenn er außer sich ist. Hat immer ein sehr schlechtes Gedächtnis und vergißt, was er gerade gelesen hat oder tun wollte. Ist äußerst interessiert an klassischer Musik und hört sich Schallplatten an, wann immer sich tagsüber oder abends eine Gelegenheit dazu ergibt. Kann geliebten Personen gegenüber gleichgültig sein. Es geht ihm am Meer sehr viel besser und er hat eine starke Abneigung gegen warmes Wetter. Starke Abneigung gegen fettes Fleisch. Schwitzt sehr schnell bei der leichtesten Anstrengung, besonders an den Füßen.

Behandlung

Sanfte Manipulation, um die Wirbelsäule zu befreien. Er kam 2 Wochen später wieder und berichtete, daß er sich im Bett nun schmerzfrei umdrehen könne, aber die anderen Schmerzen seien unverändert.

Überlegungen zur homöopathischen Verschreibung

Eine Kopfverletzung mit Narbenbildung, zusammen mit diesem Gedächtnis und seiner Fähigkeit, sich von ihm geliebten Menschen zu lösen, läßt sehr an **Helleborus** und **Sepia** denken. Sepia hat auch die Empfänglichkeit für Musik und die Besserung am Meer. Rückenschmerzen bei Bewegungsbeginn und besser bei fortgesetzter Bewegung. Plötzliche Schmerzen im Rücken können durch Sepia abgedeckt werden, wobei eine Beschreibung »Als ob ein Hammer auf die Wirbelsäule schlagen würde« lautet und Sepia das einzig aufgeführte Mittel ist. Schweiß bei der geringsten Anstrengung, Sepia in Frakturschrift. Helleborus deckt auch die Abneigung gegen fettes Fleisch ab und Sepia hat die Verschlimmerung bei kaltem Wetter. Sepia hätte möglicherweise bei diesem Fall helfen können, aber **Bellis perennis** schien wegen der schweren Kopfverletzung und auch der Abneigung gegen warmes Wetter vorzuziehen zu sein. Obwohl die Beschwerden von Bellis perennis typischerweise nach einem Untertauchen in kaltem Wasser in erhitztem Zustand entstehen, werden die Bellis perennis-Patienten sehr oft in Hitze schlimmer. Sepia-Patienten geht es bei kaltem Wetter fast immer schlechter.

Behandlung

Ich gab ihm **Bellis perennis C30 in Kombination mit Helleborus C30, C32, C34** und **C36** an aufeinanderfolgenden Tagen und **Rhus toxicodendron-Salbe**, die er sich täglich auf die Wirbelsäulenmuskulatur auftragen sollte. 3 Wochen später ging es ihm allgemein sehr viel besser und er bekam Placebo. 1 Monat später schickte er mir einen Brief: »Mir geht es wirklich sehr viel besser und ich würde den Termin gerne absagen. Vielen Dank für Ihre Hilfe.« 1 Jahr später lautete der Bericht: »Nur noch gelegentlich leichte Rückenschmerzen. Es besteht kein Bedarf an einer Fortsetzung der Behandlung.«

Dieser Fall illustriert die Art, in der Helleborus mit einem anderen Mitglied der Mittelgruppe kombiniert werden kann, die eine Wirkung auf Kopfverletzungen hat, und einige Punkte der Beziehung zwischen Bellis perennis und Sepia.

5.5 Rheumatismus

Ein 40-jähriger Mann.

Beschwerden

Schmerzen in beiden Beinen, Ziehen, Krampfen und Schwere beim Gehen auf Pflaster.

Beginn

Nachdem er völlig naß wurde und abkühlte, als er sich beim Golfen vor 2 Jahren überhitzt hatte.

Frühere Krankheiten

Masern, die die Augen affizierten, weswegen er seitdem eine Brille tragen mußte. Viele Verletzungen, hauptsächlich am Kopf und der Wirbelsäule, und zwar durch Rugbyspielen, das er vom 8. bis zum 26. Lebensjahr genoß, bevor er dann zum Golfspiel wechselte.

Untersuchung

Allgemein fit. Bewegung von Knien und Knöcheln frei und schmerzlos. Bei diesem Fall ließen die Art des Beginns, in erhitztem Zustand kalt und naß zu werden, zusammen mit seinen vielen Verletzungen in der Vergangenheit an **Bellis perennis** denken.

Überlegungen zur homöopathischen Verschreibung

Sepia war aus folgenden Gründen indiziert:

❶	Dem Patienten ging es immer besser bei körperlicher Anstrengung. Er fing an Golf zu spielen, als ihn die Folgen seiner multiplen Verletzungen zwangen, mit dem Rugby aufzuhören. (Siehe »*Anstrengung bessert*« im Kapitel »Allgemeines« in KENTS *Repertorium.*)

❷	Er *schwitzte profus unter den Achseln*, ein Symptom, das bei Männern nicht so gewöhnlich ist und das man als unnormal betrachten kann.
❸	*Mitgefühl für andere.* Er arbeitete für eine lokale Behörde, was zur Folge hatte, daß er Gemeindemitglieder bei ihren Problemen beriet. Er sagte, daß es sehr schwierig sei, nicht involviert zu werden. Als ich ihn fragte, ob er oft außerhalb seiner Arbeit um Rat gefragt würde, antwortete er sehr schnell: »Sehr oft.« Man muß immer auf der Hut sein, wenn man Fragen stellt. Die Vehemenz und Schnelligkeit der Antwort beeinflussen die Einschätzung, ob das Symptom ein Teil der Basis sein kann, die für die Verschreibung herangezogen wird. (Manchmal kann man Informationen von Verwandten oder engen Vertrauten als Entscheidungshilfe heranziehen.) Wenn irgendwelche Zweifel zu einem Symptom bestehen, sollte es für diesen Zweck verworfen werden.
❹	**Sepia** hat im allgemeinen *schwere Beine*, Krämpfe und ziehende Schmerzen in den Beinen, aber es erscheint nicht in Kents *Repertorium* in der Rubrik »schlimmer bei Erschütterungen.« Sepia erscheint jedoch in Fraktur im Kapitel »Allgemeines« unter »schlimmer bei Erschütterungen.«
❺	*Furcht vor hochgelegenen Orten.* Angst, zu nahe an den Klippenrand zu gehen und beim Besteigen einer Leiter. Sepia hat Schwindel beim Nach-Unten-Sehen.
❻	*Liebt es, Gewitter zu beobachten.* Seine Frau erzählte mir, daß er den Eingang des Zeltes öffnen mußte, um bei einem Zelturlaub Blitze beobachten zu können. **Sepia** ist das einzige Mittel, das in dieser Rubrik aufgeführt ist, aber meiner Erfahrung nach können **Bellis perennis** und **Carcinosinum** hinzugefügt werden.

Behandlung

Es wurde **Bellis perennis C30, C200** und **C1000** an aufeinanderfolgenden Tagen gegeben. Dies behob die Schmerzen vollständig und seine Frau erzählte mir, daß er keine Angst mehr habe, auf eine Leiter zu steigen und viel weniger Angst habe, in der Nähe von Klippen zu gehen. Die nächsten $1^1/_2$ Jahre wurde er nicht behandelt, bis er mir erzählte, daß die Schmerzen in den Beinen leicht zurückgekehrt seien, worauf ich die Verschreibung wiederholte.

Dieser Fall illustriert die Bedeutung des Beginns einer Krankheit, die aus einer plötzlichen Kälte- und Nässeexposition resultieren kann, wie auch die Vorgeschichte vieler Verletzungen, zusammen mit vielen Sepiasymptomen, einschließlich »Mitgefühl für andere, besser bei Anstrengung, schlimmer durch Erschütterungen und Freude beim Beobachten eines Gewitters.«

6. Folliculinum: Ein synthetisches Östrogen

Dieses Mittel wurde nicht geprüft, ist aber eine wertvolle Hinzufügung zur Materia medica.

▶ Von Geburt an werden Restriktionen unterschiedlicher Art durch das Verhalten der Mitmenschen auferlegt. Wenn Reaktionen auf eine solche *Bürde in der Vergangenheit* oder in der *Gegenwart* als außerhalb der Norm stehend beurteilt werden, dann sollte man an **Folliculinum** denken.

Zum Beispiel kann eine Erziehung als zu streng beurteilt werden, eine gutgemeinte Betonung der Religion einschließen, oder ein Kind kann übermäßige Schwierigkeiten haben, sich gegen die Aggressionen anderer oder die Disziplin der Schule zu behaupten, oder es kann eine *übermäßige Angst vor Prüfungen* entstehen, wenn das Kind das Gefühl hat, daß es mehr wegen seiner Leistungen als wegen seiner selbst geliebt wird. Später kann dann eine übermäßige Kontrolle von Verwandten ein Faktor sein. Es ist wohl bekannt, daß gestörte häusliche Verhältnisse Unsicherheit verursachen können.

Eine Frau mittleren Alters wurde nachts oft von ihrer neurotischen Mutter geweckt, die die Angewohnheit hatte, in ihr Zimmer zu kommen, um sie so zu erschrecken. Die Mutter kontrollierte sie auch finanziell. Es schien unwahrscheinlich, daß man diesbezüglich viel erreichen könnte, aber die Verabreichung von

- **Folliculinum C30**, 3× täglich für 3 Tage führte zu einer vollständigen Aufhebung dieser Angst.

Es ist ebenfalls bei einer unangemessenen *Reaktion auf Vorgesetzte* bei der Arbeitsstelle indiziert, sei es im zivilen Sektor oder bei den Streitkräften. Zum Beispiel sind Einschüchterungen oder Zurückweisungen, wo man sich eine Beförderung verdient zu haben schien, Situationen, in denen man ebenfalls Folliculinum erwägen sollte.

▶ Seit mehreren Jahren habe ich beobachtet, daß **Folliculinum C30** gut wirkt, wenn es 3 oder 4 Tage *vor* einem *individuell ausgewählten Mittel* gegeben wird. Die zwei am häufigsten indizierten Konstitutionsmittel waren in solchen Fällen **Sepia** und **Carcinosinum**, aber es gibt auch andere.

Eine begrenzte Erfahrung mit Folliculinum bei Fällen von juckenden Hautausschlägen haben dazu geführt, daß man wegen einer heftigen Verschlimmerung seine Verabreichung einstellte.

Gelegentlich tritt eine selbstauferlegte Kontrolle ins Spiel, wie das folgende Beispiel veranschaulicht. Eine Gemeindekrankenschwester klagte über chronisches Halsweh, wobei der Schmerz von einer Seite zur anderen wechselte. Da sie ihren Eltern ergeben war, hatte sie ihren Vater bis zum Tod gepflegt und dann ihre Mutter. Während dieser Zeit hatte sie eine Heiratsmöglichkeit ausgeschlagen und fühlte sich danach bedrückt und frustriert. **Sepia** deckt diese Symptome ab. Emotionale Unsicherheit und Frustration sind bei KENT als »Heimweh« und »Demütigung, Kränkung« aufgeführt. Sie bekam 3 Tage lang 3× täglich **Sepia C30** ohne Erfolg. Als nächstes wurde **Carcinosinum C20** wegen der Familienanamnese, ihrem Gemütszustand und der Komplementärbeziehung zu Sepia gegeben. Carcinosinum hat meiner Erfahrung nach auch Symptome, die von einer Seite zur anderen wechseln, aber auch dieses Mittel versagte. In diesem Fall ließ nun die *selbstauferlegte Kontrolle* an Folliculinum denken.

- Ich verschrieb ihr **Folliculinum C30** und 1 Woche später **Sepia C30**, 3× täglich 3 Tage lang.

Darauf folgte eine vollständige Heilung, die 6 Monate anhielt, bis es dann zu einem leichten Rückfall kam. Ich wiederholte die Verschreibung, was dann zu einer langanhaltenden Heilung führte.

7. Helleborus niger

In einem Vorwort zu den Prüfungen von Helleborus schrieb HAHNEMANN: »Die Symptome, die ich und einige meiner Schüler von der Wurzel an beobachtet haben, sind wenige an der Zahl, dennoch stellen sie einen Beginn der Untersuchung seiner Eigenschaften dar. Sie sollen zeigen, daß

- **Helleborus** bei einer *besonderen Fieberart*, bei einigen *ödematösen Erkrankungen* und *Gemütsstörungen* hilfreich sein muß.«

Unter den Beiträgen zur Homöopathie von Dr. ROYAL HAYES befindet sich ein Vortrag, der im *Homoeopathic Recorder* im Dezember 1948 veröffentlicht wurde. Dieser Vortrag beschreibt eine Reihe von Fällen, die

- den Wert von **Helleborus** bei der Behandlung von *Kopfverletzungsfolgen* illustrieren.

Helleborus ist in KENTS *Repertorium* nicht aufgeführt, das als Hauptmittel für die Behandlung von solchen Patienten folgende Mittel aufführt:

- **Arnica**
- **Cicuta**
- **Natrium muriaticum**
- **Natrium sulfuricum**

Es erscheint auch nicht in der anderen Rubrik: »Schmerzen, nach mechanischen Verletzungen.«

- **Helleborus** findet man als Mittel im 2. Grad in der Rubrik »Gehirnerschütterung,« was die Sichtweise widerspiegelt, daß das postkommotionelle Syndrom aus Kopfschmerzen, Schwindel, Vergeßlichkeit, Persönlichkeitsveränderung, Konzentrationsschwierigkeiten und möglicherweise Schlaflosigkeit besteht.

Das wiederum stellt ein Einheitsbild dar, das von den Kopfverletzungsfolgen bei Patienten, die keine Gehirnerschütterung hatten, getrennt betrachtet wird. Jüngste Forschungen haben gezeigt, daß diese zwei Erkrankungen nicht auf dieser Basis unterschieden werden können, d.h., auf dem Vorhandensein oder Fehlen einer Gehirnerschütterung in der Vorgeschichte.

- Die Rubriken über *Kopfverletzungen* können also deshalb mit denen über *Gehirnerschütterungen* kombiniert werden und somit kann **Helleborus** aus praktischen Gründen zu den üblicherweise indizierten Kopfverletzungsmitteln hinzugefügt werden – die oben aufgeführt sind – auch wenn dies offensichtlich bei keinem Fall andere Mittel ausschließt.

Seit ich den Vortrag von Dr. ROYAL HAYES gelesen habe, setze ich oft **Helleborus** ein und zwar entweder aufgrund seiner eigenen Indikationen oder, was nicht selten der Fall ist, wenn es keine klaren Indikationen für ein anderes Mittel gibt, und die Ergebnisse waren überraschend gut.

- **Helleborus** scheint besonders dann sehr oft benötigt zu werden, wenn es in der Anamnese eine *Gehirnerschütterung* gibt.

- Man sollte auch dann an **Helleborus** denken, wenn es in der ferneren Vergangenheit eine Kopfverletzung gibt, einschließlich eines klinischen Beweises für ein *Geburts- oder Pränataltrauma.*

Natürlich müssen in solchen Fällen auch die anderen Kopfverletzungsmittel verglichen werden, wenn sich aber *keine klaren Indikationen* ergeben, ist **Helleborus** einen Versuch wert.

HAHNEMANN erwähnt *Geistesgestörtheit.* Zum Beispiel habe ich gesehen, daß Helleborus eine dramatische Wirkung bei einem Fall von *Schizophrenie* zeigte, und zwar bei einem Patienten, der mehrere Jahre vor dem Krankheitsbeginn eine Gehirnerschütterung hatte, bei dem Medikamente und eine Elektrokrampftherapie nicht geholfen hatten.

Deutliche Zeichen waren ein *Konzentrationsmangel* sowie eine extreme *Vergeßlichkeit* bei einem Menschen, der eine brillante akademische und berufliche Karriere gemacht hatte. Er vergaß, was er gerade getan hatte und konnte sich nicht daran erinnern, was er gerade tun wollte – deutliche Symptome von Helleborus.

- **Helleborus C1000**, das bis zur **C1006** schrittweise aufpotenziert wurde, wurde zuerst gegeben, da höhere Potenzen eine deutliche Verschlimmerung haben können, und nach zwei solchen Mittelfolgen bekam er die **C10.000**.

Innerhalb eines Zeitraums von 8 Monaten genas er vollständig.

8. Lac caninum

KENT schlug vor, daß alle Milcharten voll geprüft werden sollten, da er annahm, daß sie potentielle Mittel von hohem Wert seien. **Lac caninum** wurde zuerst vor 120 Jahren geprüft, und zwar in der 30. und der 200. Potenz. In SWANS *Materia medica* kann man recht viel von den Originalprüfungen und einige klinische Verifikationen finden.
Zwei Merkmale von **Lac caninum** sind wohlbekannt:

- Die Neigung der Beschwerden, *von einer Seite des Körpers zur anderen zu wandern* und zurück, ein oft bestätigtes Charakteristikum, und *Träume oder Visionen von Schlangen*, die einen sofort daran denken lassen.

Dies ist möglicherweise deshalb der Fall, weil diese Symptome so dramatisch und eigentümlich sind, daß andere Hinweise auf Lac caninum manchmal nicht mehr auffallen.

8.1 Gemütssymptome

Gedächtnisverlust kann sehr ausgeprägt sein. Die Art von Vergeßlichkeit kann an dem Beispiel der Frau veranschaulicht werden, die in einen Laden geht und vergißt, warum sie hierher kam oder etwas gekauft hat und ohne diese Sache wieder geht.

Geistesabwesenheit. Es können Verwirrung, die Unfähigkeit, sich zu konzentrieren, ein verwirrtes Gefühl und ein Gefühl von Unwirklichkeit bestehen. ALLEN betont die Gabe von **Lac caninum** bei höchst empfindsamen, ängstlichen, ruhelosen Patienten. Es kann eine starke Reizbarkeit hervorrufen und Abscheu vor allem und jedem, oder die tiefste Verzweiflung, und ist voller Angst, einschließlich der Angst vor dem Tod und Furcht vor Krankheiten, zum Beispiel vor Schwindsucht oder Krebs. Es bestehen *Visionen von Schlangen* und anderen schrecklichen Dingen und eine Wahnvorstellung, »als ob sie eine ekelhafte Masse von Krankheiten sei,« die ein klinisch verifiziertes Symptom ist. Andere Mittel kommen einem bei diesen Symptomen sofort in den Kopf und dann kann Lac caninum übersehen werden.

So wie Träume von Schlangen hatten eine Anzahl von Prüfern *Träume von Essen.* Ein sorgfältiges Studium der Gemütssymptome wird zeigen, daß Lac caninum gut zu vielen Fällen von *Psychoneurosen* und sogar *Psychosen* paßt.

Bevor ich nun einen Fall dieser Art kurz beschreibe, muß ich wohl kaum hinzufügen, daß die Fälle, die ausführlicher erzählt oder zitiert werden müssen, als Beweis für die Wirkung von Lac caninum vorgebracht werden, sie sollen die Art von Fall illustrieren, bei dem es sich als nützlich erwiesen hat. Offensichtlich gibt es bei keinem einzigen Fall die absolute Sicherheit, daß die Heilung das Resultat eines oder mehrerer Mittel war.

Eine 34-jährige Frau entwickelte die Zwangsvorstellung, sich mit Desinfektionsmitteln waschen zu müssen. Dies hatte mit dem Versuch begonnen, sich vor einer Infektion zu schützen, an der ihre Mutter vor 5 Jahren gestorben war. Vor der homöopathischen Behandlung hatte sie sich einer antikonvulsiven Therapie unterzogen, die ihr aber nicht geholfen hatte. Sie bekam **Lueticum** und **Ignatia**, worauf es ihr etwas besser ging. Ihr Gedächtnis war sehr schlecht, besonders für die Ereignisse vor der antikonvulsiven Therapie, und sie verwechselte oft Worte. Sie hatte Verlangen nach Salz.

- Sie bekam **Lac caninum C200** und später **C10.000**, das ihr sehr half.

Dann bekam sie nochmals **Lueticum**. Wenige Monate später kam sie wegen einer Verletzung wieder zu ihrem Arzt und erzählte ihm, daß ihre vorher bestehenden Beschwerden nicht wieder aufgetaucht seien.

▷ Dies veranschaulicht die Verwendungsmöglichkeit von **Lac caninum** bei *Geistes- und Gemütskrankheiten.*

8.2 Schwindel

Unter dieser Überschrift findet man das *Gefühl von in der Luft schweben.*

▷ Eine seltsame Art von Schwindel störte einige unserer Prüfer, und zwar ein Gefühl, als ob sich das Bett unter ihnen bewegen würde.

Vor kurzem kam es wahrscheinlich zu einer unfreiwilligen Prüfung. Ich zitiere aus dem Brief des betroffenen Arztes: »Vor wenigen Monaten bereitete ich einige Pulver von **Lac caninum C30** zu und ich denke, daß ich dabei etwas auf meine Finger bekam und durch Zufall damit meinen Mund berührte. Dies war gegen 20.00 Uhr und ich ging dann wie gewöhnlich gegen 23.00 Uhr ins Bett. Ich bekam einen ziemlichen Schock, als ich mich hinlegte – das Kopfende meines Bettes schien plötzlich nachzugeben. Ich konnte mir das nicht erklären. Am nächsten Tag fuhr ich mit meinem Wagen, wie gewohnt, fühlte mich aber nicht sicher dabei. Am Abend hatte ich Schwierigkeiten, gerade zu gehen und meine Tochter ließ einen mir bekannten Arzt holen. Er untersuchte mich gründlich: Blutdruck in Ordnung, nichts zu finden. Er sagte, ich sei überarbeitet. Am folgenden Tag fühlte ich mich sicherer und nach drei Tagen war die Unsicherheit verschwunden. Beim Lesen des Arzneimittelbildes von **Lac caninum** kam ich zu dem Schluß, daß dies die Ursache für meine Beschwerden gewesen war.«

8.3 Kopf

▷ Einige Prüfer hatten *Schmerzen, die von einer Seite zur anderen wechselten* und ähnliche *Kopfschmerzen* waren von **Lac caninum** geheilt worden.

▷ Viele Prüfer hatten unilaterale oder Stirnkopfschmerzen oder Kopfschmerzen, die im Genick oder im Hinterkopf begannen und sich über den Kopf nach vorne erstreckten, um sich über dem einen oder anderen Auge festzusetzen.

Es können neuralgische Kopfschmerzen, pulsierende Kopfschmerzen, ein Druck auf dem Scheitel und stechende oder schneidende Schmerzen vorhanden sein. Stechende oder schießende Schmerzen können gelegentlich an vielen Stellen gefunden werden.

- Die Prüfungen legen eine Verwendung bei *Migräne* nahe, für die **Lac caninum** einen klinischen Ruf hat.

In Kents *Lesser Writings* wird von einem Migränefall berichtet, bei dem **Lac caninum** und **Sulfur** von einer Besserung gefolgt wurden, wobei die Verabreichung von Lac caninum die Heilung vervollständigte.

Zwei Fälle von periodischen Kopfschmerzen mit einer verschwommenen Sicht wurden von **Lac caninum** geheilt, wobei das Symptom, das zu seiner Erwägung geführt hatte, ein *Verlangen nach Pfeffer* war. Es ist das einzige Mittel mit diesem Symptom. Exzessive Schuppen und sehr empfindliche Wunden auf der Kopfhaut können vorhanden sein.

Bei Erkrankungen von Auge, Nase und Ohren lassen ein Wechsel von Symptomen an dieses Mittel denken. Es können hier auch stechende Schmerzen gefunden werden.

8.4 Auge

▷ Eine der historischen Einsatzmöglichkeiten von **Lac caninum** sind Augenkrankheiten.

Das Gefühl eines Films über den Augen wurde wiederholt gefunden. Ein eigentümliches Symptom bezüglich der Sicht ist, daß die visuellen Eindrücke dazu neigen, länger als gewöhnlich auf der Retina zurückgehalten zu werden. Es wurden Fälle mit *kornealen Ulzerationen*, akuten *Konjunktividen* und *Gerstenkörnern* geheilt, bei denen die Symptome von einer Seite zur anderen wanderten. Ein Fall einer kornealen Ulzeration, der seit 10 Jahren einer Behandlung eines Spezialisten getrotzt hatte, wurde durch **Lac caninum** geheilt.

8.5 Nase

▷ In der Nase besteht die Neigung zu wunden Stellen in den Nasenlöchern und zu scharfen oder blanden Absonderungen, die von einer Seite zur anderen wandern.

Manchmal kommt es zu abwechselnd verstopften Nasenlöchern. Klinisch betrachtet wurden *Schnupfen* und *chronische Nasenkatarrhe* mit **Lac caninum** geheilt.

8.6 Hals

▷ Der Hals ist besonders betroffen.

ALLEN stellt fest, daß »es möglicherweise kein Mittel in der Materia medica gibt, das eine wertvollere Pathogenese bezüglich Halssymptomen hat oder eines, bei dem sich diesbezüglich ein sorgfältiges Studium lohnt.«

Halsentzündungen können mit Jucken, schmerzhaftem Prickeln und Trockenheit beginnen, was manchmal einen Husten verursacht. Gefühle von Einschnürung oder Enge oder Steifheit des Halses sind normal. Die Schleimhäute des Halses fühlen sich roh oder wund an und haben manchmal scharfe Schmerzen. Das Gefühl eines Kloßes auf einer Halsseite ist ein gewöhnliches Symptom, das oft mit einer ständigen Schluckneigung verbunden ist, welche nicht selten extrem schmerzhaft ist. Manchmal schlimmer bei leerem Schlucken.

Halsentzündungen, die zusammen mit der *Menstruation* auftreten, stellen eine Verbindung der Wirkung von **Lac caninum** auf das endokrine System her.

▶ Der *Wechsel der Symptome von einer Seite zur andern*, die meistens auf der rechten Seite beginnen, ist sehr wohl bekannt.

Hier haben Sie die sehr vielsagende Verbindung einer eigentümlichen Modalität und einer Seitenwahl.

- Die Zervikaldrüsen können sich vergrößern und auf der kranken Seite zurückgehen.
- Es kann jeder Gemütszustand von Lac caninum vorhanden sein, einschließlich der Schlangenträume.
- Es können ein häufiger Harndrang und ein heftiger Stuhldrang vorhanden sein.
- Die Kraftlosigkeit kann sehr ausgeprägt sein.
- Es können profuse Schweiße bestehen, die die Kleidung braun färben können.
- Es kann ein Verlangen nach warmen oder kalten Getränken bestehen oder der Patient kann über Durst klagen, hat aber Angst, etwas zu trinken.
- Das Gesicht kann rot oder blaß sein oder rot und blaß im Wechsel.
- Es kann auf einer Seite rot sein.

- Die meisten Lac caninum-Hälse sind schmerzhaft, aber gelegentlich kann die Schmerzlosigkeit auffallend sein.

▶ Es ist ein Mittel für einen *schmutzigen Hals mit übelriechendem Atem.*

Das Aussehen ist von großem Wert:

- Typischerweise findet man ein milchig-weißes Exsudat auf den Tonsillen oder eines, das sich, wie bei einer *Diphtherie*, bis zum Gaumenbogen erstreckt.
- Der Zungenrücken kann auch einen weißen Belag haben.
- Das Exsudat und die Zunge können grau, gelb, grün oder sogar schwarz verfärbt sein.
- Es können kleine unregelmäßige Ulzera vorhanden sein und genauso, wie es zu einem Wechsel der Seiten kommen kann, kann auch ein unregelmäßiges Kommen und Gehen von Flecken, Entzündungen oder Ulzerationen vorhanden sein.

Dieses unregelmäßige Wandern der Symptome ist bei **Lac caninum** genauso ausgeprägt wie der Wechsel der Symptome. Der Hals kann exsudatfrei sein und blaß oder rot glasiert aussehen. Er kann intensiv rot und gestaut sein oder blaß mit roten Streifen. Das glänzende Aussehen kann man überall in Ulzera finden und es ist charakteristisch.

▷ Bezüglich der **Behandlung mit Lac caninum** gibt es klinische Berichte von *Diphtheriefällen*, akuten und subakuten *Tonsillitiden*, *Peritonsillarabszessen* und sogar *syphilitischen* Halsmanifestationen.

Man richtet die Aufmerksamkeit im allgemeinen auf **Lac caninum**, wenn die Symptome von einer Seite zur andern wandern und oft dann, wenn dieser Zustand für eine längere Zeit persistiert. Das Aussehen des Halses jedoch kann so charakteristisch sein, daß es der initiale Hinweis sein kann.

Bei einem Fall war der Hals sehr rot und gestaut, es gab weiße Flecken auf den Tonsillen und der Uvula, die mehr als doppelt so groß wie normal und rot und weiß gesprenkelt war. Die hintere Zungenhälfte war auch milchig weiß belegt. Der Hals fühlte sich steif an, aber überraschenderweise fehlten die Schmerzen völlig. Die Infektion verschwand sehr schnell **nach Lac caninum**.

Wenn wir an die verschiedenen Arten von Halsinfektionen denken, die von Lac caninum beeinflußt werden oder an jedes andere Mittel, das aus diesem Grund gewählt wird, können wir von der fundamentalen Stärke der Homöopathie beeindruckt sein, wenn wir sie mit der *Antibiotikatherapie* vergleichen. Momentan ist die Antibiotikatherapie wegen der zunehmenden Zahl unempfindlicher Organismen zum Scheitern verurteilt.

8.7 Diphtherie

Prophylaxe

Es gibt einige interessante Aspekte dieses Mittels bezüglich Diphtherie. Es wird oft als Prophylaktikum gegeben und ist dabei sehr erfolgreich. Manchmal werden wir um Rat gefragt, ob ein Kind gegen Diphtherie immunisiert werden soll oder nicht.

▷ Statistiken zeigen deutlich, daß es ein wirksamer Schutz ist und daß die Diphtherie, falls sie dann auftritt, selten fatal verläuft.

Wie läßt sich dabei der Einsatz von **Lac caninum** oder **Diphtherinum** oder **Mercurius cyanatus** miteinander vergleichen?

Das wissen wir nicht genau, aber wir vergleichen dabei verschiedenartige Prophylaxen miteinander. Eine Diphtherieimmunisierung verhilft dem Körper zu einem Training, mit der Diphtherie umgehen zu können. Wenn wir während einer Epidemie ein potenziertes Mittel als Prophylaxe geben, scheint mir, daß wir dies unter dem Vorsatz tun, daß das Mittel im Körper verweilt. Sollte dann eine Infektion auftreten, hat das Mittel dieselbe Wirkung, als hätten wir das Mittel in genau dem Augenblick des Ausbruchs gegeben. Es besteht kein Zweifel, daß Lac caninum bei Epidemien wirksam ist, wenn die Krankheitssymptome bei dieser Epidemie denen von Lac caninum ähnlich sind. Aber ist es allen Diphtheriefällen ähnlich genug, um bei jeder Epidemie immer als Prophylaktikum wirksam zu sein?

Es gibt noch einen anderen Punkt, an den man denken sollte. In Großbritannien wird nur ein kleiner Prozentsatz der Diphtheriefälle homöopathisch behandelt. Haben wir das Recht, Ratschläge gegen eine bewährte Art von Prophylaxe zu erteilen und dem Kind möglicherweise jeglichen Schutz zu nehmen?

▷ Ich persönlich gebe den Ratschlag, das Kind *immunisieren* zu lassen und bei einer Epidemie dann im Abstand von einer bis zwei Wochen **Diphtherinum C200** zu geben, oder noch häufiger, falls ein akuter Kontakt bestand.

Wenn der Genius epidemicus **Lac caninum** oder irgendeinem anderen Mittel entspricht, sollte statt dessen dieses Mittel gegeben werden.

Eine Diphtherieimmunisierung geht in einigen Fällen nicht ohne Folgen einher, wie z. B. einer Parese oder Fallneigung, etc. Diese Folgen können homöopathisch behandelt werden. Es wurde festgestellt, daß **Lac caninum** zum *Schick-Test* dieselbe Beziehung hat wie **Thuja** zu *Impfungen* und

- man sollte deshalb bei diesen seltenen Fällen, in denen sich die *Diphtherieimmunisierung* als schädlich erwiesen hat, immer an dieses Mittel denken.

Behandlung

Kurz nach seiner ersten Potenzierung wurde **Lac caninum** mit großem Erfolg bei einer Diphtherieepidemie in New York eingesetzt. Von **Mercurius cyanatus** gibt es ebenfalls vorzügliche Berichte zur Behandlung der Diphtherie. Unglücklicherweise haben wir so wenig Möglichkeiten, diese Krankheit homöopathisch zu behandeln, aber dann spricht diese manchmal so schnell auf das entsprechende Mittel an, daß die initiale erste Gabe oder die ersten zwei, die dem Kind vor der Überweisung in ein Fieberkrankenhaus gegeben werden, ausreichen, daß dann die Diagnose bezweifelt werden muß.

Wenn man dem Patienten frühzeitig Serum in Verbindung mit einer geschickten Behandlung zukommen läßt, scheint es extrem gute Resultate zu erzielen. Wenn wir eine Reihe von Fällen vergleichen, die auf beide Arten behandelt wurden, muß man die Fähigkeit des Verschreibers in Betracht ziehen. Die ideale Methode besteht meiner Meinung darin, Zugang zur Homöopathie und der Serumbehandlung zu haben.

Es scheinen wenige Zweifel zu bestehen, daß Komplikationen, wie z.B. eine *Paralyse*, durch eine homöopathische Behandlung reduziert werden, wie es auch bei anderen Infektionen der Fall ist. Es werden Fälle angeführt, bei denen eine homöopathische Behandlung dramatische Wirkungen bei einer diphtherischen Paralyse zeigte. Diese Fälle sind jedoch nicht geeignet, um sie als Beispiele für die Homöopathie anzuführen, da es für eine diphtherische Paralyse charakteristisch ist, ohne Behandlung zu verschwinden, vorausgesetzt, der Patient überlebt.

▷ Man sollte bei chronischen Fällen, bei denen es in der Anamnese *eine chronische Halsentzündung* wie auch eine *Diphtherie* gibt, an **Lac caninum** denken.

Ein Beispiel dazu findet man in ALLENS *Materia Medica of the Nosodes.*

R.G., 45 Jahre alt, seit 10 Jahren verheiratet, kinderlos. Seit 6 Jahren impotent. Er ist seit 18 Monaten in homöopathischer Behandlung, deren einziges Resultat darin bestand, daß er seltener erkältet war. Auf den Rat seines Arztes hin ging er zu Dr. ADOLPH LIPPE, der folgendes schrieb: »Ich sehe, daß Ihr Patient vor 10 Jahren eine Diphtherie hatte und damals mit unangebrachten Quecksilberpräparaten und Spülungen behandelt wurde. Der Charakter dieser Erkrankung bestand darin, daß sie von einer Seite zur anderen wanderte und schließlich wieder zurück an die ursprüngliche Stelle. Auf die Erkrankung folgte eine starke, fast paralytische Schwäche und er glaubt, daß er seit dieser Erkrankung seine volle Kraft und gewohnte Stärke nie wieder voll zurückerlangt hat. Ich gab ihm eine Gabe **Lac caninum C100.000**, nach der vielleicht noch eine Gabe **Pulsatilla** nötig werden kann.«

Dr. A. P. WESSELHOEFT, der Arzt des Patienten, fügte hinzu: »Ich muß wohl nicht hinzufügen, daß mein Patient die vorgeschlagene Gabe von Pulsatilla niemals benötigte. Drei Monate nach seinem Besuch in Philadelphia wurde seine Frau schwanger. Sie hat seither zwei bemerkenswert gesunde Kinder geboren.« Dr. WESSELHOEFT schrieb weiter: »Soweit wir wissen, hat **Lac caninum** keine sexuelle Schwäche. Diese Tatsache störte Dr. LIPPE sehr wenig bei seiner Mittelwahl. Er schaute tiefer und erkannte die Ursache und das Mittel. Dies ist wahre homöopathische Pathologie. Alles Wissen der Welt bezüglich der speziellen Pathologie dieses Falles hätte niemandem das Mittel enthüllen können.«

8.8 Rheumatisches Fieber

Um einen weiteren Aspekt zu Halsinfektionen zu betrachten – es wird nun im allgemeinen akzeptiert, daß das *rheumatische Fieber* eine allergische Manifestation einer *Streptokokkeninfektion* ist. Vor kurzem sprach ein Patient mit rheumatischem Fieber sehr zufriedenstellend auf **Lac caninum** an, das deswegen verschrieben wurde, weil die Schmerzen täglich von einer Seite zur anderen wanderten.

▷ Wenn man sich daran erinnert, daß unregelmäßig wandernde Schmerzen bei diesem Mittel ebenfalls sehr ausgeprägt sind und daß man durch die Symptome der Halsinfektion einen Hinweis bekommen kann, dann ist **Lac caninum** möglicherweise viel häufiger indiziert. Die Schmerzen werden durch Bewegung im allgemeinen verschlimmert.

8.9 Chronischer Rheumatismus

Bei chronischem Rheumatismus ist **Lac caninum** nicht selten indiziert.

Ein Mann von 60 Jahren mit Steifheit und Schmerzen in seiner Wirbelsäule von der Halsregion bis zum Sakrum, der in seinem Röntgenbild eine Mischung aus *rheumatoider* und *Osteo-Arthritis der vertebralen Gelenke* zeigte, sprach sehr gut auf das Mittel an. Das Symptom, das zu dieser Verschreibung führte, war ein stechender Schmerz, der von einem Schultergelenk zum anderen wanderte. Diese Gelenke waren radiologisch nicht affiziert. Es kam bei diesem Mann zu einer beträchtlichen Veränderung. Neben der Beseitigung seiner Schmerzen richtete er sich auf und in seine Wangen kehrte die Farbe zurück. Er sah um Jahre jünger aus.

▷ Die *Wirbelsäule* ist ein besonderer Bereich von **Lac caninum**.

- Sie kann sehr berührungsempfindlich sein.
- Die Schmerzen können durch eine Dorsalflexion besser werden.
- Lumbago mit **Rhus toxicodendron-Modalitäten** (Steifheit bei der ersten Bewegung und besser durch fortgesetzte Bewegung) wurde durch Lac caninum geheilt.

- Lumbago und rechtsseitiger Ischias in Verbindung mit Halsentzündungen sprachen ebenfalls darauf an.
- Im Rücken kann es scharfe Schmerzen unter dem einen oder anderen Schulterblatt geben.
- Es können auch Schmerzen im vorderen Teil der Brust in Höhe der 4. Rippe auf einer der beiden Seiten bestehen.
- Die Schmerzen in Rücken und Extremitäten können scharf oder wie zerschlagen sein und es können Steifheit oder Lahmheit bestehen.
- Es hat Folgen von Verletzungen geheilt.
- Es affiziert die Handgelenke und Knie.

Ein Fall, der auf verschiedene Potenzen von **Ruta** ansprach – ein sehr chronischer Rheumafall – erfuhr eine stärkere Linderung durch **Lac caninum**.

Ein 35-jähriger Mann, der während seiner Militärzeit an schweren *Streptokokkenhalsinfektionen* litt, entwickelte danach *Rheumatismus*. Die Schmerzen, die er als »schießende Stiche« beschrieb, wanderten unregelmäßig von einem Gelenk zum nächsten und betrafen besonders Ellenbogen, Knie und Schulter. Die Schmerzen hielten an jeder Stelle wenige Stunden bis zu einem Tag lang an. Bei der Befragung zeigte sich, daß die Halssymptome von einer Seite zur anderen wechselten. **Lac caninum** hat diesem Mann sehr geholfen, aber er wird sich wahrscheinlich einer Tonsillektomie unterziehen müssen, um Rezidiven vorzubeugen.

8.10 Akute Nephritis

Eine akute Nephritis steht in Verbindung mit Hals- oder anderen Infektionen und der folgende Fall veranschaulicht die Möglichkeit von Lac caninum, bei dieser Erkrankung nützlich zu sein.

Ein 43-jähriger Mann klagte über eine *linksseitige Halsentzündung*. Leeres Schlucken oder das Schlucken von Flüssigkeiten war schmerzhafter als das Essen von festen Speisen. Die Zunge war dick belegt und der Atem war sehr übelriechend. Stechende Schmerzen schossen in das Ohr. Die Symptome wanderten zur rechten Seite und dann zurück zur linken. Er bekam **Lac caninum** und machte eine schnelle Genesung durch. Dieser Mann hatte 6 Monate *zuvor* eine akute Nephritis gehabt.

8.11 Brustdrüsen und Laktation

Man weiß sehr wohl, daß *Arzneimittel* aus keinem ersichtlichen Grund eine besondere *Affinität zu bestimmten Körperregionen* haben. Es kann bloßer Zufall sein, aber es gibt den Hinweis dafür, daß bestimmte potenzierte Substanzen eine Affinität zu der Stelle haben, wo sie in einer rohen Form im Körper gespeichert werden.

- Zum Beispiel werden **Calcium carbonicum, Phosphorus** und **Calcium phosphoricum** oft bei *Knochenerkrankungen* verwandt, u. a. bei *Rachitis.*
- Man weiß auch, daß **potenziertes Cholesterinum** offenbar eine selektive Wirkung auf *Leber* und *Gallenblase* hat. Eine *Cholezystitis* kann mit einer *Angina pectoris* einhergehen und **Cholesterinum** hat eine überraschende Wirkung bei einigen dieser Fälle.

▷ Aus diesem Grund oder wegen seiner *endokrinen Wirkung* affiziert **Lac caninum** die *Brustdrüsen.*

- Ein gut nachgewiesenes Merkmal sind die Hyperämie, die Völle und die Schmerzen vor der Menstruation, die durch jegliche Erschütterung schlimmer werden.

▶ Es gibt auch ausreichend klinische Beweise dafür, daß **Lac caninum** eine fast spezifische Wirkung auf die *Brustbeschwerden beim Abstillen* hat.

In der Tat ist die Wirkung von Lac caninum in dieser Richtung so markant, daß die meisten zögern, es während der Laktation zu verschreiben, bis an das Abstillen gedacht wird. Es ist verständlich, daß im Interesse des mütterlichen Organismus der Milchfluß gestoppt werden muß und daß das korrekt gewählte Mittel diese Wirkung haben sollte.

- **Lac caninum** wird mit großem Erfolg bei *akuter Mastitis stillender Mütter* angewandt.

In der Tat gilt es hierfür fast als spezifisch. Es ist möglich, daß wir übermäßig besorgt sind, daß die Mutter ihre Milch verlieren könnte. Eine ganz andere Sache ist es, wenn das Abstillen gewünscht wird und die kraftvollen Stimuli von Saugen an den Brüsten und Entleeren derselben fehlen.

Eine Mutter hatte Schwierigkeiten, ihr erstes Kind zu stillen. Die Brüste waren gefüllt, aber gaben nur wenig Milch ab und schmerzten deshalb beträchtlich. Sie beschloß, ihr zweites Kind nicht zu stillen und nahm, solange sie im Krankenhaus war, *Stilböstrol* ein. Das Resultat war nicht zufriedenstellend und 8 Tage nach der Geburt des zweiten Kindes hatte sie volle Brüste.

- Sie bekam alle 2 Stunden **Lac caninum C200** und es ging ihr am nächsten Tag viel besser.

Das Mittel wurde dann 4-stündlich gegeben und am 3. Tag waren die Brüste praktisch normal. 10 Tage später wurde die rechte Brust hart und gab etwas Milch ab. **Lac caninum C200** wurde nun im Abstand von 2 Stunden gegeben. Darauf verschwanden die Symptome schnell und es traten keine weiteren Beschwerden auf. Es kann sein, daß das *Stilböstrol* nicht richtig gegeben wurde, aber der Punkt ist im Grunde genommen kein Vergleich der 2 Methoden, sondern es soll gezeigt werden, daß Lac caninum augenscheinlich einige Wirkung auf die *Laktation* hat. Es scheint sogar *Brustkarzinome* zu beeinflussen.

8.12 Menstruation und Schwangerschaft

▷ **Lac caninum** hat eine Wirkung auf die *Menstruation.*
Der Fluß kann profus oder sehr spärlich sein und die Menstruation kann zu früh einsetzen. Es gibt klinische Berichte über die Wirkung von Lac caninum auf *Dysmenorrhoen* und *Schwangerschaftsbeschwerden* ängstlicher, ruheloser, empfindlicher Mütter. Man erinnere sich daran, daß vor der Periode beträchtliche Schmerzen und Völle in den Brüsten auftreten können und daß eine Halsentzündung den Fluß begleiten kann. Es kann vor und nach der Menstruation zu Verstopfung kommen. Es kann wie **Lilium tigrinum** einen stark ausgeprägten Druck nach unten erzeugen.

8.13 Verdauungssystem

Der Appetit kann verstärkt sein.

- Es besteht oft ein *Verlangen nach Milch,* seltener eine Abneigung und selten eine allergische Empfindlichkeit dagegen.
- Es ist das einzige Mittel mit dem *Verlangen nach Pfeffer,* das mit einem Verlangen nach anderen Gewürzen kombiniert sein kann.

Der beschriebene Rheumatismusfall, der auf eine Streptokokkenhalsinfektion folgte, hatte das Gegenteil – eine *Abneigung gegen Senf.* Lac caninum ist ein Mittel der Gegensätze.

Eine Frau, die ein Kind hatte, das gegen Milch allergisch war, klagte über ein seltsames Symptom – über *Schmerzen in ihren Venen,* die hier und da in kleinen Knoten auf der Haut von Rumpf und Extremitäten stärker hervortraten. Die Venen in dem einen Areal verschwanden und dann wurde eine andere Stelle in unregelmäßiger Art und Weise involviert. Die Venen standen hervor und wurden zugleich in einem Areal von ungefähr 2 Quadratinches schmerzhaft. Ihre Perioden bestanden ihrer Beschreibung nach aus »wenigen, praktisch trockenen Klumpen.«

- Auf **Lac caninum** folgte eine Beseitigung der schmerzhaften Venen und ihre nächste Menstruation war das erste Mal seit Jahren normal.

▷ **Lac caninum** soll bei *Ulzerationen im Mund* hilfreich sein.
Es kann der milchig-weiße Belag von Zunge oder Wangenschleimhaut vorhanden sein oder die Schleimhäute haben das bekannte glänzende Aussehen. Ein Wechsel der Seiten kann die Aufmerksamkeit auf dieses Mittel lenken.

- Eine eigentümliche Empfindung ist die von Völle im Becken oder im Uterus, als ob er bersten müsse.
- Stuhldrang mit oder ohne Verstopfung affizierte die meisten Prüfer.

8.14 Miktion

Es kommt zu häufigen Miktionen und manchmal zu Dysurie oder Schmerzen, wenn sich die Miktion verzögert. Es soll bei der *Enuresis* ein Spezifikum sein. Dies ist natürlich nicht wahr. Bei der Therapie dieses schwierigen Problems besteht der homöopathische Teil der Behandlung, und ich glaube, daß es nur ein Teil sein kann, darin, das Konstitutionsmittel zu geben, das in vielen Fällen anscheinend keinen Bezug zur Miktion hat. Zum Beispiel hatten wir in der Ambulanz ein Kind, das wahrscheinlich durch

Pneumococcinum C10.000

geheilt wurde.

Zusammenfassung

Lac caninum ist ein vielseitig anwendbares Mittel. Seine *Gemütszustände*, wie Vergeßlichkeit, Depression, Unruhe, Ruhelosigkeit, Empfindlichkeit und verschiedene Ängste sind fast genauso stark ausgeprägt wie die besser bekannten Visionen oder Träume von Schlangen. Seine Wirkung auf den Hals wurde betont – das *Aussehen des Halses* kann ein frühes Schlüsselsymptom für seine Anwendung sein. Erkrankungen, wie akuter Rheumatismus oder eine akute Nephritis, die eine Halsinfektion als Teil ihres pathologischen Bildes haben, sind potentielle Felder für dieses oder andere Halsmittel. Die Wirkung von **Lac caninum** auf die *Brustdrüsen* wurde betont, auf schmerzhafte Brüste vor der Menstruation, bei einer akuten Mastitis und für die Zeit des Abstillens. Es ist ein Mittel für *Ulzerationen im Mund*. Es hat *Harnsymptome*, ist aber kein Spezifikum für die Enuresis. Es hat viele Arten von Schmerzen, aber die *scharfen Stiche* oder *schießenden Schmerzen* sind charakteristisch. Es ist ein Mittel der Gegensätze. Unregelmäßig *wandernde* Symptome findet man fast genauso oft wie einen *Wechsel* der Symptome von einer Seite zur anderen.

9. Nosoden

9.1 Kurze Übersicht

Mein Interesse an Nosoden entwickelte sich durch die Beobachtung vieler *Fälle chronischer Krankheiten* in Dr. TYLERS Praxis, einschließlich Rheumatismus in verschiedenen Formen und Epilepsie, die unter ihrem Einfluß schnell verschwanden. Sogar Krebs wurde unter dem Einfluß dieser Mittel modifiziert.

Nosoden, die in potenzierter Form geprüft wurden, wie **Medorrhinum** oder **Tuberculinum**, bei denen Gemüts-, Allgemein- und eigentümliche Symptome hervorgebracht wurden, können nach denselben Regeln verschrieben werden, nach denen man die anderen Mittel verschreibt. Für diese spricht zu einem gewissen Grad sogar eine Infektion in der persönlichen oder der Familienanamnese.

> Auf den ersten Blick kann es so aussehen, als ob die Verschreibung von ungeprüften potenzierten Nosoden auf einer rein pathologischen Basis geschieht und deshalb mit der homöopathischen Philosophie nicht übereinstimmt. Die folgenden Überlegungen können diesen Standpunkt verändern und zeigen, daß ihre Anwendung als *Antipsorika* gerechtfertigt ist. Pathologische Veränderungen können als *Prüfungen* betrachtet werden, wobei ihr Wert in der Homöoprophylaxis und bei Fällen, die unten beschrieben werden, anzeigt, daß man aus der Pathologie Nutzen ziehen kann.

Dr. SAMUEL SWAN (USA), dessen Arbeit bezüglich der Einführung von Nosoden in die Homöopathie wohlbekannt ist, sagt: »Ein krankmachendes Gift wird die Krankheit heilen, die es hervorgebracht hat, wenn es in hoher Potenz gegeben wird.« Er fährt fort: »Hätte HAHNEMANN nicht die krankmachenden Produkte an denen, die an der Krankheit litten, empirisch getestet, dann hätte er auch nicht gesagt: ›Solange sie nicht durch die Potenzierung verändert werden, können sie niemals irgendeine Wirkung auf einen Organismus haben, der mit diesem identischen Erreger befleckt ist'.«

- HAHNEMANNS Doktrin der chronischen Krankheiten stellt fest, daß alle chronischen Beschwerden sekundäre Manifestationen einer oder mehrerer Infektionen sind, die am Anfang akut sind und später in einem latenten Zustand bleiben. Bis sie dann durch irgendwelche widrigen Umstände, wie länger bestehende Angst, unzulängliche Ernährung etc. stimuliert werden und in einer der verschiedenen Gestalten eines chronischen schlechten Gesundheitszustandes aufflammen. Wenn z. B. nach dieser Theorie eine chronische Krankheit durch **Streptococcinum** geheilt werden kann, weil wir die Psora als eine einfache Infektion ansehen oder weil wir die verschiedenen nonvenerischen akuten Infektionen einschließen, müssen wir feststellen, daß **Streptococcinum** ein *wichtiges Mittel* ist, das mehr Beachtung verdient.

Constantin Hering betrachtete alle epidemischen Fieber, wie auch jede akute ansteckende Krankheit, als *psorisch*. Er bemerkte sogar, daß es keine Trennlinie zwischen psorischen und nonpsorischen Krankheiten gebe. Bei bestimmten *Masernfällen* bemerkte Hahnemann, daß der Patient einen ungewöhnlich schweren Verlauf durchmachte oder daß darauf ein chronisches Kränkeln folgte und schrieb dieses Geschehnis einem Aufflammen einer latenten Psora zu, die durch den Stimulus der Masern verursacht wurde.

Bei jeder akuten febrilen Krankheit bewältigt jedes Opfer die Krankheit auf seine individuelle Art. Kann es nicht ein individuelles Charakteristikum bei einem Patienten sein, daß Masern oder Keuchhusten mehr als einmal auftreten, diese eine gefährliche Qualität annehmen oder als Vorläufer einer chronischen Krankheit auftreten, wohingegen bei einem anderen Patienten diese Krankheiten zu den verhältnismäßig harmlosen Ereignissen der Kindheit gezählt werden?

Wir können den Einsatz der **Nosoden** unter drei Gesichtspunkten erwägen: Als Prophylaxe, bei akuten und bei chronischen Krankheiten. Die ersten zwei werden wir hier nur kurz abhandeln.

9.2 Prophylaxe

Es besteht kein Zweifel, daß auf die Verabreichung einer Kuhpockenimpfung zur Pockenimmunisierung nicht selten ein schlechter Gesundheitszustand folgt.

▷ Es gibt Beweise dafür, daß eine Immunität gegen *Pocken* andererseits durch homöopathische Mittel erreicht werden kann.

Dr. Swan, der als Pionier des Einsatzes von Nosoden genannt wird, war der Amtsarzt in einer Institution für 200 Patienten. Das Gesundheitsamt wollte Impfungen durchführen, aber er entschied sich für die Verabreichung von

- 2 Gaben **Variolinum in hoher Potenz**, eine abends und eine am nächsten Morgen.

Nach 5 Tagen waren mit der Ausnahme von 40 alle 200 Patienten sehr krank und hatten die üblichen Pockenprodromalsymptome, von denen 25 später Pockenpusteln hervorbrachten, einige nabelförmig, einige purulent. Jedoch verschwanden diese, ohne Narben zu hinterlassen und bei keinem dieser Patienten entwickelten sich die Pocken vollständig. Es gibt auch Beweise dafür, daß Kinder, die Variolinum in Hochpotenz bekamen, immun gegen die Kuhpockenimpfung sind.

Clarke sagt bei **Malandrinum**: »Hier haben die Homöopathen einen sehr effektiven Schutz gegen eine Pockeninfektion und Impfungen.« BURNETT schreibt: »Ich hatte, um nur für mich zu sprechen, in den letzten 9 Jahren die Angewohnheit, **Impfeiter in der 30. Centesimalpotenz** zu verabreichen, wann immer *Pocken* auftraten und habe auch keinen so behandelten Patienten mit Pocken gesehen.«

Ein anderes Beispiel ist die *Diphtherieprophylaxe.* Eine Maßnahme, die erfolgreich auf der Kinderstation des *Royal London Homoeopathic Hospital* eingeführt und praktiziert wurde, bestand darin, bei Kontakt

- eine Gabe **Diphtherinum C200** zu verabreichen.

Dr. LEES aus Dundee gab 100 Patienten mit Diphtheriekontakt die potenzierte Nosode, ohne daß sich bei einem einzigen Fall die Krankheit entwickelt hätte.

Diese Beispiele zeigen nur die Möglichkeiten einer homöopathischen Prophylaxe.

9.3 Akute Krankheiten

Nosoden sind manchmal bei der Klärung sich hinziehender Krankheiten wirksam. Dies wird ausführlicher im Kapitel über »Die Bedeutung der Anamnese« diskutiert.

9.4 Chronische Krankheiten

9.4.1 Erste allgemeine Indikation

▷ Eine Indikation primärer Bedeutung besteht, wenn eine akute Infektion den Beginn einer chronischen Krankheit markiert, wie zum Beispiel: »Seit den *Masern* ging es mir nicht mehr gut«.

Diesbezüglich beeindruckte mich meine erste Erfahrung mit **Morbillinum**.

Ein 9-jähriges Mädchen kam zu mir mit einem *Husten* in der Anamnese, der *seit* ihren *Masern* bestand, die sie 2 Jahre zuvor durchgemacht hatte. Die meiste Zeit der vergangenen 2 Jahre ging sie nicht zur Schule, verlor an Gewicht und war insgesamt geschwächt. Man vermutete eine Tuberkulose, weswegen sie in einem der Londoner Lehrkrankenhäuser gründlich untersucht wurde. Man machte Röntgenaufnahmen, Hauttests und Sputumuntersuchungen, aber alles ohne Resultat.

- **Drosera** und **Carbo vegetabilis** halfen ihr, aber **Morbillinum** wirkte wie ein Zaubermittel.

Innerhalb eines Monats ging sie wieder zur Schule und war in den folgenden 14 Monaten auch in der Lage, regelmäßig den Unterricht zu besuchen. Es kam zu zwei leichten Rückfällen, weswegen sie aber nicht zu Hause bleiben mußte. 6 Monate nach der ersten Gabe wurde Morbillinum einmal wiederholt. Sie nahm an Gewicht zu und sah kerngesund aus.

Ein anderer Fall, der dies illustriert, ist der einer *multiplen Sklerose*. Eine 33-jährige Frau kam mit der *Vorgeschichte einer transitorischen Paralyse*, die sie seit ihrem 18. Lebensjahr hatte. Sie war darüber informiert worden, daß sie, unabhängig davon, ob ihr Zustand besser oder schlechter werden würde, niemals ganz genesen werde. Als sie im September untersucht wurde, bestand in beiden unteren Extremitäten bis hoch in die Leistengegend ein Empfindungsverlust für Hitze und Kälte und der Patellarsehnenreflex war ungleichmäßig. Nach der sorgfältigen Ausarbeitung der Anamnese wurde **Causticum** mit nur mäßigem Nutzen verabreicht. Beim erneuten Durcharbeiten ihrer Anamnese bezüglich alter Krankheiten stellte sich heraus, daß sie *vor* ihrer Nervenerkrankung rezidivierende *Tonsillitiden* gehabt hatte.

- Sie bekam im Oktober eine Gabe **Streptococcinum C30**.

Ihre Symptome verschwanden innerhalb weniger Wochen und es ging ihr danach sehr gut, abgesehen von einer transitorischen Schwäche in einem Bein im darauffolgenden März, die sie aber nicht von ihrer Arbeit als Kellnerin abhielt.

- Sie bekam daraufhin **Streptococcinum C30, C200** und **C1000** an 3 aufeinanderfolgenden Morgen

und es traten keine weiteren Beschwerden mehr auf. Dies konnte natürlich ein natürliches Rezidiv sein, trotz der Tatsache, daß sowohl die Patientin als auch ihre Schwester sagten, daß ihr es seit dem Ausbruch der Krankheit vor 15 Jahren nie so gut gegangen sei.

Beim Studieren ihres Falles stieß ich auf einen Vortrag von Dr. Rorke, in dem er Einzelheiten zu 4 Fällen von *multipler Sklerose* anführte, die durch **Medorrhinum** geheilt wurden.

Dr. Tylers Fall eines *zerebralen Tumors* – ein malignes Endotheliom – ist wohlbekannt. Ein Mädchen, das seit 8 Jahren trotz Behandlung und zweier Operationen am Gehirn im »National Hospital for Nervous Diseases« heftige Schmerzen hatte, kam in ihre Poliklinik. Bei einer der beiden Operationen war der maligne Charakter des Gewächses entdeckt worden.

Die Erkrankung begann *nach einer schlimmen Diphtherie*, weswegen sie nur

- **Diphtherinum C200** in größeren Abständen bekam.

Obwohl es schwierig ist, die Langzeitwirkung vorherzusehen, war sie seit der ersten Gabe von Diphtherinum, die sie 2 Jahre davor bekommen hatte, völlig schmerzfrei.

Bei einem anderen Fall handelte es sich um einen 8-jährigen Jungen, der fast sein ganzes Leben an *Enuresis* litt. **Lycopodium C200** und später **C1000** half sehr, aber nach einer 10-monatigen Behandlung war er noch immer nicht ganz gesund. Im Alter von 2 Jahren hatte er eine sehr schlimme Diphtherie durchgemacht, die 8 Monate dauerte.

- Es wurde ihm **Diphtherinum C200** gegeben.

7 Monate später wurde er geheilt aus der Poliklinik entlassen.

9.4.2 Zweite allgemeine Indikation

▷ Die zweite allgemeine Indikation findet man bei einem Patienten, der sich in Intervallen eines guten Gesundheitszustandes erfreute und bei dem entweder eine schwere oder wiederholt eine akute Infektion dem Ausbruch einer chronischen Krankheit vorausgeht.

Eine 78-jährige Frau litt seit über 20 Jahren an einer *Herzkrankheit*. Der Puls war bei drei Gelegenheiten, als ich sie untersuchte, unregelmäßig. Die einzige *akute* Krankheit, an die sie sich erinnerte, waren *Masern*, die bei ihr einen schlimmen Verlauf hatten.

- Es wurde ihr eine Gabe **Morbillinum C30** gegeben.

Innerhalb einer Woche hatte der Puls wieder einen normalen Rhythmus und ihr wurde mit diesem Mittel bezüglich Kraft und Aussehen sehr geholfen.

▷ Bei vielen der Streptokokkenfälle findet man in der Vorgeschichte *eine auffallende akute Krankheit*, die manchmal wiederholt auftritt. Die Mehrzahl der Patienten hatten mehrere Kinderkrankheiten und nur durch eine sorgfältige Befragung bekommt man einen rechten Überblick über die Vorgeschichte.

▷ Es scheint möglich zu sein, daß die erste Krankheit wichtig ist, so wie auch eine *Impfung* die Basis sein kann, auf der ein *chronisch schlechter Gesundheitszustand* beruht.

Eine 42-jährige Frau klagte über ein *generalisiertes Unwohlgefühl*. Sie litt an häufigen Kopfschmerzen und flatulenter Dyspepsie, die sie seit einer Gelbsucht vor 18 Jahren plagten. Sie gab eine ungewöhnlich lange Liste akuter Krankheiten an. Sie erfreute sich bis zu ihrem 3. Lebensjahr bester Gesundheit, bis sie dann die *Masern* bekam.

- Es wurde ihr **Morbillinum C30** mit einer deutlichen Besserung ihres allgemeinen Gesundheitszustandes gegeben und auch die Kopfschmerzen verschwanden.
- Die *Flatulenz* wurde später durch **Carbo vegetabilis** behoben.

Ein Fall von *Migräne* erfuhr eine starke Besserung durch **Morbillinum**, welches das Simillimum für ihre *erste* Krankheit war, die einen leichten Verlauf gehabt hatte, wohingegen Diphtherinum, das sie wegen einer Diphtherie, an der sie fast gestorben wäre, bekam, keine merkbare Wirkung hatte.

9.4.3 Dritte allgemeine Indikation

▷ Die dritte Indikation kann man als *pathologische Indikation* bezeichnen. Jede akute Infektion sucht sich bestimmte Gewebe für ihre Hauptmanifestation aus, obwohl die Grenzen jedes Bereichs nur vage definiert sind und sich überlappen.

- Die häufigsten Indikationen sind *schwere* oder *rezidivierende Tonsillitiden* oder *auch rezidivierende Peritonsillarabszesse*.

- Es folgen die verschiedenen wohlbekannten Manifestationen von *akutem Rheumatismus.*
- *Depressionen,* die bei chronischen Fällen auf *Streptokokkeninfektionen* folgen, wurden ebenfalls beobachtet.

Bei einer Analyse mehrerer Streptokokkenfälle unter der Fragestellung, ob es noch irgendwelche anderen allgemeinen Merkmale gäbe, fand ich heraus, daß bei mehr als der Hälfte der Fälle das folgende Gemütssymptom vorhanden war: »Mitgefühl verursacht Weinen.« Wenn solch ein Patient gefragt wurde: »Was für eine Wirkung hat Mitgefühl auf sie?« antwortete er sofort: »Ich müß dann weinen.« Dies habe ich bei mehr als 10 Fällen beobachtet. » Besserung am Meer« ist ebenfalls ein übliches Symptom.

Obwohl die Zahl von Fällen zu klein ist, um eine hochwertige Analyse zu erstellen, wurde die Beziehung von **Sulfur** zu *Streptokokkeninfektionen* und **Streptococcinum** bestätigt. Bei einem Fall half **Sulfur C10.000**, später **Sulfur C100.000** und noch später **Streptococcinum.**

- **Sulfur** – das große Antipsorikum.

Die Beziehung von **Pyrogenium**, das einige Arten von Streptokokken enthält, wurde anscheinend ebenfalls bei ein paar Fällen bestätigt, in denen vor dem Ausbruch der Beschwerden viele *kariöse Zähne* entfernt worden waren.

- Die Indikation und die Anamnese eines schlechten Gesundheitszustandes nach *fehlgeschlagenen Wehen,* wobei kein pathologisches Becken entdeckt werden kann, hat sich in der Praxis sehr wohl als Indikation für **Pyrogenium** erwiesen.

Boericke schreibt **Arnica** eine Beziehung zu Streptokokkeninfektionen zu – Arnica mit seiner klinischen Belegung erfolgreicher Verabreichungen nach Wehen und bei Herzkrankheiten.

- **Scarlatinum** klärte einige Fälle, die auf *Scharlach* zurückzuführen sind.

Zum Beispiel eine Frau, die seit 8 Jahren an einem juckenden, erythematösen, papulösen und vesikulären Ausschlag litt, sprach schnell auf **Scarlatinum** an. Einige Fälle, bei denen **Streptococcinum** versagt, sprechen gut auf **Scarlatinum** an.

Ein Fall einer *rheumatoiden Arthritis* kam nach 8 Jahren in Dr. Tylers Ambulanz. Beide Handgelenke waren starr. Die Knöchel waren involviert und es bestand eine ulnare Deviation. Die rechte Hand konnte nur mit Schwierigkeiten beim Beugen ihres Kopfes nach vorne auf die Höhe der Nase angehoben werden. Diese Patientin wurde seit Jahren behandelt.

- **Psorinum** half bei vielen Gelegenheiten.
- Viele Jahre später wurden ihr 3 Gaben **Streptococcinum C200** verabreicht.

2 Monate später ging es der Patientin sehr gut und es wurde Saccharum lactis verordnet. Weitere 4 Monate später – »sehr viel besser,« »kann sehr viel mit ihren Händen arbeiten, einschließlich Kochen und Waschen.«

10. Die osteoarthritische Nosode

Es gibt einige klinische Typen von *Osteoarthritiden*, einschließlich an den Hüften älterer Männer, der Arthritis der Knie in der Menopause, der Arthritis in verschiedenen Höhen der Wirbelsäule und der generalisierten Osteoarthritis. Trotz der Einstellung, daß eine Osteoarthritis keine konstitutionelle Krankheit ist, kann sich eine *Konstitutionstherapie* als äußerst effektiv erweisen.

Es wurde bei einer *Osteoarthritis der Hüfte* überzeugend demonstriert, daß auf eine hohe Osteotomie des Femurs eine Regeneration des Gelenkknorpels folgen kann und in einigen Fällen erfolgte sogar eine Entwicklung eines radiologisch normalen Femurkopfes und eine wiederhergestellte Gelenkfunktion. Dies war in Großbritannien eine Generation lang die bevorzugte konservative Operation. Es sollte also möglich sein, eine Regeneration jedes Gelenkes zu erzielen. Meiner Erfahrung nach ist das Hüftgelenk durch die Homöopathie am schwierigsten zufriedenstellend zu beeinflussen, aber viele waren in einem sehr fortgeschrittenen pathologischen Zustand und die Patienten einer Diät nicht aufgeschlossen. Sogar die Abnahme von wenigen Pfunden kann einen deutlichen Unterschied ausmachen.

▷ Eine *Osteoarthritis der Wirbelsäule* spricht normalerweise gut auf Manipulation plus Homöopathie an.

Die Manipulationen müssen jedoch sanft ausgeführt werden, indem man einfach die Gelenke mit dem Minimum an Schmerzen befreit, aber niemals im akuten Stadium.

Bei einer *Osteoarthritis von Händen und Füßen* hat die Manipulation ihren Platz, wie bei allen Gelenken. Bei einer Osteoarthritis von Händen und Füßen, wenn sie lokalisiert oder ein Teil einer generalisierten Krankheit ist, oder besonders dann, wenn zusätzlich *eine rheumatoide Arthritis* besteht, haben sich zwei pathologische Mittel bei der Mehrzahl solcher behandelten Fälle als zufriedenstellend erwiesen. Diese Behandlung besteht darin, daß man

- **Hecla lava C6** im Wechsel mit **Manganum C6** alle 12, 24 oder 48 Stunden entsprechend der Schwere der Symptome einen Monat lang gibt. Dann werden die Dosen entsprechend dem Grad der Besserung einen oder zwei weitere Monate lang in größeren Abständen gegeben.

Eine 72-jährige Frau litt an einer Kombination *einer Osteoarthritis von Händen und Füßen und rheumatoider Arthritis*. Sie war übergewichtig und konnte kaum gehen. Die beschriebene Behandlung beseitigte die Beschwerden in ungefähr 3 Monaten und sie blieb für mehr als 2 Jahre gesund, bis es zu einem leichten Rückfall kam. Eine Wiederholung dieser Behandlung beseitigte die Beschwerden wieder ganz schnell.

▷ Es gibt keinen Grund, warum man diese Therapie nicht mit **gelegentlichen Gaben höherer Potenzen individuell indizierter Mittel kombinieren** sollte.

Man deutete mir gegenüber an, daß die *Synovialflüssigkeit* oder einer seiner

Bestandteile ein ursächlicher Faktor sein könne oder ein Faktor, der die Krankheit verewigen würde, wenn sie einmal begonnen hätte.

Es wurden aus *der Synovialflüssigkeit eines osteoarthritischen Knies Potenzen hergestellt* – wobei dieses Gelenk von allen am schlimmsten betroffen war – mit der Absicht, herauszufinden, ob diese die Krankheit günstig beeinflussen könnten, wenn sie in potenzierter Form verabreicht würden. Bei einem Versuch, Maximalerfahrungen mit der Nosode zu sammeln, wurden Proben an Ärzte in Großbritannien und anderen Ländern verschickt. Eine Anzahl dieser Ärzte hat die Meinung geäußert, daß es ein wertvolles Mittel sei. Berichte darüber haben gezeigt, daß die **osteoarthritische Nosode** in solchen Fällen wertvoll ist, die konstitutionell behandelt wurden und daraus ihren Nutzen zogen, bei denen es aber dann zu einem Stillstand kam.

Ich habe z. B. einen Bericht einer *Osteoarthritis des Kniegelenks* gelesen, bei dem **Medorrhinum** hilfreich gewesen war. Ich habe auch mit **Sepia** und anderen Mitteln dieselbe Erfahrung gemacht. Bei allen diesen Fällen führten

- 3 Gaben der **Nosode in der C30**, die in 4 stündlichem Abstand gegeben wurden,

zu einem dramatischen Ergebnis.

▷ Ich habe diese Nosode auch interkurrent zwischen Konstitutionsmitteln gegeben und versuchsweise als Träger mit solchen Mitteln wie **Ruta** und **Rhus toxicodendron**, und zwar hauptsächlich bei *akuten Exazerbationen*, bei denen dann die **osteoarthritische Nosode in der C30** mit, sagen wir mal, **Ruta** *kombiniert* für einige Tage alle 4 oder 6 Stunden gegeben wird.

Offensichtlich erhalten wir auf diese Art und Weise keine akkuraten Indikationen für seinen Einsatz.

- Die osteoarthritische Nosode scheint alle Gelenke zu affizieren, einschließlich denen der Wirbelsäule.
- Ich habe mit der Nosode bei der Arthritis der Kniegelenke in der Menopause oder der Postmenopause die durchweg besten Resultate erzielt, wobei sie interkurrent zwischen den individuell indizierten Mitteln gegeben wurde.

Insofern ist alles, was man sagen kann, daß die **osteoarthritische Nosode** ein nützlicher Zusatz zur homöopathischen Behandlung der Osteoarthritis ist, wobei aber die Indikationen noch nicht festgelegt wurden. Eine Prüfung wäre der Mühe wert, da es bereits mehr als genug Ermutigung gibt, dieses Mittel klinisch zu testen.

11. Pyrogenium

Das Wort **Pyrogen**, das wörtlich »feuererzeugend« bedeutet, umfaßt nun, dem allgemeinen Verständnis entsprechend, *Substanzen*, die von *Bakterien, Schimmelpilzen, Viren, weißen Blutkörperchen* oder *zerstörtem Zellgewebe* stammen, welche in der Lage sind, **Fieber zu erzeugen**. Es wurde nachgewiesen, daß die stärksten Pyrogene Lipopolysaccharide sind, die man besonders in den Endotoxinen der gramnegativen Bakterien findet.

11.1 Potenziertes Pyrogenium

Aufgrund der von Dr. Burden Sanderson 1875 an Tieren vorgenommenen Experimente, stellte Dr. Drysdale, der das Potential solcher Substanzen für die homöopathische Praxis erkannte, eine ähnliche Präparation her, indem er 3 Wochen lang *mageres Rindfleisch in Wasser der Sonne aussetzte*. Nach Sterilisation der widerlichen Masse potenzierte er sie bis zur C6, mit der ein Großteil der ersten Arbeiten durchgeführt wurden. Swan potenzierte diese Potenz bis zur C100.000 und in Amerika wurde dann hauptsächlich mit den höheren Potenzen gearbeitet. In den Tierexperimenten fand man die folgenden Zeichen und Symptome und so sehr man auch diese Experimente verabscheuen mag, bilden sie doch eine Basis, auf deren Boden man sich an das Arzneimittelbild von **Pyrogenium** erinnert, wie es in der Homöopathie verwendet wird. Die Tiere entwickelten schnell Fieber mit Schaudern, Ruhelosigkeit, Durst und Erbrechen, eine übelriechende Diarrhoe mit mukösen und später blutigen Stühlen. Wenn der Tod eintrat, dann durch Herzversagen.

11.2 Das Arzneimittelbild vom Pyrogenium-Fieber

- Schneller Temperaturanstieg, intensive Hitze, möchte nicht unbedeckt sein, Fieber mit Frost, Frost beginnt zwischen den Schulterblättern.
- Exzessives Schwitzen ohne Linderung.
- Kälte und Frost, die kein Feuer erwärmen kann, generalisierte Kälte von Knochen und Extremitäten.

Es erscheint in fetter Schrift bei Dr. Gibson-Millers »Erkältungs-«Mitteln. Zuzüglich zu diesen Symptomen, die völlig mit denen vergleichbar sind, die in Tierversuchen gewonnen wurden, haben wir Zeugnisse von Generationen homöopathischer Praxis.

- Diese schließen ein rotes Gesicht und rote Ohren ein, als ob aus ihnen Blut bersten wolle.

Manchmal muß **Pyrogenium** von **Belladonna** und anderen Mitteln unterschieden werden, die eine *heiße trockene Haut* haben und *deren Hitze noch einige Zeit auf den Händen des Untersuchers bleibt.* Die folgenden Mittel haben dieses Symptom:

- **Baptisia**
- **Belladonna**
- **Ferrum phosphoricum**
- **Lycopodium**
- **Psorinum**
- **Pulsatilla**
- **Stramonium**
- **Sulfur**
- **Veratrum viride.**

Man findet es nicht oft bei **Pyrogenium**.

SWAN ging so weit, daß er erklärte, daß **Pyrogenium** in allen Fällen indiziert sei, bei denen

- der Fieberausbruch von *Schmerzen in den Extremitäten* begleitet wird.
- *Harndrang* bei Fieberausbruch ist ein weiteres Merkmal von Pyrogenium.
- Ein *Delirium*, das von dem Gefühl, von Armen und Beinen umringt zu sein, charakterisiert wird, ist nicht ungewöhnlich,
- wie auch ein *Verlust der Orientierung* bezüglich der Körperposition wie bei **Baptisia**, von dem man es schwierig unterscheiden kann.
- Wenn unter solchen Umständen die *Temperatur sehr hoch* ist, sollte man **Pyrogenium** geben.
- **Herzklopfen** ist ein Symptom von **Pyrogenium**, das nicht selten ein Hinweis darauf ist. Die älteren Autoren bezeichnen es als »Bewußtheit der Herztätigkeit.« *Pochen der Blutgefäße des Halses.*

11.3 Ruhelosigkeit

▷ Dies ist ein wohlbekanntes Symptom von **Pyrogenium** und ein Hinweis, bei jeglichem Fieber daran zu denken.

- **Rhus toxicodendron** hat den Zwang, sich zu bewegen, es kommt zu einer Verschlimmerung bei der ersten Bewegung und zu einer Besserung durch fortgesetzte Bewegung.
- **Pyrogenium** muß in Bewegung bleiben.

Dr. TYLER beschrieb eine *Influenzaepidemie*, bei der **Pyrogenium** das Hauptmittel war. Sie beschrieb es folgendermaßen: »Man erinnere sich an die Agonie der Ruhelosigkeit mit der völligen Unmöglichkeit, mehr als einen Augenblick in irgendeiner Position zu verharren, bis man sich auf der Suche nach Linderung aus dem Stuhl dreht und windet oder auf dem Boden liegend wieder hochkommen muß.«

Es gibt viele ruhelose Mittel, aber

- **Arsenicum album** ist eines der gebräuchlichen bei akuten Erkrankungen. Hier ist die Ruhelosigkeit eine mentale, die oft von Todesfurcht begleitet wird, besonders um Mitternacht. Der Arsenicum-Patient kann tatsächlich von einem Bett in das nächste wechseln.

11.4 Durst, Erbrechen und Diarrhoe

Pyrogenium erscheint in Kents *Repertorium* in fetter Schrift in der Rubrik »Extremer Durst.«

- **Pyrogenium** teilt sich mit **Phosphorus** ein eigentümliches Symptom: »Erbrechen von Wasser, wenn es im Magen warm wird.«

Burnett schrieb über Pyrogenium eine kleine Schrift bezüglich der Behandlung von Typhus [*Fevers and Bloodpoisoning and their Treatment with special Reference to the Use of Pyrogenium.*]. Als ich während des Krieges in Indien diente, machte ich die Erfahrung, daß **Pyrogenium** und **Arsenicum album** die am häufigsten indizierten Mittel bei einer ausbrechenden *Dysenterie* waren. Bei jedem Fall mit Erbrechen und Diarrhoe, wenn es keine anderen Informationen gibt, denke ich zuerst an diese beiden Mittel.

- Übelriechende Stühle sind charakteristisch für **Pyrogenium**.

Boericke schreibt: »Durchfall; schrecklich stinkend, braun-schwarz, schmerzlos, unwillkürlich.«

- Es hat auch Verstopfung mit kompletter Trägheit (**Opium**), hartnäckig durch Obturationsileus, Stühle groß, schwarz und wie verdorbenes Fleisch oder kleine schwarze Bälle (**Opium**).

11.5 Widerwärtigkeit

Nicht nur die Stühle können übelriechend sein.

▷ **Pyrogenium** hat *übelriechende Ausscheidungen aus allen Teilen des Körpers*, einschließlich des Atems, der Menses, der Lochien und gelegentlich des Urins und Sputums. Es hat übelriechenden Eiter aus Abszessen, einschließlich variköser Ulzera, die überraschenderweise manchmal auf eine homöopathische Behandlung ohne irgendwelche anderen Behandlungen der beeinträchtigten Ernährung, aufgrund der venösen Kongestion, ansprechen können.

▷ Über **Pyrogenium** gibt es umfassende Berichte erfolgreicher Behandlungen von *puerperaler Sepsis*.

H. C. Allen empfiehlt **Pyrogenium** bei *septischen Fiebern*, besonders bei puerperalen. Kent sagt, daß Pyrogenium, »wenn es indiziert ist, eine puerperale Sepsis innerhalb weniger Stunden heilen kann.« Es hat widerliche Lochien, unterdrückte Lochien, Lochien, die durch Abkühlung unterdrückt wurden.

▷ **Pyrogenium** hat sich bei der Behandlung einer *zurückgebliebenen Plazenta* als nützlich erwiesen.

H. C. ALLEN deutete darauf hin, daß die Verabreichung von **Pyrogenium** wirke, indem es die *vitale Aktivität des Uterus* steigere und ihn somit in die Lage versetze, seinen Inhalt auszustoßen. Sowohl **Pulsatilla** als auch **Pyrogenium** erheben den Anspruch, beim Vieh bei einer zurückbehaltenen Plazenta wirksam zu sein.

▷ Eine andere wohlerprobte Anwendung von **Pyrogenium** ist das chronische Kränkeln nach einem *Abort* oder einer *schweren Geburt*, sogar ohne eine offensichtliche Beckenpathologie und bei Fehlen von widerlichen Gerüchen oder anderen Symptomen von Pyrogenium.

▷ Bei *uterinen Blutungen*, wenn das Blut hellrot ist und der Patient eine saubere Zunge hat, die von Übelkeit begleitet wird, ist **Ipecacuanha** indiziert, wenn aber der Patient nicht darauf anspricht, kann **Pyrogenium** wirksam sein.

- **Pyrogenium** hat oft eine schmutzige Zunge mit braunem Belag oder einem braunen Streifen.

▷ Es hat Blutvergiftungen geheilt und ist auch dann manchmal nützlich, wenn ein chronisch schlechter Gesundheitszustand von einer Zahnextraktion herrührt.

11.6 Nephritis

CLARKE erzählt einen mit **Pyrogenium** behandelten Nephritisfall, der eine sorgfältige Betrachtung verdient.

Eine 50-jährige Frau war wegen einer *Glomerulonephritis* in verschiedenen Krankenhäusern, einschließlich dem *Hahnemann Hospital* in New York behandelt worden, in das sie im März 1890 erneut zur Behandlung bei Dr. DILLINGHAM aufgenommen wurde. Der Urin enthielt eine enorme Menge an Albumin und eine Vielfalt von Zylindern. Füße und Beine sehr geschwollen, das Gesicht aufgedunsen. Pochende Kopfschmerzen, oft begleitet von Nasenbluten, Übelkeit und Erbrechen, Verschlimmerung bei Bewegung und Licht, unnormal helle Augen, weit dilatierte Pupillen. **Belladonna** linderte zeitweilig, aber die Erkrankung wurde bald hoffnungslos. Dr. DILLINGHAM fand dann heraus, daß die Beschwerde seit einem Abszeß bestand, der aus einem aufgeschnittenen, schlecht behandelten Panaritium des linken Daumens resultierte. Sie litt 6 Wochen lang an diesem Abszeß und hatte, wie ihr Arzt sagte, eine »*Blutvergiftung*«. Kurz danach begannen ihr Gesicht und ihre Füße anzuschwellen. Am 31. Mai sah der Zustand wie folgt aus: Füße, Beine und Genitalien sehr geschwollen, schrecklich pulsierende Kopfschmerzen, die durch ein ständig getragenes festes Band oder Hitze besser werden, finden großen Gefallen an heißen Bädern. Die Kopfschmerzen verschlimmerten sich sehr für 2 bis 4 Tage, wobei sie während dieser Zeit weder im Bett liegen noch sich aufsetzen konnte, sondern in ständiger Bewegung war und stöhnte und kläglich um Hilfe bat.

- Sie bekam eine Gabe **Pyrogenium C100.000** und weiter nichts,

obwohl die Patientin einmal um etwas zur Linderung der Schmerzen bat. Im Laufe des Juni ging es ihr besser und am 20. Oktober wurde sie als geheilt entlassen.

11.7 Herzinsuffizienz

▷ Einer der deutlichsten Hinweise auf **Pyrogenium** ist eine *relative Tachykardie im Verhältnis zum Fieber*, das, wie bereits festgestellt wurde, von Herzklopfen begleitet sein kann.

▷ Gelegentlich besteht ein relativ *langsamer Puls*, der möglicherweise durch einen Herzblock verursacht werden kann.

Pyrogenium soll bei einigen Diphtherieepidemien wirksam sein, was man bei seiner typischen *Myokarditis* erwarten kann.

11.8 Bronchopneumonie

Ein Junge von 18 Monaten wurde morgens auf der Kinderstation aufgenommen. Er hatte am vorherigen Abend die ersten Symptome einer *Bronchopneumonie* entwickelt. Ich gab ihm alle 2 Stunden **Lycopodium C200**. Als ich ihn aber dann am Abend sah, hatte sich an seinem Zustand nichts verändert. Unter diesen Umständen muß es nach der Gabe des richtigen Mittels nach höchstens 8 bis 10 Stunden fast immer irgendwelche Zeichen einer Besserung geben. Ein bei der Aufnahme abgenommener routinemäßiger Rachenabstrich zeigte das Vorhandensein einer Plaut-Vincent-Angina. Es gab keine augenscheinlichen Symptome, die auf ein anderes Mittel hinwiesen und ich erwog die Verschreibung von *Penicillin*, da er sehr krank war. Die Kurve ergab *eine deutliche Diskrepanz zwischen Puls und Temperatur mit einer relativen Tachykardie*, worauf ich ihm

- alle 2 Stunden **Pyrogenium C200** gab

und die Nachtschwester bat, mich sofort zu benachrichtigen, falls sich der Zustand verschlimmern sollte und ihm dann sofort Penicillin zu geben. Am Morgen ging es ihm viel besser und ein Rachenabstrich zeigte, daß die Plaut-Vincent-Angina verschwunden war. Er hatte kein Penicillin benötigt. Er machte eine Genesung ohne Zwischenfälle durch, wobei die letztendliche Klärung recht langsam vor sich ging. Er bekam daraufhin mit augenscheinlich guten Resultaten

- **Psorinum**, das ein Komplementärmittel zu **Pyrogenium** ist.

Bei diesem Fall gab es keine anderen Symptome wie Ruhelosigkeit, Widerwärtigkeit, etc.

▷ In der Folge habe ich **Pyrogenium** fast immer erfolgreich auf der Basis *einer relativen Tachykardie* oder einer *schwingenden Temperatur* verschrieben, wenn ein *septischer Fokus* vorhanden war, wenn anscheinend indizierte Mittel versagten, wobei oft irgendwelche anderen Pyrogeniumsymptome fehlten.

▷ **Pyrogenium** hat sich bei der Behandlung einer *Influenza* als nützlich erwiesen, besonders aber in den späteren Stadien, wenn eine relative Tachykardie vorhanden war.

Dr. TYLER berichtete von einer Zahl mit Pyrogenium behandelter interessanter Fälle eines Dr. SHERBINO, der auf Pyrogenium verwies, als »diese große Nosode…eines der größten Monumente HAHNEMANNS und der Homöopathie, da sie ein sehr großes Wirkungsspektrum hat und einen Platz innehat, den kein anderes Mittel einnehmen kann.«

11.9 Andere Pyrogene

SWAN potenzierte »den *Inhalt eines septischen Abszesses*« und nannte es **Septicaeminum**, das von seinem Ursprung her ein anderes Pyrogenium ist. Die einzige Information, die ich dazu finden kann, lautet wie folgt:

Ein in Südafrika kämpfender Soldat wurde mit diesem Mittel versorgt und bekam die Anweisung, 1 Globuli alle 4 Stunden zu nehmen, falls sich etwas wie Verfall oder *Typhus* bemerkbar machen sollte. Der junge Man schrieb nach Hause, daß

- ›**Septicaeminum** wie ein Zaubermittel bei Diarrhöen und Dysenterien im Zeltleben wirke,‹

und bat, ihm mehr zu schicken, da sein Vorrat von seinen Freunden größtenteils verbraucht worden war.«

Kurz nach dem 2. Weltkrieg nahmen wir mehrere Patienten im Royal London Homoeopathic Hospital auf, die an einer *Osteomyelitis* litten und Kinder, die eine antibiotische Behandlung erhalten hatten, bei denen aber immer noch steriler Eiter abgesondert wurde.

▷ In der homöopathischen Praxis war es schon lange Brauch, **potenzierten Eiter als Arzneimittel in Erwägung zu ziehen**, wenn die Absonderung profus und chronisch war.

Lange bevor die Antibiotikatherapie als rettende Therapie auf der Bildfläche erschien, erhob die homöopathische Behandlung mit individuell ausgewählten Mitteln den Anspruch, einige Fälle von Osteomyelitis zu heilen, vorausgesetzt, daß Sequester entfernt wurde, was ich aus meiner eigenen Erfahrung nur bestätigen kann.

12. Sol

Wenn man die bereits unhandliche Materia medica betrachtet, muß man erkennen, daß eine große Erweiterung von zweifelhaftem Wert wäre. Jedoch sollte man neuen, bereits geprüften Mitteln mehr Aufmerksamkeit widmen. Alles Leben auf der Erde hängt von der Sonne ab, die aber gleichzeitig gefährlich ist, da sie z. B. Hautkrebs verursachen kann und ihre Wirkung kann, wie z. B. bei einem schweren Sonnenstich, letal sein.

Sol wird hergestellt, indem man **Saccharum lactis** einer konzentrierten Sonnenbestrahlung aussetzt – »bis zur Sättigung mit einem Glasstab verrührt.« Die Potenzen werden dann in der üblichen Art und Weise hergestellt. Ein Kapitel über Sol kann ist in CLARKES *Dictionary of the Materia medica* zu finden.

Ich behandelte einen Mann, der an einer *Sonnenallergie* litt, die er sich während des Krieges in Ägypten zugezogen hatte. Eine nichthomöopathische Behandlung war erfolglos geblieben und nachdem das anscheinend indizierte homöopathische Mittel versagt hatte, verschrieb ich

Sol C1000

und die Haut kam schnell in Ordnung. In den darauffolgenden 3 Jahren hatte er 3 Rückfälle, die jedes Mal nach einer Gabe Sol C1000 schnell wieder beseitigt wurden. In den darauffolgenden 4 Jahren hatte er keine Beschwerden mehr, wonach dann der Kontakt zu ihm abbrach.

Eine 26-jährige Italienerin litt an einer *Sonnenallergie*, wegen der sie von einem italienischen Arzt **Pulsatilla C200** bekommen hatte, das eine sehr gute Wirkung gezeigt hatte. Als sie nach England übersiedelte, wiederholte ich Pulsatilla, als die Krankheit wieder ausbrach – ebenfalls mit guten Resultaten. Aber sie mußte die Sonne ständig meiden.

- Auf eine tägliche Gabe **Sol C30** über 3 Tage folgte eine exzellente und langanhaltende Wirkung.

Ein 30-jähriger Mann klagte über *Heuschnupfen*, an dem er seit einem Sonnenstich vor 3 Jahren litt. Die einzig deutliche Modalität, die ich entdecken konnte, war die, daß es ihm in der Sonne gleichbleibend schlecht ging.

- Auf eine Gabe **Sol C200** verschwand der Heuschnupfen für einen Sommer.

Er kehrte im darauffolgenden Jahr zurück und verschwand nach einer Verschreibung von Sol wieder. Dies war noch ein drittes Mal der Fall, wonach er keine weiteren Beschwerden mehr hatte. Ich besitze bei diesem Fall keine Aufzeichnungen über die Pollenzahl, fand aber später heraus, daß *wenige* Patienten mit einer solchen Anamnese, unabhängig von der Pollenzahl, eine Verschlimmerung in der Sonne erlitten.

Vor einigen Jahren hielten wir in der Ambulanz des Royal London Homoeopathic Hospital Ausschau nach Kindern, die ungewöhnlich empfindlich auf Sonnenlicht reagierten, indem sie entweder übermäßig viele Sommersprossen bekamen und/oder das Sonnenlicht in den Sommermonaten nicht vertrugen.

Ein 11-jähriges Mädchen, das ungewöhnlich viele *Sommersprossen* hatte, wurde wegen eines *Pompholyx der Hand* behandelt. Dieses Kind schien ein typisches **Phosphoruskind** zu sein, und **Phosphorus** hat auch den Ausschlag zwischen den Fingern. Phosphorus, in verschiedenen Potenzen zeigte keine Wirkung, worauf sie dann auf der Basis der Familienanamnese und wegen des Scheiterns eines verwandten Mittels **Carcinosinum** bekam. Es kam wiederum zu keiner entsprechenden Reaktion. Dann wurde versuchsweise eine Gabe

Sol C1000

gegeben, worauf der Pompholyx der Hand innerhalb eines Monats verschwand. Einige Monate später kam es zu einem leichten Rezidiv, das nach einer weiteren Gabe von **Sol C1000** schnell verschwand.

Ein 7-jähriger Junge bekam von der geringsten Sonnenbestrahlung einen *Sonnenbrand*, was in Großbritannien ungewöhnlich ist.

- Es wurden 3 Gaben **Sol C200** gegeben, alle 6 Stunden für einen Tag.

Mit angemessenen Vorsichtsmaßnahmen bekam der Junge diesen Sommer keinen übermäßigen Sonnenbrand. In den folgenden 2 Jahren bekam er zu Beginn jedes Sommers dieselbe Verschreibung, was eine gute Wirkung zeigte, jedoch verlor ich ihn danach aus den Augen. Seither hat dieses Mittel vielen Kindern und Erwachsenen geholfen.

Einem Mann in mittleren Jahren, der seit langem an einer *Sonnenallergie* litt, an der auch sein Vater erkrankt gewesen war, wurde mit **Sol** geholfen. Zuerst in der **C6, C9** und **C12**, und später in der **C1000**, zusammen mit anderen Mitteln. Während der Behandlung klagte er einmal über Schmerzen an der Stelle, an der ihm vor 18 Jahren eine Hautbiopsie entnommen wurde. Dieses Gebiet reagierte schmerzhaft und begann sich übermäßig zu schuppen. Bei diesem Fall gab es eine starke Krebsvorgeschichte und andere Symptome, die **Carcinosinum** nahelegten. Vorausgegangene Erfahrungen ließen mich **Carcinosinum** zu der Liste der Mittel von »*Wunden heilen langsam*« hinzufügen und unter diesen Umständen schien es angemessen zu sein, bei der Behandlung dieses Patienten an Carcinosinum zu denken.

- Auf **Carcinosinum C30** folgte eine leichte Verschlimmerung und dann eine beträchtliche Besserung.

Eine 60-jährige Frau hatte sich einer *Kolostomie* unterzogen und einen malignen Tumor des Dickdarms entfernen lassen. Sie war bei mir in postoperativer Behandlung gewesen und in den 5 Jahren nach der Operation ging es ihr ziemlich gut. Dann verschlechterte sich ihr allgemeiner Gesundheitszustand, obwohl sich trotz sorgfältiger Untersuchung kein Rezidiv des Tumors feststellen ließ. Sie bekam dann eine Strahlentherapie, worauf sie nicht einmal die geringste Sonnenbestrahlung vertrug, obwohl sie leidenschaftlich gern, auch in der postoperativen Zeit, sonnengebadet hatte. Ich verschrieb ihr für

- 3 Tage täglich 1 Gabe **Sol C30**,

was eine exzellente Wirkung hatte. Dies mußte einige Monate später wiederholt werden und gelegentlich auch nach der Strahlentherapie, wiederum mit guter Wirkung. Sie starb im Alter von 80 Jahren.

▷ Dies brachte mich dazu, **Sol C30** routinemäßig zu verschreiben, um den *schädlichen Wirkungen der Strahlentherapie* entgegenzuwirken, wobei ich dann direkt nach der Bestrahlung alle 2 Stunden 3 Gaben verabreichte, abhängig von der Tageszeit, zu der die Bestrahlung erfolgt war. Patienten, die sich erst vor kurzem einer Bestrahlung unterzogen hatten, sagten, daß die Behandlung mit Sol höchst effektiv sei.

Im Falle eines Patienten mit *Morbus Hodgkin* war der erfahrene Strahlentherapeut, der nichts von der Behandlung mit **Sol** wußte, erstaunt über das schnelle Wachstum der Schambehaarung nach der Bestrahlung der Inguinaldrüsen.

Gelegentlich kann der Beginn des schlechten Gesundheitszustandes mit einer ausgiebigen *Röntgendiagnostik* in Verbindung gebracht werden. Eine begrenzte Erfahrung läßt den Schluß zu, daß in solchen Fällen **Sol C200** dem **X-Ray C200** überlegen ist.

Vor einigen Jahren behandelte ich drei Patientinnen, die schlimme Folgen einer *Kobaltbestrahlung nach einer Mastektomie* davongetragen hatten, wie folgt.

- Am ersten Tag gab ich alle 2 Stunden, am 2. Tag alle 3 Stunden und am 3. und 4. Tag alle 4 Stunden 6 Gaben **Sol C200**. Danach bekamen sie am 5., 6. und 7. Tag 3 Gaben **Sol C200** alle 6 Stunden,

wobei ich darauf achtete, im Falle einer vollständigen Heilung die Behandlung zu beenden, was bei allen drei Fällen ungefähr am Ende der letzten Woche der Fall war. 2 Patientinnen hatten einen leichten Rückfall, der sehr gut auf 3 Gaben **Sol C200** alle 12 Stunden ansprach.
Zwei der Patientinnen verlor ich aus den Augen, erfuhr aber durch Zufall, daß die 3. Patientin auch 7 Jahre später noch völlig beschwerdefrei geblieben war.

13. Tarentula hispanica

Es gibt 2 Symptomenkomplexe, die mich normalerweise zu der Verschreibung von **Tarentula hispanica** führen:

❶ Ein plötzlicher zerstörerischer Anfall, der nur dann auftritt, wenn das Kind nicht beobachtet wird oder dies glaubt, und

❷ wenn es eine »Krankheit simuliert«.

Klinische Details der ausgewählten Fälle wurden weggelassen, um die homöopathischen Indikationen zu betonen.

Ein 6-jähriger Junge mit *rheumatischer Chorea* schien auf der Station ein ruhiger, gutmütiger kleiner Knabe zu sein, die Schwester teilte uns aber mit, daß er, wie sie es ausdrückte, »fuchsig sei – wenn er denkt, daß ihn niemand beobachtet, und es kann dann sein, daß er plötzlich seine Bücher zerreißt und alle Spielsachen kaputt macht, die er in die Hände bekommt.« Auf **Tarentula hispanica** folgte eine dramatische Veränderung. Seine *Zerstörungsanfälle* hörten auf und er genas schnell.

Ein 8-jähriger Junge wurde u.a. wegen eines atypischen primären *tuberkulösen Prozesses* aufgenommen und auch weil er an einem *Angstzustand* litt. In der Familie war die Tuberkulose stark vertreten und aus diesem Grund stand der Junge unter ambulanter Beobachtung. Der Primärkomplex verschwand. Er war nervös, erregbar, halsstarrig, zerstörerisch und sehr eifersüchtig auf seine 6 Jahre alte Schwester. Auf der Station beobachtete man, daß er über viele Beschwerden klagte, die von entsprechenden Zeiten abhängig waren und für die man keine körperliche Ursache finden konnte. Wenn er glaubte, daß ihn niemand beobachtete, kletterte er manchmal aus seinem Bett, schlug eines der anderen Kinder und stürzte dann wieder in sein Bett.

- Auf **Tarentula hispanica C30, C200** und **C1000** an drei aufeinanderfolgenden Tagen

folgte eine schnelle und anhaltende Besserung seines Gemütszustandes.

Ein 6-jähriger Junge erholt sich momentan von seinem zweiten, wirklich schweren *rheumatischem Fieber*. Wie beim ersten Mal war er äußerst halsstarrig und **Tuberculinum bovinum C200** schien ihm zu helfen. Es schien ihm auch beim ersten Mal geholfen zu haben. Dennoch machte die Genesung keinen großen Fortschritt und nach Rücksprache mit der Stationsschwester ergab sich das folgende Bild: Er war immer noch lange wach, wenn die anderen Kinder schon schliefen, blieb bis 23.00 oder 24.00 Uhr wach und war in der Regel sehr heiter und fröhlich. Entsprechend schläfrig war er am Morgen. Er war ein liebenswürdiges und anscheinend gelassenes Kind. Aber manchmal, wenn er verärgert war, bekam er *Zerstörungsanfälle* – er zerriß dann Bücher, machte Spielsachen kaputt und schlug dann auch nach Schwestern, zu denen er ansonsten ein äußerst freundliches Verhältnis hatte, bis man ihn schließlich in die Schranken verwies. Es gab beträchtliche Schwierigkeiten, ihn im Bett zu halten, sogar wenn er völlig krank darnieder lag. Er sprang dann plötzlich aus dem Bett und wild auf der Station umher. **Tarentula** steht in KENTS *Repertorium* in der Rubrik »Hartnäckigkeit, Eigensinn,« aber auch ansonsten gab es eine deutliche Ähnlichkeit mit diesem Mittel. Seine Genesung schritt nach einer Verschreibung von

- **Tarentula C30, C200** und **C1000** schnell voran.

Ein 8-jähriges Mädchen bereitete ihren Eltern wegen ihrer Unfähigkeit, sich in der Schule zu konzentrieren, beträchtliche Sorgen, obwohl ihr IQ weit über dem Durchschnitt lag. Dieses Kind wurde über 1 Jahr ohne großen Erfolg in der Ambulanz behandelt, bis ihre Mutter zugab, daß etwas anderes ihr sogar noch größere Sorgen bereite. Das Kind war eine *Kleptomanin.* Sie stahl normalerweise Dinge mit geringem oder keinem Wert und zerschlug sie. Es gab noch andere Symptome von Tarentula. Vor 3 Monaten bekam sie

- **Tarentula C30, C200** und **C1000** und ihre Lehrer haben bereits von einem Fortschritt berichtet. Es gab keine weiteren Stehlepisoden mehr.

Fußnote

Die Verschreibung eines *Mittels in drei aufsteigenden Potenzen* war eine bevorzugte Methode von Dr. TYLER. Auf diese Art und Weise können verschiedene Folgen gegeben werden. Im Falle der **C30, C200** und **C1000** wird

- am ersten Tag eine C30
- am zweiten eine C200 und
- am dritten Tag eine C1000 gegeben.

Sie wird hauptsächlich bei chronischen oder subakuten Erkrankungen angewandt, da sie möglicherweise einen breiteren Stimulus verursacht und das Risiko einer schweren Verschlimmerung minimiert.

IV.
Behandlung spezieller Krankheitsformen

1. Die konstitutionellen Folgen der Anästhesie

▷ Man hat schon lange in der homöopathischen Praxis erkannt, daß eine Konstitutionsbehandlung von den Folgen einer länger dauernden oder unpassenden Behandlung mit Arzneimitteln gestört werden kann.

Generationen von Homöopathen waren zum Beispiel in der Lage,

- den schädlichen Einfluß einer länger dauernden Einnahme von *Chinin* mit **Natrium muriaticum, Natrium sulfuricum** und anderen Mitteln, entsprechend den individuellen Erfordernissen, zu antidotieren.
- **Nux vomica** hat den Ruf, Folgen von Arzneimitteln im allgemeinen zu antidotieren

und in Boerickes *Materia medica* findet man eine Liste von Mitteln, die mit dem »Mißbrauch von Arzneimitteln« in Verbindung steht.

▷ Es gibt in der gesamten homöopathischen Literatur verschiedene Verweise auf eine Methode, Folgen von Mitteln zu antidotieren, auf die der Patient ungewöhnlich empfindlich reagiert, indem man nämlich dieses Mittel potenziert verabreicht.

Zum Beispiel war kurz nach der Einführung der *Sulfonamide* diesbezüglich *Sulfapyridin* nützlich und es ist manchmal möglich, mit dieser Methode der Antidotierung die Folgen vieler moderner mächtiger Mittel zu antidotieren. Aus uns momentan noch nicht verständlichen Gründen kann die Verabreichung eines potenzierten Mittels seine Folgen erfolgreich antidotieren, oder auch nicht.

Zu den heutzutage sehr oft verschriebenen Mitteln gehören die, bei denen die Funktion des zentralen Nervensystems herabgesetzt wird, einschließlich *Anästhetika, Hypnotika* und *Narkotika*, die alle gemeinsam haben, daß sie *das Bewußtsein vermindern.* Während es nur gelegentliche Hinweise darauf gibt, wie Hypnotika oder Narkotika zu antidotieren sind, wurde die Gruppe der Anästhetika vollkommen vernachlässigt. Es lohnt sich, diese ganze Arzneimittelgruppe zu studieren.

Eine im vergangenen Jahr vorgenommene Routineuntersuchung der anästhetischen Vorgeschichte von Patienten und Versuche, die Anästhetika durch die Gabe des potenzierten Anästhetikums zu antidotieren, wurden belohnt. Die moderne Anästhesie ist komplex und es kann schwierig werden, herauszufinden, bei welchen dieser Arzneimittel man auf der falschen Fährte ist. Es gibt bei Patienten jedoch nicht selten eine Vorgeschichte, aus der hervorgeht, daß sie durch *Chloroform, Äther* oder *Lachgas* übermäßig in Unordnung gebracht wurden. Das deutlichste Bild, das sich aus dieser Studie ergeben hat, ist das von Chloroform, weswegen man es in Clarkes *Dictionary*, Herings *Guiding Symptoms* und an anderen Stellen in der homöopathischen Materia medica finden kann.

- Bei Patienten, die durch Chloroform übermäßig in Unordnung gebracht wurden, die in der Anamnese eine *Leberstörung* oder eine *Gallenblasenerkrankung* haben, kann **Chloroform C30** ein wertvolles Mittel sein.

Fall 1

Eine 70-jährige Frau klagte über rezidivierende Anfälle *flatulenter Dyspepsie*, die mit Unbehagen unter dem rechten Schulterblatt einhergingen. Im Alter von 67 Jahren wurden bei ihr operativ Gallensteine, aber nicht die Gallenblase, entfernt. Nach einer stürmischen postoperativen Zeit, die durch eine Lungenembolie verkompliziert wurde, blieb die Patientin schwach und ihre flatulenten Attacken persistierten. **Chelidonium D3** und **D6** war ein effektives Mittel. Ihr *Konstitutionsmittel* schien **Sepia** zu sein, was bei ihr etwas Erfolg zeigte, aber nicht in dem Maß, wie es erwartet wurde. Eine Untersuchung der anästhetischen Vorgeschichte zeigte, daß sie 6x unter *Chloroform* operiert worden war, was sie beträchtlich in Unordnung gebracht hatte, denn ihr war danach immer sehr übel gewesen.

- Es wurde ihr **Chloroform C30** gegeben,

auf das sich das Aussehen der Patientin und ihr allgemeiner Gesundheitszustand beträchtlich besserten und sie für 6 Monate praktisch keine flatulenten Attacken mehr erlitt. Ein interessantes Zeichen war, daß ihr Schweiß, der braune Flecken hinterlassen hatte, kurz nach der Gabe des Chloroform klar wurde. Nach 6 Monaten kam es zu einem leichten Rückfall und sie bekam **Chloroform C100**. Darauf folgten für 2 Tage eine »Erkältung« und epigastrische Schmerzen und danach eine weitere Besserung ihres Zustandes.

Fall 2

Ein 8-jähriger Junge kam wegen häufiger *Bronchitiden*, die von Erbrechen begleitet wurden, zur Behandlung. Er hatte entzündete Tonsillen und Adenoide und nahm nach der letzten Attacke ab. Diesen Gewichtsverlust glich er schnell wieder aus, da er wahrscheinlich auch nicht mit einer Sepsis des oberen Respirationstrakts in Verbindung stand. Das *Konstitutionsmittel* schien **Carcinosinum** zu sein, das er in der **C30, C200** und **C1000** an 3 aufeinanderfolgenden Tagen bekam. Abgesehen davon, daß er besser schlief, waren die Resultate nicht zufriedenstellend. Das Mittel schien deutlich indiziert zu sein, aber wegen der schlechten Reaktion wurde die Anamnese noch einmal durchgesehen. Das einzige auffallende Ereignis dieser Anamnese war eine Operation wegen einer Pylorusstenose.

- Er bekam 2 Tabletten **Chloroform C30**

und Placebo mit nach Hause. Einen Monat später berichtete die Mutter: »Als wir im vergangenen Monat nach dem Besuch bei Ihnen nach Hause fuhren, entwickelte Michael Koliken in seinem Bäuchlein. Diese traten 2 und 4 Tage später nochmals auf und waren so schlimm, daß er von der Schule nach Hause geschickt wurde. Seitdem geht es ihm in jeglicher Hinsicht viel besser und die Schmerzen sind auch nicht wieder aufgetreten. Er hat auch viel weniger Schwierigkeiten mit seinen Schularbeiten.«

Dieser Fall illustriert zwei wichtige Aspekte, eine Narkose zu antidotieren.

- Erstens kann eine abreagierende Wirkung bestehen, als würde »das Bewußtsein hochgehoben werden.«
- Zweitens kann auf das »Hochheben des Bewußtseins« eine Steigerung der Munterkeit folgen.

Falls irgendein Kind, das intelligent ist, in der Schule aber seinen Verstand nicht benutzt, behandelt werden soll, lohnt es sich, entsprechend der Anamnese eines der Anästhetika oder eines der Mittel aus der Gruppe zu erwägen, die das zentrale Nervensystem schwächen. **Lachgas** sollte diesbezüglich nicht vergessen werden.

Fall 3

Eine 42-jährige Frau wurde wegen eines *Nasenkatarrhs* hauptsächlich mit **Sepia** behandelt und das mit ansehnlichem Erfolg. Sie hatte mit 25 Jahren ihren Oberschenkel gebrochen und danach wegen einer Fehlbehandlung qualvolle Jahre durchgemacht. Es hatte sich eine Osteoarthritis des linken Hüftgelenks so gut wie etabliert. Im September bekam sie **Chloroform C30**. Als ich sie im darauffolgenden Januar wiedersah, erzählte sie: »Es ging mir danach im allgemeinen sehr viel besser und zum ersten Mal in meinem Leben konnte ich mich mit meiner Operation auseinandersetzen.«

Fall 4

Ein geistig zurückgebliebenes Kind wurde seit 4 Jahren im Royal London Homoeopathic Hospital mit einigem Erfolg behandelt. Eine Untersuchung der anästhetischen Vorgeschichte ergab, daß seine Mutter bei seiner Geburt »einen kleinen Zug von Gas« erhalten hatte. Das Kind bekam versuchsweise

Lachgas C30

und 2 Monate später berichtete die Mutter: »Innerhalb einer Woche nach Beginn der letzten Behandlung wurde Ian viel munterer.«

Fall 5

Eine 20-jährige Frau klagte über Anfälle *kolikartiger Schmerzen im Epigastrium*, die im Alter von 8 Jahren begannen. Die Anfälle waren im vergangenen Jahr viel häufiger und heftiger geworden. Alle Untersuchungen verliefen negativ.

- **Colocynthis D3** erwies sich als wirksames Mittel, um die Schmerzen zu lindern,

aber trotz einer sorgfältigen Konstitutionsbehandlung wurde die Anzahl der Anfälle, ungefähr ein Anfall alle 2 Wochen, nicht reduziert. Krebs war in der Familienanamnese stark vertreten und 4 Geschwistern war mit Carcinosinum geholfen worden. Sie bekam **Carcinosinum-Adeno.-Stom. C30**, aber ohne sichtbaren Erfolg. Sie war die einzige der Familie, die unter einer *Chloroformnarkose* entbunden wurde, worauf wegen dieser Tatsache und Symptomen einer *Leberdysfunktion*

- **Chloroform C30** versucht wurde.

Die Anfälle verschwanden für 3 Monate und kehrten dann zurück, waren aber diesmal nicht so heftig.

- Es wurde ihr **Chloroform C100** gegeben,

worauf die Patientin in den darauffolgenden 4 Monaten bis auf eine Ausnahme anfallsfrei war.

Fall 6

Eine 48-jährige Frau klagte über *Schwindelanfälle*, die schon länger als 10 Jahre bestanden. Der Schwindel war so heftig, daß sie Angst hatte, Einkaufen zu gehen. Wenn sie sich hinlegte, verschwand der Schwindel in ungefähr $^1/_2$ Minute. Sie litt auch an Migräne. Ähnliche Anfälle waren 1 oder 2 Jahre lang während ihrer Pubertät aufgetreten. Es gab keinen klaren Beweis für eine Ménière-Krankheit. Sie vertrug kein Fett und keine Eier. Im Alter von 34 Jahren war eine Leberdysfunktion diagnostiziert worden.

Frühere Krankheiten

Tonsillen und Adenoide waren in der Kindheit entfernt worden. Die erste Entbindung war schwierig. Sie hatte ohne erkennbare schädliche Folgen Chloroform bekommen. Während der zweiten Schwangerschaft im Alter von 28 Jahren war bei ihr eine Appendektomie vorgenommen worden.

Familienanamnese

Neigung zu Migräne.

Untersuchung

Eine klinische Untersuchung ergab nichts außer einer Abmagerung. Der Blutdruck betrug 140/80 und es gab keine Anzeichen einer Anämie.

Gemüts- und Allgemeinsymptome

Die folgenden konstitutionellen Symptome wurden repertorisiert:
- Mitgefühl für andere.
- Massage bessert.
- Ohnmacht in einer Menschenmenge.
- Schüchternheit – verschämt.
- Kälte verschlimmert.
- Abmagerung.
- Verschlimmerung vor den Menses.
- Besserung im Freien.
- Kleidung am Hals verschlimmert.
- Kleidung am Bauch verschlimmert.

Behandlung

Eine Zahl von Mitteln, wie **Lycopodium, Phosphorus, Natrium carbonicum, Sepia** und **Zincum**, wurde in die Überlegung mit einbezogen, aber keines dieser Mittel deckte den Fall vollständig ab. Es gab nichts in der Anamnese, um an eine Nosode zu denken und schließlich wurde auf Grund der *anästhetischen Vorgeschichte* und der *Leberdysfunktion*
- **Chloroform C30** versuchsweise gegeben.

Es kam zu einer deutlichen Besserung ihres allgemeinen Gesundheitszustandes und sie hatte im darauffolgenden Monat keine Anfälle mehr.
- Darauffolgend bekam sie **Phosphorus** und **Dysenterie-Bacillus**

und 3 Monate nach Therapiebeginn berichtete sie, daß es ihr in ihrem ganzen Leben noch nie so gut gegangen sei und daß sie das erste Mal seit Jahren zugenommen habe.

2. Pfeiffer-Drüsenfieber

Man vermutet, daß diese Krankheit durch den *Eppstein-Barr-Virus* verursacht wird und es soll normalerweise selbstbegrenzend sein und eine sehr niedrige Mortalitätsrate haben. Gelegentlich haben Patienten, bei denen das *Pfeiffer-Drüsenfieber* diagnostiziert wurde und die einen positiven oder negativen, länger zurückliegenden oder vor kurzem erbrachten Laborbefund haben, danach einen chronisch schlechten Gesundheitszustand. Und das, obwohl das Eppstein-Barr-Virus bei diesen chronischen Fällen nicht gefunden werden kann. Einige dieser Patienten haben rezidivierende Adenitiden, manche mit vergrößerter Milz und/oder Hepatitis.

▷ Es ist interessant, festzustellen, daß die **Carcinosine** bei der Behandlung dieser chronischen Fälle angesichts der Verbindung des Eppstein-Barr-Virus mit dem *Burkitt-Tumor* und der *postnasalen Malignität* wirksam zu sein scheinen.

Eine junge Lehrerin kam zu mir in Behandlung. Bei ihr war 3 Jahre zuvor das Pfeiffer-Drüsenfieber diagnostiziert worden und sie litt an einem chronisch schlechten Gesundheitszustand und rezidivierenden zervikalen Adenitiden. Es gab eine Familienanamnese und andere Symptome, einschließlich mehrerer Muttermale, die für Carcinosinum sprachen. Ich verschrieb

- 3 Gaben **Carcinosinum C200** alle 6 Stunden für einen Tag.

Die folgenden 2 Jahre sah ich sie nicht, da sie im Ausland arbeitete. Dann berichtete sie mir, daß sie sich bis vor kurzem bester Gesundheit erfreute, als sie ein leichtes Rezidiv einer zervikalen Adenitis bekam. Ich wiederholte die Verschreibung von

- 3 Gaben **Carcinosinum C200** alle 6 Stunden

und in den darauffolgenden 2 Jahren kam es zu keinem Rezidiv. Ich habe eine Zahl ähnlicher Fälle auf diese Art und Weise erfolgreich behandelt, wie durch die folgenden Beispiele illustriert wird.

Bei einer 23-jährigen Frau, Musikerin und Musiklehrerin, war vor 3 Jahren ein Pfeiffer-Drüsenfieber diagnostiziert worden. Zu Beginn hatte sie eine zervikale Adenitis und vergrößerte Drüsen in Achsel und Leiste. Seit damals litt sie an Kopfschmerzen, die normalerweise durch ängstliche Erregung ausgelöst wurden, wie z.B. vor einem Auftritt, und außerdem litt sie an rezidivierenden Adenitiden.

Familienanamnese

Der Großvater väterlicherseits hatte Lungenkrebs. Der Onkel mütterlicherseits war Diabetiker.

Gemüts- und Allgemeinsymptome

Kopfschmerzen durch Erregung. Empfindlich für Musik. Tanzt gern, hatte Ballettunterricht bekommen. Seit dem Pfeiffer-Drüsenfieber ging es ihr am Meer besser.

Behandlung

Es wurden ihr alle **6 Stunden 3 Gaben Carcinosinum C200** gegeben und 2 Monate später beim Auftreten eines leichten Rezidivs wiederholt. Danach hörte ich nichts mehr von ihr, aber einer ihrer Freunde, der auch an den Folgen eines Pfeiffer-Drüsenfieber litt, kam 2 Jahre später zu mir und erzählte, daß diese Dame vollständig geheilt war. Der Freund war ebenfalls nach einer Behandlung mit **Carcinosinum C200**, gefolgt von **Sepia C30**, geheilt worden. Meiner Erfahrung nach wird danach Sepia am häufigsten benötigt, obwohl dies offensichtlich individuell entschieden werden muß.

Hepatitis

▶ Wenn eine *chronische* Hepatitis besteht, gebe ich **Carcinosinum-Adeno.-Stom.** auf dieselbe Art und Weise – und zwar **3 Gaben alle 6 Stunden** und zusätzlich **3× täglich nach den Mahlzeiten 5 Tropfen der Urtinktur von Chelidonium**.

Abgesehen von dem Pfeiffer-Drüsenfieber ist dies auch eine nützliche Vorgehensweise bei der Behandlung einer chronischen Hepatitis, wenn Carcinosinum zusätzlich durch andere Symptome indiziert ist.

- In solchen Fällen gab ich dann zusätzlich **Chelidonium** in der gerade beschriebenen Art und Weise.
- Wenn sich die Schmerzhaftigkeit nach links über die Mittellinie hinaus erstreckt, scheint **Carduus marianus**, auf dieselbe Art und Weise verabreicht, eine bessere Wirkung zu haben.

Es kann sein, daß solche Verabreichungsfolgen später nochmals wiederholt werden müssen.

- Wenn bei irgendeiner akuten Krankheit, z. B. bei einer Influenza, als Komplikation die Leber schmerzempfindlich ist, scheint die Verabreichung der **Urtinktur von Chelidonium** in der bereits beschriebenen Art und Weise, zusätzlich zu anderen Mitteln, effektiv zu sein, unabhängig davon, ob Indikationen für Chelidonium vorhanden sind oder nicht.

Mononukleose

Bei der Behandlung der akuten Mononukleose habe ich entweder **Carcinosinum oder Carcinosinum-Adeno.-Stom.** in der **C30** oder **C200** in derselben Art verschrieben, wie es bei irgendeiner anderen akuten Erkrankung der Fall wäre, und zwar **3× täglich**, etwa **für 4 Tage**, dann **2× täglich für 5 Tage** und dann nach Bedarf in größeren Abständen. Wenn bei einem unbehandelten Patienten die normale Krankheitsdauer von z. B. 2 Monaten leicht überschritten wird, würde ich ihm alle **12 Stunden 3 oder 4 Gaben Carcinosinum-Adeno.-Stom.** zusammen mit **Chelidonium** geben, bis es Indikationen für andere Mittel gibt.

Sollte der Patient durch irgendeine *chronische Krankheit* beträchtlich *geschwächt* sein – einschließlich den Folgen der Mononukleose – ist es ratsam, vorsichtig vorzugehen, wie der folgende Fall veranschaulicht.

Einer 24-jährigen Frau ging es seit $3^1/_2$ Jahren nicht gut. Sie hatte rezidivierende *zervikale Adenitiden* nach einer Erkrankung gehabt, die als *Mononukleose* diagnostiziert wurde. Sie war generell schwach und ermüdete besonders beim Stehen. Wenige Male wurde sie ohnmächtig, als sie in einem warmen geschlossenen Raum stand. Sie war sehr verstopft, besonders in den vergangenen zwei Jahren und hatte eine schlechte Abwehr gegen Erkältungen. Sie sagte, daß sie deswegen für 9 Monate der Arbeit fernbleiben mußte.

Anamnese

Tonsillektomie mit 19 Jahren. Sie hatte Akne vulgaris, besonders weiße Blasen um das Kinn.

Familienanamnese

Beide Großväter hatten Parkinson.

Untersuchung

Schlanker Körperbau. Sehr leichte Akne um das Kinn, weiße Blasen. Anämisch. Keine Milzvergrößerung. Leber nicht vergrößert oder schmerzempfindlich. Juckende Augen.

Gemüts- und Allgemeinsymptome

Anderen gegenüber mitfühlend. Besorgt. Schaut gern Gewittern zu. Reist sehr gerne. Empfindlich gegen Musik.
Sie konnte früher sehr viel besser spielen und sich mehr anstrengen, war aber in der jüngsten Vergangenheit nicht mehr dazu in der Lage. Sie litt an Verstopfung und hatte nur einmal in der Woche Stuhlgang. Sie aß nicht sehr viel und mußte sich sehr anstrengen, um sogar Stuhl normaler Konsistenz zu entleeren.
Sie hatte eine Abneigung gegen Kartoffeln und aß sehr gerne Fisch. Die Verstopfung, an der sie in den vergangenen 2 Jahren litt, stand in Zusammenhang mit Aluminiumkochgeschirr. Dies, zusammen mit der Abneigung gegen Kartoffeln, juckenden Augen und einer Neigung, sich zu erkälten, ließ an eine *Empfindlichkeit gegen Aluminium* denken. Ich empfahl, kein Aluminiumgeschirr, einschließlich Stanniol bei Schüsseln für den Ofen, zu benutzen.

Behandlung

Ich verschrieb ihr ein **Eisenpräparat** und **3 Pulver von Aluminium C30** in Kombination mit **Vitamin E C30**, die sie alle **12 Stunden** nacheinander einnehmen sollte, nachdem sie die Benutzung des Aluminiumgeschirrs eingestellt hatte.
Einen Monat später kam es zu einer leichten Besserung ihres Zustandes und die Verstopfung war praktisch geheilt. Ich gab ihr dann **Natrium muriaticum C30, C200** und **C1000** an aufeinanderfolgenden Tagen. Natrium muriaticum hat Ohnmacht in einem warmen überfüllten Raum, ist anderen gegenüber mitfühlend, hat Schwäche im Stehen, Besserung bei Anstrengung, hat Verlangen nach Fisch und ist empfindlich gegen Musik. Wenn man Akne um den Mund oder das Kinn findet, lohnt es sich, an Natrium muriaticum zu denken, besonders aber dann, wenn es noch durch andere Symptome indiziert ist, und außerdem deckt es die Erkältungsneigung ab.
Es kam zu einer weiteren Besserung und 6 Wochen später gab ich ihr **Sepia C30**. Sepia ist komplementär zu Natrium muriaticum – es deckt auch die Art von Verstopfung ab (die geheilt geblieben war) und meiner Erfahrung nach sind Sepiamenschen sehr oft empfindlich gegen Aluminium. **Sepia** hat auch das Mitgefühl für andere, eine plötzliche Schwäche beim Stehen, die Verschlimmerung in einem Raum voller Menschen und die Liebe für Gewitter. Es ist wichtig, zu bemerken, daß dieses Symptom nicht nur von Sepia abgedeckt wird, sondern genauso von **Carcinosinum** und

Bellis perennis. Sie hatte fettige Haare, was ebenfalls von **Sepia** abgedeckt wird.
Nach Sepia kam es zu einer weiteren Besserung und 6 Wochen später gab ich ihr **Carcinosinum C30**, gefolgt von **Carcinosinum C200** einen Monat später. Die Folgeverschreibung von Carcinosinum wurde hinausgeschoben, da die Patientin sehr geschwächt war und möglicherweise zu stark reagiert hätte und es schien besser zu sein, die Aluminiumempfindlichkeit zuerst zu behandeln. 5 Monate später war sie völlig in Ordnung und fuhr ins Ausland. 18 Monate später schickte sie mir einen Bericht, in dem sie mir mitteilte, daß sie keine weiteren Rezidive mehr bekommen habe und völlig gesund sei. Im Frühjahr des folgenden Jahres kehrte sie, sich bester Gesundheit erfreuend, mit ihrem ersten Baby nach England zurück.

▷ Andere wichtige Mittel, die die *Folgen der Mononukleose* beeinflussen, sind **die Nosode der Mononukleose** in der **C200** und **Ailanthus glandulosa C10.000**, die ich gelegentlich dann einsetze, wenn Carcinosinum versagt. Ein Fall, der nicht auf die Mononukleose-Nosode ansprach, reagierte sehr gut auf **Carcinosinum**.

3. Hämorrhoiden

Eine konstitutionelle Verschreibung ist normalerweise wegen der großen Wahl möglicher Mittel schwierig. Jedoch war die Gabe kombinierter Mittel bei der Mehrzahl der Fälle erfolgreich und das sogar noch mehr, wenn sie mit einer *Diät* verknüpft wurde, was in manchen Fällen essentiell ist.

Von Dr. Tyler lernte ich den Wert einer Routineverschreibung von **Nux vomica D3 vor dem Frühstück** und **Sulfur D3 abends vor dem Schlafengehen** schätzen, die für einen Monat erfolgte.

Diese war oft völlig erfolgreich und konnte bei einem Rezidiv wiederholt werden. Fälle, die nur teilweise darauf ansprachen, wurden einen weiteren Monat mit **Nux vomica** und **Sulfur** im Wechsel behandelt, und so weiter.

Nicht befriedigende Resultate einiger Fälle führten mich dazu, **Rhamnus frangula** hinzuzufügen, indem ich dann **Nux vomica, Sulfur** und **Rhamnus frangula 3× täglich nach den Mahlzeiten für 1 Monat** verschrieb.

Dies bewirkte in dem Maß weitere Heilungen, daß ich diese Verschreibung routinemäßig gab.

▷ Eine **Salbe mit Aesculus, Calendula, Hamamelis** und **Paeonia** ist ebenfalls bei allen diesen Fällen nützlich.

Gelegentlich wurde ein anderes Mittel *individuell* benötigt und konnte zu der Mischung von **Nux vomica** und **Sulfur**, mit oder ohne **Rhamnus frangula**, hinzugefügt werden. Diese Mittel waren meiner Erfahrung nach meistens:

- **Aesculus**
- **Hamamelis**
- **Paeonia**
- **Ratanhia** oder
- **Ruta**

in ähnlichen Tiefpotenzen. Alle diese Mittel können *Pruritus* und *Bluten* abdecken.

Wann immer der *Anus*, die *Hämorrhoiden* oder das *Perineum jucken*, sollte man darauf achten, daß die Nahrung oder Getränke nicht in *Aluminiumtöpfen* erhitzt werden, besonders aber, daß Faßbier nicht in Aluminiumcontainern gelagert wird. Eier sollten nicht in einer Aluminiumpfanne zubereitet werden. Aluminium völlig zu vermeiden ist fast unmöglich, aber es gibt Beweise dafür, daß sich die Wirkung kumuliert. Patienten können sich zu ihren persönlichen Aluminiumsymptomen beraten lassen und

- 6 Gaben von dem **Antidot Alumina C30** einen Tag lang alle 6 Stunden einnehmen und falls nötig wiederholen.

Ein anderes *Rektalsymptom von Aluminium*, das oft in *Verbindung mit Hämorrhoiden* auftritt, ist *Verstopfung*, die durch eine Schwäche der Rektalmuskulatur charakterisiert wird, die wiederum so ausgeprägt sein kann, daß sich der Patient sogar bei Abgang eines weichen Stuhls anstrengen muß. Alternativ dazu kann es zu einer Ansammlung von harten Stühlen kommen, die zu beträchtlichen Schmerzen wie auch Schwäche beim Stuhlgang führen kann. Es kommt seltener zu einer Schwäche des Ösophagus, die sich durch ein Engegefühl bei der Nahrungspassage bemerkbar macht.

Ein anderes gewöhnliches Symptom sind *juckende Augen*, besonders am inneren Augenwinkel.

Alumina ist in KENTS *Repertorium* vollständig vertreten und man findet sowohl in KENTS als auch in BOERICKES *Materia medica* Informationen zu diesem Mittel. Andere Quellen sind ALLENS *Keynotes*, TYLERS *Drug Pictures*, NASHS *Leaders* und GUERNSEYS *Keynotes of the Materia Medica.*

Bezüglich der *Ernährung* gibt es Zeugnisse aus Afrika, daß man in derselben Region Hämorrhoiden viel häufiger bei Europäern als bei Einheimischen findet, die nur *Rohrzucker* verwenden.

▷ Neuere Forschungen zeigen, daß Patienten, die an Hämorrhoiden leiden, **Zucker in jeglicher Form meiden** sollten, einschließlich in Konfekt, Marmelade und Alkohol. Um Hämorrhoiden zu vermeiden, sollte Weißbrot durch Vollkornbrot ersetzt werden und man sollte der Nahrung Kleie zusetzen, wobei diese Maßnahmen auch ein Teil der Therapie sein können.

Bei der großen Mehrzahl der Fälle ist eine homöopathische Behandlung mit entsprechender Ernährung sehr effektiv. Ruhe kann notwendig sein, bei einigen Fällen zumindest teilweise, und manchmal kann auch der Einsatz von Analgetika notwendig werden. Gelegentlich wird auch eine *Operation* nötig.

- Dann kann man *prä- und postoperativ* eine Mischung aus **Staphisagria, Aesculus und Bellis perennis** geben.

4. Folgen von Kopfverletzungen

Eine *Kopfverletzung* kann gelegentlich *vor der Geburt* auftreten und eine *Geburtsverletzung* kann ein wichtiger Markstein sein, wenn sich die Geburt in die Länge zog oder wenn sie andererseits sehr schnell vor sich ging, oder durch das Trauma einer Zangengeburt. Man weiß sehr wohl, daß man, wenn ein Kind kurz nach der Geburt nicht schreit oder Schwierigkeiten beim Stillbeginn oder bei der Entwöhnung hat, an eine Kopfverletzung denken muß.

Wenn ein *Kind nicht gedeiht*, kann das mit einer Geburtsverletzung oder einer sehr früh aufgetretenen Kopfverletzung zusammenhängen, wie z. B. bei einem 6-jährigen Jungen, der sich leicht erkältete, nie richtig gedieh und deutlich untergewichtig war. Nach der Erzählung seiner Mutter hatte er kein Interesse am Leben. Er war sehr empfindlich gegen Geräusche und hatte sogar Angst, wenn der Wind stark blies. In der Anamnese zeigten sich noch andere Symptome von **Natrium sulfuricum** und auch seine schwierige Geburt bestätigte die Wahl des Mittels.

- Er bekam **Natrium sulfuricum C30, C200** und **C1000** an aufeinanderfolgenden Tagen,

worauf eine schnelle Besserung des Gesundheitszustandes, geistig und körperlich, folgte. Nach einigen Monaten hatte er einen leichten Rückfall, der sehr gut auf eine Wiederholung der Therapie ansprach.

Verletzungen, die im *Sport* auftreten, besonders beim Rugby und Boxen, bei Autounfällen, Sinusoperationen oder einer Mastoidektomie, können ebenfalls klinisch bedeutsame Folgen verursachen.

Eine *Kopfverletzung* in der *Vorgeschichte* ist manchmal schwer zu erarbeiten, aber sie kann bei der konstitutionellen Verschreibung von großer Bedeutung sein. Es steht schon lange fest, daß es keine scharfe Trennlinie zwischen dem Syndrom nach einer Gehirnerschütterung und den anderen Folgen gibt, was sich in unseren Repertorien aber nicht widerspiegelt. Deshalb können in KENTS *Repertorium* die Rubriken »Kopfverletzungen, Folgen von,« »Gehirnerschütterung« und »Kopfschmerzen, Verletzungen, nach mechanischen« miteinander kombiniert werden und somit eine große Rubrik bilden, zu der

- **Agaricus**
- **Alumina**
- **Aurum metallicum**
- **Bellis perennis**
- **Carcinosinum**
- **Glonoinum**
- **Veratrum album** hinzugefügt werden können.

Dr. ROYAL wies in einem im Dezember 1948 im *Homoeopathic Recorder* erschienen Vortrag auf den Wert von **Helleborus niger** hin.

▷ Über mehrere Jahre hinweg habe ich gesehen, daß **Helleborus** ein sehr oft indiziertes Mittel ist, das ich normalerweise in der **C30, C200** und **C1000** an aufeinanderfolgenden Tagen verschrieb.

▷ Wenn es sehr starke *Teilindikationen* für **Helleborus** und ein anderes Mittel gab, habe ich die beiden kombiniert und diese *Mischung* normalerweise in der **C30, C200** und **C1000** an aufeinanderfolgenden Tagen verschrieben.

- Ein auffallendes Symptom von **Helleborus** ist eine große Gedächtnisschwäche für Ereignisse der jüngsten Vergangenheit.

Über einen Prüfer erzählte HAHNEMANN, daß dieser sich immer nur nach einiger Zeit daran erinnern konnte, was er sagen wollte und was er gefragt worden war. Über einen anderen erzählte er, daß sich diese Person nicht daran erinnern konnte, was er gerade eben gelesen hatte. Die Vergeßlichkeit der jüngeren Vergangenheit ist für alte Menschen normal und Helleborus heilt dies nicht, aber bei jüngeren Altersgruppen kann es eine Erwägung wert sein. Dasselbe gilt zu einem geringeren Maß auch für andere Mittel, die bei der Behandlung der Folgen von Kopfverletzungen nützlich sind.

Gemütskrankheiten können mit Kopfverletzungen zusammenhängen. Man weiß sehr wohl, daß *Berufsboxer* dazu neigen, ein bekanntes pathologisches Muster zusammen mit charakteristischen Gemütsveränderungen zu entwickeln. Am Anfang dieses Jahrhunderts sagte Dr. TALCOTT, Professor für Geisteskrankheiten am New York Medical Center und Homoeopathic Hospital, daß seiner Meinung nach Gemütskrankheiten aus einer Kopfverletzung resultieren können, selbst wenn diese mehrere Jahre zurückliegt. Eine darauffolgende Forschung in Großbritannien, die auf Beweisen post mortem basierte, stellte eine mögliche Verbindung zwischen *Kopfverletzungen* und der *Schizophrenie* her. Jüngere Forschungen an der Universität von Helsinki erbrachten Beweise für ein bedeutend höheres Auftreten morphologischer Veränderungen und einer Gehirndysfunktion bei Berufs- und Amateurboxern, wenn man sie mit einer Kontrollgruppe verglich. Diesen Bericht kann man in einem Vortrag im *The Lancet* vom 27. Dezember 1982 mit dem Titel »Is Chronic Brain Damage in Boxing a Hazard of the Past?« nachlesen.

▷ Bezüglich **Veratrum album** stellte HAHNEMANN die Behauptung auf, daß es zusammen mit anderen Mitteln 1/3 der *Geisteskranken einer Irrenanstalt* heilen könne (siehe Frau TYLERS *Drug Pictures*).

▷ **Veratrum album** erscheint in BARTHELS Repertorium als ein Mittel für eine Gehirnerschütterung und als solches sollte man es neben anderen Mitteln in Erwägung ziehen, wenn in der Anamnese eine Kopfverletzung erscheint.

▷ **Glonoinum** hat den Ruf, eine wirksame Hilfe bei der Behandlung *der sofort auftretenden Folgen eines Schädelbruchs* zu sein und laut Frau TYLER eliminiert es das Verlangen nach Morphin.

Meine begrenzte persönliche Erfahrung hat dies bestätigt.

▷ Bei chronischen Erkrankungen mit einer solchen Vorgeschichte sollte man **Glonoinum** zusammen mit anderen Mitteln für Kopfverletzungen in die Überlegung mit einbeziehen, besonders wenn es *schädliche Reaktionen auf die Sonne*, wie einen Sonnenstich, gab.

Einige Personen berichten von heftigen Reaktionen auf die allgemeine *Anästhesie*. Meine begrenzte Erfahrung läßt daran denken, daß dies mit einem vorausgegangenen mechanischen Trauma zusammenhängen kann. **Potenzierte Anästhetika** waren in einigen Fällen effektiv, wie z. B. bei Kindern, die nach einer Operation nicht in der Lage waren, zu lernen. Bei anderen folgte auf die Verabreichung von Kopfverletzungsmitteln eine Besserung. Mein Eindruck ist der, daß nach einer schweren Kopfverletzung die Neigung zu einer limitierten Bewegung der Zervikal- und oberen Dorsalwirbel besteht. Solchen Patienten habe ich eine sanfte manipulative Behandlung angedeihen lassen, mit dem Ziel, den zerebralen Blutfluß zu normalisieren. Bei jeder Konsultation wurde dann die Situation neu überdacht. Was für einen Standpunkt man auch immer haben mag, diese Prozedur scheint, wenn sie sanft und fachmännisch ausgeführt wird, bei der Behandlung von Migräne, der Ménière-Krankheit und Geisteskrankheiten hilfreich zu sein. Es gibt jedoch bedeutende Beweise dafür, daß diese Erkrankungen manchmal alleine mit der Homöopathie und ohne Manipulation wirksam behandelt werden können.

Ein anderer Faktor, der bei der Behandlung der Folgen von Kopfverletzungen einer Erwägung bedarf, ist der, daß manche Menschen auf verschiedene Art und Weise von in *Aluminiumtöpfen* erhitzten Speisen und Getränken schädlich affiziert werden können. Prüfungen und klinische Erfahrung, die z.B. in KENTS *Repertorium* aufgezeichnet sind, zeigen, daß

- eine große Vielfalt von Kopfsymptomen durch **Aluminium** verursacht werden kann.

Aluminium kann ein *Allergen* sein und die klinische Erfahrung läßt daran denken, daß ein striktes Meiden von Aluminium, zumindest zuhause, die Reaktion auf andere Allergene mindern kann, was auch bei der Behandlung der *Migräne* nützlich sein dürfte. Dr. TYLER war sich der Wirkung von Aluminium bei empfindlichen Patienten bewußt und hat zu diesem Thema ein nützliches Kapitel in ihren *Homoeopathic Drug Pictures* aufgenommen.

4.1 Allergische Rhinitis

Ein junger Mann, 17 Jahre alt. Profuser *Tränenfluß* und eine klare wäßrige, milde *nasale Absonderung* im Wechsel mit einer verstopften Nase. Viel Niesen morgens nach dem Aufstehen. Soll *allergisch* gegen Federn und Hausstaub sein, schlimmer im Frühsommer und wenn der Pollenspiegel hoch ist (bei starkem Pollenflug). Er leidet seit 4 Jahren daran und es wird jedes Jahr schlimmer.

Ein anderes Hauptproblem war, daß er große *Konzentrationsschwierigkeiten* und, obwohl er augenscheinlich intelligent war, große Schwierigkeiten bei den Schularbeiten und bei Prüfungen hatte.

Anamnese

Zangengeburt. Tonsillen und Adenoide wurden operiert und es wurde eine 2. Operation durchgeführt, da die Adenoide anscheinend nicht erfolgreich behandelt worden waren. Im Alter zwischen 4 und 5 Jahren wurden seine Nasennebenhöhlen gespült. Im Vergleich mit einem seiner Geschwister setzte seine Pubertät spät ein, aber danach entwickelte er sich schnell und wurde ein begeisterter und fähiger Rugbyspieler. Im Alter von 15 Jahren hatte er eine Gehirnerschütterung.

Untersuchung

Im allgemeinen fit. Keine Deviation seiner Nasenscheidewand. Seine Mutter sagte, daß er mit seinem Kopf in Dorsalflexion schlafe und dazu neige, nachts zu schnarchen.

Gemüts- und Allgemeinsymptome

Er hatte Mitgefühl für andere, war sehr rücksichtsvoll und seine Mutter beschrieb ihn als Tagträumer. Er war geistesabwesend und vergaß die jüngsten Ereignisse. Als Junge schrie er viel und war prahlerisch, aber dies änderte sich bald nach der Pubertät. Er trank sehr gerne Milch. Er trank mindestens eine Pinte [0,57 l] pro Tag und aß auch sehr gerne Käse.

Überlegungen zur Therapie

Es ist möglich, daß seine frühen Kopfverletzungen zu einer herabgesetzten Funktion seiner Hypophyse und seiner später einsetzenden Pubertät führten und daß die jüngere Gehirnerschütterung sein Schnarchen verursachte. Es bestand eine eingeschränkte Bewegung seiner Zervikalwirbel.

- **Helleborus** hat die Folgen von Kopfverletzung, Mitgefühl anderen gegenüber, Tagträumereien, Vergeßlichkeit für jüngere Ereignisse (für seine Altersgruppe sehr außerhalb der Norm), Konzentrationsschwierigkeiten und Niesen am Morgen.
- **Natrium muriaticum** hat Kopfverletzungen, Konzentrationsschwierigkei-

ten, Mitgefühl, Tagträume, Besserung bei Anstrengung, profuse wäßrige nasale Absonderung im Wechsel mit verstopfter Nase und Niesen.

Behandlung

Ich empfahl, nicht mehr als $^1/_2$ Liter Milch pro Tag zu trinken und Käse zu meiden. Eine sanfte Manipulation führte zu einer Befreiung der zervikalen Rotation und ich verschrieb **Helleborus in Kombination mit Natrium muriaticum C30, C200** und **C1000** an aufeinanderfolgenden Tagen. Darauf hörte das Schnarchen völlig auf und es ging ihm im allgemeinen rundum besser, was noch weiter fortschritt.
2 Monate später hatte er eine leichte Halsverletzung. Ich befreite den Hals und wiederholte die Verschreibung. Nach weiteren zwei Monaten kam der Bericht, daß es ihm im allgemeinen und klinisch sehr viel besser ging und daß die allergische Rhinitis geheilt sei.

4.2 Amenorrhoe

Eine 30-jährige Frau litt seit ihrem 18. Lebensjahr an einer *Amenorrhoe*, die nach einer *Anorexia nervosa* aufgetreten war, von der sie sich so weit erholt hatte, daß sie ihrer Arbeit nachgehen konnte. Einige Monate vor ihrer ersten Konsultation litt sie an einer sehr schmerzhaften Nase, die bei der Einatmung und in Wärme schlimmer war.

Anamnese

Strenge Erziehung. Ihre Eltern brachten sie soweit, daß sie dachte, sie habe sich nach den Wünschen ihrer Eltern zu verhalten, worüber sie sich immer noch ärgert. Rezidivierende Tonsillitiden, Tonsillektomie mit 4 Jahren. Kopfverletzung mit 6 Jahren, wobei sie auf die rechte Seite fiel, was ihr ein schwarzes Auge und Nasenbluten aus dem rechten Nasenloch einbrachte. Die Zervikaldrüsen der rechten Seite blieben danach für einige Jahre vergrößert. Ihre Menarche hatte sie mit $13^1/_2$ Jahren und nach einigen schweren Perioden wurde im Alter von 18 Jahren die Anorexia nervosa diagnostiziert.

Untersuchung

Schlanke Statur. Die Nase war äußerlich und innerlich äußerst rot, das Septum und die zervikalen Lymphknoten nicht vergrößert.

Gemüts- und Allgemeinsymptome

Sehr bedrückt, teilweise wegen des immer noch sehr schlanken Körperbaus und ein starkes Gefühl für Ungerechtigkeit. Meidet Gesellschaft. Ist weinerlich, Trost verschlimmert. Mitgefühl für andere. Entscheidungsschwierigkeiten. Das Leben scheint nicht lebenswert. Empfindlich gegen Musik.

Behandlung

Sie bekam **Staphisagria** wegen des Kummers, der Kopfverletzung, dem Lebensüberdruß, der Amenorrhoe, weil sie weinerlich war und Trost verschlimmerte. 1 Woche später erhielt sie eine Tiefpotenzmischung der folgenden Mittel: **Kalium bichromicum, Kalium carbonicum** und **China** in der **D2**, um die Nase zu behandeln. Nach einem Monat hatte sich der Zustand der Nase leicht gebessert.
Dann wurde **Graphites C30, C200** und **C1000** an aufeinanderfolgenden Tagen verschrieben, da es die Amenorrhoe, die Entscheidungsschwierigkeit, den Kummer, die Empfindlichkeit gegen Musik, das Mitgefühl, die Schüchternheit, die Schmerzen in der Nase als ein sehr deutliches Symptom, und die rote Nase abdeckt. Einen Monat später hatte sich der Zustand der Nase weiter gebessert, aber sie hatte immer noch die Amenorrhoe. Wegen des Versagens anscheinend wohl indizierter Mittel entschied ich mich, ihr eine Mischung auf folgender Basis zu verschreiben:

❶ **Baryta carbonica.** Eine Kopfverletzung kann die Hypophyse affizieren und es hat auch Schüchternheit, Kummer, Scheu, Amenorrhoe und rote Nase.
❷ **Vitamin E.** Wegen seines uns bekannten Einflusses auf die weiblichen Geschlechtsorgane, z. B. bei der Behandlung von Unfruchtbarkeit.
❸ **Thiosinaminum.** Wegen der Möglichkeit, daß Narbengewebe eine Wirkung auf die Amenorrhoe haben könnte.

Ihr wurde die folgende Verschreibung zugeschickt:
Baryta carbonica D12, Vitamin E D12, Thiosinaminum D12. 1 Woche lang morgens und abends, dann 2 Wochen lang 1 Gabe pro Tag.
Darüber hinaus bekam sie keine weitere Behandlung.

10 Monate später berichtete sie, daß sie vier Monate nach der Verschreibung ihre Perioden wieder bekommen habe, die am Anfang sehr spärlich und dann normal waren. Ich gab ihr eine Kopie der Verschreibung, die sie im Falle eines

Rückfalls nehmen sollte, und habe sie seither nicht mehr gesehen. Trotz des Einsatzes von Kombinationsmitteln glaube ich, daß es lohnenswert ist, diesen Fall zu erzählen, da es unser Wissen über die Folgen der Anorexia nervosa weiter vervollständigen kann.

4.3 Angioödem

Eine 30-jährige graduierte Schwester klagte über ein 5 Jahre altes *Angioödem*, das nach Bedrückung und Unsicherheit begann, weil sie ihr Zuhause verließ, um in einem entfernten Teil des Landes zu arbeiten. Die Attacken begannen mit Schmerzen im Epigastrium, die nach oben in den Hals ausstrahlten und das Ödem ging mit einer Schwellung von Zunge und Augenlidern einher, sowie einer *generalisierten Urtikaria*. Pflaumen, Pfirsiche oder Aprikosen konnten einen Anfall auslösen, obwohl die Wirkung unberechenbar war. Sie litt auch an Dermographismus.

Anamnese

Die Geburt war lang und schwierig. Im Alter von 7 Jahren wurde sie von einem Hund gebissen, was sie damals niemandem erzählte. Im Alter von 8 Jahren erlitt sie eine Kopfverletzung. Bis zum Alter von 13 Jahren litt sie an Enuresis nocturna. Sie sagte, daß ihre Erziehung streng, aber nicht schlimm gewesen sei. Bis zur Pubertät war sie die Beste ihrer Klasse, wonach ihr dann das Lernen schwer fiel.

Familienanamnese

Auf der mütterlichen Seite starben einige Verwandte in der Kindheit an Tuberkulose. Ihr Onkel mütterlicherseits und ihre Tante väterlicherseits hatten beide Krebs.

Untersuchung

Leichtes Übergewicht. Eine leicht eingeschränkte Bewegung der Zervikal- und der oberen Dorsalwirbel, ansonsten gab es nichts Auffälliges.

Gemüts- und Allgemeinsymptome

Obwohl sie zwar neue Freundschaften schloß, war sie schüchtern und genoß es, besonders abends, allein zu sein. Für ihr Alter hatte sie ein sehr schlechtes Gedächtnis für die jüngere Vergangenheit. Empfindlich gegen Musik. Mitfühlend und empfänglich für Zuneigung. Durch Geräusche schrak sie sehr leicht hoch. Sehr frostige Hände und Füße. Sie hatte eine starke Abneigung gegen warme Getränke und mußte Milch in den Tee tun, um ihn abzukühlen.

Überlegungen zur Therapie

Die Repertorisation zeigte Indikationen für **Arsenicum album, Calcium phosphoricum, Conium, Lachesis, Phosphorus** und **Pulsatilla**, die alle einen Bezug zu **Carcinosinum** und den Folgen von Kopfverletzungen haben. Zusammen mit der Familienanamnese führte mich dies nach der Manipulation der Zervikal- und oberen Dorsalwirbel zu der Verschreibung einer Gabe **Carcinosinum C200**. Es folgte aber nur eine leichte Besserung.

Behandlung

Eine erneute Einschätzung des Falles führte auf der Basis der Kopfverletzung, des Ausbruchs, der mit einer emotionalen Unsicherheit einherging, ihrer Kälteempfindlichkeit, besonders an Händen und Füßen, ihrer Abneigung gegen warme Getränke und ihrer Gedächtnissymptome, die nach einer Kopfverletzung normal sind, zu der Verschreibung von **Helleborus C30, C200** und **C1000** an aufeinanderfolgenden Tagen.
Darauf folgte eine beträchtliche Besserung und sie konnte die Einnahme ihrer *Antihistaminika* von 4 auf 2 Tabletten pro Tag reduzieren.

Die Besserung schien jedoch nicht progressiv zu sein. Sie bekam dann **Opium C1000** wegen seiner Nützlichkeit bei den Folgen einer Kopfverletzung.
Es bestand auch die Möglichkeit, daß der Schrecken, von einem Hund gebissen worden zu sein, ein Ereignis, das sie nicht erzählt hatte, eine dauerhafte Wirkung hinterlassen haben könnte. Opium schien eine leichte Besserung zu bewirken, aber die Situation blieb dennoch unbefriedigend.

Angesichts der deutlichen Besserung nach Helleborus verschrieb ich **1 Gabe Helleborus C1000** in Kombination mit **Thyroidinum C1000** wegen seiner Wirkung bei Allergien.

Darauf folgte eine leichte Besserung, obwohl die Situation immer noch unbefriedigend war. Die nächste Verschreibung war **Conium C30, C200** und **C1000** an aufeinanderfolgenden Tagen wegen ihrer Lernschwierigkeiten nach der Pubertät. Conium ist auch ein Kopfverletzungsmittel und deckt noch andere Aspekte ab. Dies war wiederum nicht völlig zufriedenstellend.

Dann wurde noch einmal Carcinosinum erwogen, und zwar auf der Ausgangsbasis plus der Möglichkeit, daß es den Streß der Pubertät abdecken könnte. Sie bekam 6 Monate nach Beginn der Behandlung **Carcinosinum C30** in Kombination mit **Thyroidinum C30, 3 Gaben alle 4 Stunden einen Tag lang**. Darauf folgte eine deutliche allgemeine Besserung, der Dermographismus verschwand und sie hatte nur noch gelegentliche Attacken ohne Urtikaria. Einen Monat später bekam sie **Pulsatilla C30, C200** und **C1000** an aufeinanderfolgenden Tagen und hatte daraufhin keine weiteren Attacken mehr.

Ich sah sie erst 5 Monate später wieder, wo sie dann über eine starke *Fettleibigkeit* klagte, die aus einem gierigen Appetit ohne Sättigung resultierte. Helleborus hat auch dieses Symptom und sie bekam **Helleborus C30 C200** und **C1000** an aufeinanderfolgenden Tagen. Dies beseitigte das Problem der Fettleibigkeit. 2 Jahre später stellte sie fest, daß sie weiterhin völlig gesund geblieben sei.

Fußnote

Ich bin Dr. S. K. Ghosh aus Calcutta für sein Büchlein *Experience With Some Rare Nosodes* (1956) zu Dank verpflichtet, das **Thyroidinum** und andere **Sarkoden** enthält.

▷ Ich habe gesehen, daß, wie bei diesem Fall, bei *Allergien* **Thyroidinum** mit den individuell ausgewählten Konstitutionsmitteln kombiniert werden kann.

4.4 Anorexia nervosa

Ein Mädchen von 13 Jahren. 5 Monate, bevor ich sie zum ersten Mal sah, war sie im Krankenhaus gewesen, wo eine Manipulation des linken *Kniegelenks* durchgeführt wurde, auf die 10 Tage später eine *Entfernung des Knorpels* folgte. Nach beiden *Narkosen* war ihr sehr übel gewesen und nach der Entfernung des Knorpels hatte sie starke Schmerzen, die auf Analgetika nicht ansprachen. Sie kam sehr bedrückt nach Hause und hatte seither einen sehr schlechten Appetit, was zu einer beträchtlichen Gewichtsabnahme führte. Sie sah wie ein schlankes 10 Jahre altes Mädchen aus. Sie befand sich in einem apathischen Zustand und redete von Selbstmord. Davor war sie ein liebevolles, entgegenkommendes Mädchen gewesen, hatte aber nun jegliches Interesse an der Familie verloren.

Anamnese

2 Gehirnerschütterungen im Alter von 3 oder 4 Jahren. Schlimme Masern mit 7 Jahren und Tonsillektomie mit 9 Jahren, wonach ihr wegen der Anästhetika übel geworden war.

Familienanamnese

Die Mutter und die Großmutter mütterlicherseits starben an Krebs. Die Schwester und die Tante des Vaters litten an Diabetes. Es gab noch andere starke Indikationen für **Carcinosinum** und auch für **Helleborus** und **Natrium muriaticum.**

Behandlung

Ich verschrieb zuerst **Natrium muriaticum C1000** in Kombination mit **Helleborus C1000** und 10 Tage später **Carcinosinum Adeno.-Stom. C30**. Es folgte nur eine leichte Besserung. Die nächste Verschreibung einen Monat später war **Folliculinum C30** wegen der Verstimmung der Patientin gegenüber ihren Eltern. Diese hatten einem Wechsel auf eine andere Schule, auf die sie sehr gerne gehen wollte, nicht zugestimmt. Es kam zu keiner weiteren Besserung und das Thema Selbstmord wurde immer auffallender. Ich gab ihr **Aurum metallicum C30, C200** und **C1000** an aufeinanderfolgenden Tagen und sie hörte mit ihren Gesprächen über Selbstmord auf, aber ihr Zustand im allgemeinen war immer noch nicht zufriedenstellend.

Ich ging die Anamnese noch einmal sorgfältig durch und gab ihr **Opium C100.000** wegen der Möglichkeit, daß sie während ihrer Klinikaufenthalte das eine oder andere Mal erschreckt worden war, und wegen des Versagens der anscheinend indizierten Mittel. Opium deckt auch die Apathie und die Gleichgültigkeit gegenüber Vergnügungen ab. Opium ist auch ein Mittel für die Folgen von Kopfverletzungen und der Anästhesie. Darauf folgte schnell eine große Besserung. Drei Monate später kehrte sie von einem Skiurlaub zurück, gesund und fröhlich mit normalem Appetit und sie hatte zugenommen. Es war keine weitere Behandlung notwendig.

4.5 Chronischer Nasenkatarrh

Ein 12-jähriger Junge. Wurde ohne Narkose zwischen 6.00 Uhr und der Frühstückszeit geboren. Schrie nicht kurz nach der Geburt und begann nur langsam mit dem Saugen. *Rezidivierende Tonsillitiden* und *Mittelohrentzündungen.* Im Alter von 6 Jahren wurden die Tonsillen und Adenoide mit einer leichten darauffolgenden Besserung entfernt, aber der schwere Katarrh blieb bestehen. Pneumonie ohne Fieber.

Familienanamnese

Beide Eltern litten an Katarrhen.

Untersuchung

Leichtes Untergewicht. Gesichtsödeme. Keine Krümmung des Nasenseptums. (Wenn eine merkbare Deviation besteht, ist eine Heilung des Katarrhs ohne Operation schwierig oder unmöglich.)

Gemütssymptome

Mitfühlend. Sehr schlechtes Gedächtnis, neigt dazu, zu vergessen, was er gerade getan hat. Pingelig bezüglich der Kleidung, ansonsten unsauber. (Eine oberflächliche Sauberkeit legt die Erwägung von Sulfur nahe.)

Körperliche Allgemeinsymptome

Faul, »liegt herum.« Liebt Sahne und Curry. Schwitzt nie. Die Vorgeschichte einer schnellen Geburt und andere erwähnte Indikationen weisen auf eine Kopfverletzung hin. Dieses Gedächtnis ist für einen 12-jährigen Jungen unnormal und läßt an **Helleborus niger** denken, als Einzelmittel oder in Kombination mit einem verwandten. **Carcinosinum** wurde durch Symptome angezeigt, die teilweise durch verwandte Mittel abgedeckt wurden, wie auch durch das fehlende Fieber bei der Pneumonie. **Carcinosinum** ist ebenfalls ein Kopfverletzungsmittel.

Behandlung

Der Junge bekam **Helleborus C30, C200** und **C1000** an aufeinanderfolgenden Tagen und eine Woche später **Carcinosinum C30** mit der Anweisung, Sahne zu meiden und Milch und Käse einzuschränken, da in solchen Fällen diese Nahrungsmittel besser gemieden werden sollten. Er war in einem Internat und ein strikteres Regime war nicht möglich.

Weitere Behandlung

Es kam nur zu einer leichten Besserung, die eine erneute Überprüfung des Falles nahelegte. Die nächste Verschreibung war **Helleborus C30, C200** und **C1000** in Verbindung mit **Mucobacter C30, C200** und **C1000** an aufeinanderfolgenden Tagen. (Bei einer Zahl von chronischen Fällen war die Gabe von Mucobacter in Verbindung mit einem individuell indizierten Mittel sehr effektiv.) 6 Wochen später kam es laut Bericht zu einer dramatischen Besserung. Er war dann sogar in der Lage, im Schulchor mitzusingen, wovon ihn zuvor sein Katarrh abgehalten hatte. Sein Vater schrieb: »Wenn Sie das momentane Schulzeugnis unseres Sohnes mit einem früheren vergleichen könnten, würden Sie verstehen, warum wir so erfreut sind.«

Wenige Monate später kam es zu einem leichten Rückfall und die Symptome ließen an **Calcium carbonicum C30, C200** und **C1000** in Kombination mit **Mucobacter C30, C200** und **C1000** denken. Es wurde von keinen weiteren Schwierigkeiten berichtet.

4.6 Examensschwierigkeiten

Ein 10-jähriger Junge hatte, obwohl er offensichtlich sehr intelligent war, Schwierigkeiten bei Prüfungen.

Anamnese

Er wurde im Alter von 3 Monaten adoptiert. Während der Zahnung starkes Kopfschlagen. Beschneidung mit 2 Jahren. Gehirnerschütterung mit $3^{1}/_{2}$ und nochmals mit 9 Jahren. Es war nichts über seine Geburt und seine Familienanamnese bekannt.

Untersuchung

Gesunder, gut gebauter Junge. Bewegungseinschränkung der Interspinalgelenke der Zervikal- und oberen Dorsalregion.

Gemüts- und Allgemeinsymptome

Sehr mitfühlend, schloß schnell Freundschaften und bedauerte es sehr, wenn er in irgendeiner Art seine Mutter aufgebracht hatte. Regte sich schnell auf. Hatte Angst in überfüllten Räumen und in der U-Bahn. Geistesabwesend, vergaß, was er gerade gehört, gelesen oder getan hatte. Trieb gerne Sport, war sehr aktiv. Aß sehr gerne Obst.

Behandlung

Eine sanfte Manipulation befreite die Wirbelsäule. **Natrium muriaticum** hat diese Gemüts- und Allgemeinsymptome, aber auch **Helleborus** war durch diese Gedächtnisschwäche in Verbindung mit den Kopfverletzungen in der Vorgeschichte sehr indiziert. Die beiden Mittel sind Komplementärmittel. Diese Art von Gedächtnisverlust ist bei einem offensichtlich hochintelligenten Jungen sehr wohl außerhalb der Norm. Auf **Helleborus** in Kombination **mit Natrium muriaticum C30, C200** und **C1000** an aufeinanderfolgenden Tagen folgte eine überraschend wohltuende Wirkung auf seine Prüfungsängste. Die Mittelgabe mußte einige Monate nach einer weiteren Gehirnerschütterung wiederholt werden, wiederum mit gutem Resultat. Es vergingen einige Monate ohne weitere Beschwerden und ich gab den Eltern die Namen der verschriebenen Mittel, damit sie sich diese bei ähnlichen Ereignissen in der Zukunft selbst besorgen könnten.

4.7 Hysterie

Ein 9-jähriges Kind fiel gelegentlich, immer in der Gegenwart von anderen Personen, schwer atmend mit grunzenden Exspirationen auf den Boden, weinte, ruderte mit den Armen umher, verlor aber niemals das Bewußtsein. Dies passierte immer zuhause, niemals in der Schule. Sie sagte, daß sie nicht wisse, wo sie sei oder ob sie nach diesen Episoden unten oder oben im Haus sei.

Anamnese

Sehr schnelle Geburt. Ungewöhnlicher Gewichtsverlust in der ersten Woche. Keine Zähne bis zum ersten Lebensjahr. Vater ließ sich von der Mutter scheiden und heiratete erneut. Das Kind blieb bei der Mutter und schien wohlbehütet zu sein. Sie wohnte ziemlich weit vom Vater entfernt, war aber immer sehr glücklich, wenn sie ihn sah.

Begleitsymptome

Angst, wenn sie Wasser plätschern hört. Neigt zum Kichern. Sagt, daß sie manchmal Angst habe, verrückt zu werden. Sehr an Religion interessiert. Manchmal vergißt sie die jüngste Vergangenheit.

Überlegungen zur Behandlung

Helleborus hat die Kopfverletzung (schnelle Geburt), das Vergessen der jüngsten Vergangenheit und die Unsicherheit, die im Repertorium als »Heimweh« repräsentiert wird. **Natrium muriaticum** hat auch die Kopfverletzung und die Erfahrung hat gezeigt, daß es bei vielen Fällen sehr gut **in Kombination mit Helleborus** wirkt. Es deckt auch den Kummer (Verlust ihres Vaters) und die Furcht vor einer Geisteskrankheit ab.

Behandlung

Sie bekam **Helleborus** in Kombination mit **Natrium muriaticum** in der **C6** und **C12** an aufeinanderfolgenden Tagen. Diese Tiefpotenzen wurden deshalb eingesetzt, weil die Möglichkeit bestand, daß die Sache schwerwiegender werden könnte. Eine Woche später bekam **sie Lachesis C30, C200** und **C1000** an aufeinanderfolgenden Tagen, da es den Kummer, das Verlassenheitsgefühl, die Furcht vor Wasser und die Hysterie abdeckt. Dies war möglicherweise zu früh nach der ersten Verschreibung, wurde aber gegeben, weil das Kind ziemlich weit weg lebte und es unwahrscheinlich war, daß ich es in den kommenden 2 Monaten sehen würde. Ich sah sie dann 6 Wochen später, aber die Situation war immer noch unbefriedigend.
Lyssinum hat natürlich die Angst vor Wasser und ist auch ein Kopfverletzungsmittel. Ich gab ihr **Lyssinum C30, C200** und **C1000** an aufeinanderfol-

genden Tagen. Einen Monat später war die Situation immer noch unbefriedigend, obwohl es im Vergleich mit der Ausgangssituation etwas besser geworden war. So revidierte ich den ganzen Fall und verschrieb ihr **Hyoscyamus** aus folgenden Gründen: Es deckt die Kopfverletzung, die Folgen von Kummer, die schwierige Zahnung, die Furcht vor Wasser, die Konvulsionen bei vollem Bewußtsein, das Heimweh und die religiösen Neigungen ab. Ich gab ihr **Hyoscyamus C30, C200** und **C1000** an aufeinanderfolgenden Tagen, worauf keine Rezidive mehr auftraten.

▷ Es ist schwierig zu sagen, ob man **Hyoscyamus** am Anfang hätte geben sollen oder ob **Helleborus, Lachesis, Natrium muriaticum** und **Lyssinum** den Boden bereitet hatten. Alle decken die Kopfverletzung ab, die bei diesem Fall ein auffallendes Ereignis war und die Lehre der homöopathischen Praxis besagt, daß körperliche Symptome bei Geistes- und Gemütskrankheiten von höchster Bedeutung sind.

4.8 Ménière-Krankheit

Ein 75-jähriger Mann begab sich wegen einer *Ménière-Krankheit*, die 5 Jahre zuvor begonnen hatte, in meine Behandlung. Er hatte *Nikotinsäure* bekommen, worauf er 1 Jahr beschwerdefrei war, aber dann wieder einen Rückfall bekam. Er wurde dann auf *Prochlorperazin* gesetzt, das zuerst half, aber dann hatte er doch wieder einen Rückfall. Nun bekam er nochmals Nikotinsäure, auf die er dann allergisch reagierte. Er sagte, daß er in den 3 Jahren, bevor er zu mir kam, fast jeden Tag einen Anfall hatte, der jedes Mal mindestens 8 Stunden dauerte. Die Anfälle bestanden aus einem Schwindel morgens beim Aufstehen vom Bett oder beim Aufstehen vom Sitzen. Er mußte beides langsam machen, ansonsten fiel er hin – jede plötzliche Bewegung konnte den *Schwindel* auslösen. Er hatte ein Pulsieren im ganzen Kopf und besonders im rechten Ohr, auf dem er völlig taub geworden war. Sein Kopf fühlte sich ihm für seinen Schädel auch zu groß an.

Anamnese

Er hatte als Kind eine Gehirnerschütterung gehabt, auf die eine Gingivitis folgte, die zum Verlust aller Zähne geführt hatte.

Untersuchung

Schwerer Körperbau. Im allgemeinen fit. Blutdruck 160/80. Halsrotation eingeschränkt. Taubheit des rechten Ohrs.

Gemüts- und Allgemeinsymptome

Anderen gegenüber mitfühlend, Abneigung gegen Sympathie. Konnte geliebten Personen gegenüber gleichgültig sein. Aß sehr gerne Fisch. Am Meer ging es ihm im allgemeinen besser. Besser bei Anstrengung. Er war ein leidenschaftlicher Rugbyspieler gewesen. Wenn er eine anfallsfreie Zeit hatte, ging es ihm nach einem schnellen Spaziergang im Freien besser. Extrem schlechtes Gedächtnis, vergaß jüngere Ereignisse und sagte, daß er praktisch alles vergessen hatte, was in den vergangenen 40 Jahren passiert sei. Er konnte sich, sagte er, nicht an den Namen des Patienten erinnern, den ich von dieser Krankheit geheilt und der ihm geraten hatte, sich von mir behandeln zu lassen.

Überlegungen zur Therapie

Es wurde eine sanfte Manipulation der oberen dorsalen und der zervikalen Intervertebralgelenke durchgeführt, und bei den darauffolgenden Konsultationen, falls nötig, wiederholt. Er bemerkte später, daß es ihm nach dieser Behandlung viel besser ging. Die auffallenden Ereignisse seiner Anamnese waren die Gehirnerschütterung und deren sofortige Folgen. Für den sehr frühen Gedächtnisschwund ist **Helleborus** (bei solchen Fällen) eines der wichtigsten Mittel und kann mit anderen individuell indizierten Kopfverletzungsmitteln kombiniert werden.

- **Helleborus** hat die Kopfverletzung und das Vergessen neuerer Ereignisse, kann geliebten Menschen gegenüber gleichgültig sein, Trost verschlimmert, es hat den Schwindel morgens beim sich Erheben vom Sitzen, Pulsieren im Kopf, ein vergrößertes Gefühl im Kopf und Kopfschmerzen, als sei der Kopf in einem Schraubstock.
- **Natrium muriaticum** hat die Kopfverletzung, die Besserung am Meer, das Verlangen nach Fisch, die Besserung bei Anstrengung, den Schwindel beim Aufstehen, die Verschlimmerung bei Bewegung, das Pulsieren im Kopf und drückende Kopfschmerzen, als sei ein festes Band um das Gehirn.
- **Sepia** hat die Kopfverletzung, ist mitfühlend, geliebten Menschen gegenüber gleichgültig, Trost verschlimmert, es hat die Besserung am Meer und bei Anstrengung, den Schwindel morgens beim Aufstehen und die Ver-

schlimmerung bei Bewegung des Kopfes, das Pulsieren im Kopf, das Pulsieren im Ohr und Taubheit.

- **Calcium carbonicum** hat die Kopfverletzung, den schweren Körperbau, hat Mitgefühl und die Verschlimmerung bei Trost, hat den Schwindel morgens beim Aufstehen oder beim Hochkommen von einem Sitz oder bei Bewegung des Kopfes, das Pulsieren im Kopf und im Ohr und Kopfschmerzen, als sei ein festes Band um den Kopf gebunden.

Behandlung

Die erste Verschreibung war **Helleborus niger C1000** in Kombination mit **Natrium muriaticum C1000, 1× täglich für 4 Tage**, worauf dann eine Woche später **Sepia C30** verordnet wurde, **1× täglich für eine Woche**. Dies wurde als eine Folge durchnumerierter Pulver verschrieben. Angesichts der häufigen und langdauernden Attacken schien die Häufigkeit der Gaben angebracht zu sein.

2 Monate später konnte er seinen Termin nicht einhalten, schrieb mir aber, um mir mitzuteilen, daß er im vergangenen Monat nur 10 Anfälle gehabt habe und daß diese viel kürzer gewesen seien. Die Verschreibung wurde wiederholt und er hielt seinen nächsten Termin ein, an dem er mir dann berichtete, daß es ihm noch besser ginge, daß er aber immer noch Anfälle bekäme. Daraufhin bekam er **Helleborus** in Kombination mit **Natrium muriaticum C10.000**, **4 Gaben pro Tag** ohne Sepia, worauf eine weitere Besserung folgte, er aber immer noch Anfälle bekam. Die nächste Verschreibung war **Helleborus** in Kombination mit **Calcium carbonicum C1000, 4 Gaben täglich**. Einen Monat später berichtete er, daß er keine weiteren Attacken mehr gehabt habe. Ich beendete damit die homöopathische Behandlung, sah ihn aber weitere 3 Monate in monatlichen Intervallen, behob seine osteopathischen Läsionen und entließ ihn dann als geheilt. Ich hörte in den folgenden 2 Jahren von keinem weiteren Rezidiv, wonach ich ihn dann aus den Augen verlor.

Fußnote

Alumina kann die Folgen von Kopfverletzungen haben. Nach Dr. Le Hunt Cooper kann Aluminium Gedächtnisverlust und Gingivitis verursachen. Er glaubte auch, daß durch Aluminium die Ménière-Krankheit wahrscheinlich erzeugt, sicher aber verschlimmert werden kann. Dieser Patient hatte bereits alle Kochutensilien aus Aluminium aus seinem Haushalt entfernt und nach einer sorgfältigen Befragung vergewisserte ich mich nochmals, daß dies beachtet wurde.

Manchmal treten spontane Remissionen auf, die es einem schwer machen, den Wert irgendeiner Behandlung abzuschätzen. Ich habe ungefähr ein Dutzend solcher Fälle mit einer Kombination aus Homöopathie, Manipulation und Vermeidung von Aluminium behandelt. Alle wurden geheilt, einige bekamen nach Jahren von Beschwerdefreiheit Rezidive und alle sprachen auf eine weitere Behandlung in dieser Form an.

4.9 Migräne: Fall 1

Eine 64-jährige Frau klagte über rezidivierende *Kopfschmerzen*, die sie seit dem Alter von 35 Jahren hatte, die nach einer mit *Penicillin* behandelten *Meningitis* auftraten. Zwischen den Kopfschmerzen lagen selten mehr als 2 Wochen und feuchtes Wetter oder Haarewaschen konnte diese auslösen. Im Alter von 51 Jahren wurde bei ihr ein *Fibroid* entfernt. Darauf folgte eine beträchtliche Blutung, wonach ihre Kopfschmerzen schlimmer wurden. Die Kopfschmerzen bestanden aus einem wunden, gequetschten Gefühl im Scheitel mit einem Druck nach unten und wurden von einem heftigen Pulsieren begleitet. Reden oder sich Hinlegen verschlimmerte die Schmerzen und diese wanderten dann zu einem kleinen Fleck auf dem linken Parietookzipitalgelenk, bevor sie nachließen. In allen Stadien war eine Berührung des Kopfes sehr schmerzhaft.

Anamnese

Gehirnerschütterung im Alter von 8 Jahren. Die Menstruation begann spät und die Perioden dauerten 7 Tage. Individuelle Aspekte der Menstruation können manchmal bei Überlegungen zur konstitutionellen Therapie nützlich sein.

Untersuchung

Im allgemeinen fit. Leichte Bewegungseinschränkung der Zervikal- und oberen Dorsalwirbel.

Gemüts- und Allgemeinsymptome

Ein auffallendes Gemütssymptom war ihr intensives Mitgefühl für andere – sie machte sich immer Sorgen um andere Menschen außerhalb ihrer Familie.

Überlegungen zur Behandlung

Glonoinum und **Phosphorus** haben beide die Folgen von Gehirnerschütterung. Eine Kopfverletzung, obwohl sie manchmal schwierig zu entdecken ist, gibt es bei Menschen, die an Migräne leiden, fast immer in der Vorgeschichte.
Glonoinum und **Phosphorus** haben auch die Art von Schmerzen im Scheitel und **Phosphorus** hat die Schmerzen in einer kleinen Stelle, wie auch Kopfschmerzen, die bei Berührung schlimmer werden, die verspätete Menarche und die verlängerten Perioden und ist außerdem eines der Hauptmittel für Menschen, die anderen gegenüber äußerst mitfühlend sind.

Behandlung

Nach einer sanften Befreiung der Zervikal- und oberen Dorsalintervertebralgelenke verschrieb ich ihr **Phosphorus C30** zusammen **mit Glonoinum C30, 3 Gaben alle 4 Stunden einen Tag lang**. Darauf war sie einige Wochen lang schmerzfrei, bis es zu einem leichten Rückfall kam. Sie bekam nochmals eine Gabe **Phosphorus** und hatte keine Schmerzen mehr. 9 Monate später erlitt sie eine Kopfverletzung bei einem Autounfall, aber die Migräne trat nicht auf. Ich sah sie einige Wochen später und befreite wieder ihre Wirbelsäule. Nach dem Unfall hatte sie große Angst, wenn sie ein rotes Auto sah, welches sie dann an das Auto erinnerte, das den Unfall verursacht hatte. Wegen dieser Furcht gab ich ihr **1 Gabe Opium C30**, das auch die Meningitis abdeckt. 3 Monate später klagte sie darüber, morgens sehr bedrückt zu sein, was dann tagsüber allmählich nachließ. Wegen dieser Depression wiederholte ich **Phosphorus C30 und Glonoinum C30**. Es wurde keine weitere Behandlung benötigt.

4.10 Migräne: Fall 2

Ein 40-jähriger Mann litt seit Jahren an *Kopfschmerzen*, die bei einem herannahenden *Gewitter* hochkamen, an Angst, die in Verbindung mit geistiger Konzentration auftrat und fluoreszierenden oder flackernden Lichtern vor den Augen beim Autofahren. Seine Kopfschmerzen begannen immer gegen 16.00 Uhr. Sie waren von Nachbildern begleitet. Seine Augen waren 2 Jahre zuvor untersucht worden, jedoch ohne Befund. Weißwein oder Champagner, kein anderes alkoholisches Getränk, lösten Kopfschmerzen aus. Besserung durch sich Hinlegen im Dunkeln und *Veganin* und normalerweise starke Besserung nach dem Schlaf.

Begleitsymptome

Rheumatismus an Schultern und Knien. Ein deutliches Merkmal der Knie war, daß sie für längere Zeit nach dem Sitzen sehr steif und schmerzhaft waren, aber nach fortgesetzter Bewegung besser wurden. Er hatte auch Schmerzen in den Hand- und Fußgelenken, die aber nicht annähernd so heftig waren.

Anamnese

Er war eine Zangengeburt gewesen, ging langsam und war übergewichtig. Rezidivierende Bronchitiden bis zum Alter von 7 Jahren, Entfernung von Tonsillen und Adenoiden, Warzen auf dem Penis und in der Perianalgegend vor 2 Jahren, die kauterisiert wurden. Kein Anzeichen einer Geschlechtskrankheit.

Familienanamnese

Migräne in der Familie, einschließlich der Mutter. Seine Oma mütterlicherseits hatte Krebs.

Untersuchung

Groß und schlank gebaut, glänzendes Gesicht, leichte Bewegungseinschränkung des Halses. Ansonsten unauffällig.

Gemüts- und Allgemeinsymptome

Mitgefühl für andere. Kann geliebten Menschen gegenüber manchmal gleichgültig sein. Ständige Gedanken an unangenehme Dinge ganz ausgeprägt. Empfindlich gegen Musik. Bezüglich des glänzenden Gesichts gibt es 2 kleine Rubriken, nämlich »Gesicht, glänzend« und »Gesicht, wachsartig,« die den Fall sehr oft abdeckende Mittel enthalten. Besserung am Meer im allgemeinen, für das KENTS *Repertorium* nur **Medorrhinum** angibt. Die Mittel für die Verschlimmerung am Meer decken manchmal auch die »Besserung am Meer« ab und ich nehme die ganze Mittelliste der beiden Rubriken für die Beeinflussung durch die Meeresluft. **Natrium muriaticum, Silicea** und **Carcinosinum** können hinzugefügt werden. **Carcinosinum** hat manchmal die Verschlimmerung an der Ostküste und die Besserung an der Südküste, oder umgekehrt. Sehr schlechtes Gedächtnis – er vergißt, was er gerade gelesen hat oder tun wollte. Verlangen nach Kaffee, von dem er ungefähr 15 Tassen pro Tag trinkt. Ißt sehr gerne Fisch, Salz und Obst. Im allgemeinen besser bei körperlicher Anstrengung.

Überlegungen zur Therapie

Natrium muriaticum hat die Kopfverletzung, das ständige Denken an unangenehme Dinge, das Mitgefühl, das glänzende Gesicht, die Besserung am Meer und ein Verlangen nach Kaffee, Salz und Obst, die allgemeine Besserung bei Anstrengung, die Schmerzen im Hinterkopf, die zur Stirn ausstrahlen, was für seine Kopfschmerzen charakteristisch ist.
Helleborus hat die Kopfverletzung, die Gleichgültigkeit gegenüber geliebten Menschen und die Art von Gedächtnisschwäche, die für sein Alter unnormal war. Es ist komplementär zu **Natrium muriaticum**.

Behandlung

Ich riet, das Essen und die Getränke nicht mehr in Aluminiumtöpfen zu erhitzen und befreite die Zervikal- und oberen Dorsalzwischenwirbelgelenke durch eine sanfte Manipulation. Er bekam **Natrium muriaticum in Kombination mit Helleborus C30, 4 Gaben in wöchentlichen Intervallen**. Am Ende des ersten Monats berichtete er, daß er zum ersten Mal beim Herannahen eines Gewitters keine Kopfschmerzen hatte. In Verbindung mit Alkohol hatte er einmal Kopfschmerzen. Die rheumatischen Schmerzen waren von Schultern und Knien verschwunden und es war zu einer Verschlimmerung der Arthritis von Händen und Füßen gekommen. Er bekam dann wegen der Bewegung der rheumatischen Schmerzen von oben nach unten **Sac.lac**.

Einen Monat später hatte er keine Kopfschmerzen mehr und der Rheumatismus war verschwunden. 3 Monate später berichtete er, daß er weiterhin keine Kopfschmerzen mehr gehabt habe und daß das Verlangen nach Kaffee verschwunden sei. Er war im allgemeinen fröhlicher und verweilte nicht mehr wie früher bei unangenehmen Gedanken. 1 Jahr nach Beginn der Therapie berichtete er, daß er weiterhin keine Kopfschmerzen mehr habe, außer ganz gelegentlich in Verbindung mit Alkohol.

4.11 Schizophrenie

Ein 48-jähriger Mann kam mit einer schweren *Depression*, die 2 Jahre zuvor nach dem Tod seiner Frau aufgetreten war, in meine Behandlung. Die Diagnose wurde von einem führenden Psychiater gestellt und er wurde mit Medikamenten und Elektrokrampftherapie behandelt, auf die eine von einem Experten ausgeführte kraniale Osteopathie folgte, die ebenfalls erfolglos war.

Gemüts- und Allgemeinsymptome

Neben seiner schweren Depression hatte er das Gefühl großer Unsicherheit, konnte sich sehr schlecht konzentrieren und war sehr verwirrt. Es war schwierig für ihn, Entscheidungen zu fällen, er war sehr vergeßlich, vergaß oder verstellte Worte beim Sprechen oder Schreiben und vergaß, was er gerade gesagt hatte oder tun wollte. Er erwachte früh und es war schwierig für ihn, wieder einzuschlafen. Abends ging es ihm im allgemeinen schlechter.

Familien- und eigene Anamnese

Hier gab es ansonsten nichts Relevantes. Ich fragte besonders nach, ob er irgendeine schwere Kopfverletzung gehabt habe, aber er sagte, daß er sich an nichts dergleichen erinnere.

Untersuchung

Eine klinische Untersuchung ergab nichts, außer daß er eine leichte Osteoarthritis der terminalen Gelenke des 4. Fingers rechts hatte.

Überlegungen zur Therapie

Eine Repertorisation indizierte die Erwägung von **Silicea, Graphites** und **Helleborus niger**.

Behandlung

Das zuerst gegebene **Silicea** zeigte offensichtlich keine Wirkung. Ich stellte eine weitere Befragung bezüglich einer Kopfverletzung an, aber er erinnerte sich immer noch nicht an etwas dergleichen. Als nächstes wurde **Graphites C100.000** gegeben, was wiederum ohne Wirkung blieb und 2 Monate später sah ich ihn zum 3. Mal und ging nochmals die Anamnese durch. Dieses Mal erinnerte er sich plötzlich daran, daß er vor *20 Jahren* eine schwere *Gehirnerschütterung* gehabt hatte. **Helleborus niger** hat die Vergeßlichkeit für neuere Ereignisse. Es hat normalerweise nicht diese Art von Vergeßlichkeit im fortgeschrittenen Alter, aber sein Alter und die ungewöhnliche Intensität der Vergeßlichkeit wiesen sicher auf die Erwägung von Helleborus hin. Es ist eines der wertvollsten Mittel für die Folgen von Kopfverletzungen, nicht nur die der jüngeren Vergangenheit.

Er bekam **3× täglich 1 Gabe Helleborus C1000**, worauf eine beträchtliche Besserung folgte. Im Laufe der nächsten 18 Monate bekam er gelegentliche Dosen von **Helleborus niger** und innerhalb von 6 Monaten konnte er eine Stellung antreten, die internationale Verhandlungen im Bankenfinanzwesen beinhaltete. Er behielt diese Stellung bei und es kam in weiteren 12 Monaten zu keinem Rückfall, wonach ich dann den Kontakt zu ihm verlor.

4.12 Sterilität

Eine 35-jährige Frau entschied sich, als ihr erstes Kind 4 Jahre alt war, für ein zweites Kind. Eine gynäkologische Untersuchung war unauffällig. Die Temperaturkurve deutete an, daß die Ovulation eingetreten war.

Familienanamnese

Nichts Auffälliges.

Anamnese

Masern mit 9 Monaten. Gehirnerschütterung mit 22 und darauffolgend unterzog sie sich 3 Operationen, um die Nasenscheidewand zu begradigen, eine vor der Geburt ihres Kindes und zwei danach. Litt seit kurzem an Schwindel, schlimmer beim Aufstehen oder Bücken mit einer Neigung, nach links zu fallen.

Untersuchung

Im allgemeinen fit, aber eine leichte Skoliose mit Rotationseinschränkung des Halses.

Überlegungen zur Therapie

An die folgenden homöopathischen Mittel wurde gedacht:

- **Lachesis** hat das Mitgefühl für andere, Schwinden der Gedanken beim Sprechen, die emotionale Unsicherheit, die sie seit der Kindheit hat, allgemeine Verschlimmerung vor der Periode, eine spärliche Periode und den Schwindel mit der Neigung, nach links zu fallen. **Lachesis** hat auch die Sterilität und die Gehirnerschütterung. Ein weiteres Symptom, das stark bei Lachesis vertreten ist, ist die Tendenz der Abneigung gegen [enge] Kleidung, und wenn es nicht unangebracht war, zog die Patientin normalerweise abends ihre Kleidung aus.
- **Helleborus** hat das Mitgefühl für andere, das Schwinden der Gedanken beim Sprechen, die emotionale Unsicherheit, den Schwindel beim Aufstehen und Bücken und eine Neigung, zu fallen. **Helleborus** ist auch eines der Hauptmittel, wenn nicht das wichtigste, für die Folgen einer Gehirnerschütterung.
- **Silicea** ist ebenfalls ein wichtiges Mittel für sowohl die Folgen einer Gehirnerschütterung als auch die Sterilität, es hat die emotionale Unsicherheit und auch das eigentümliche Symptom, daß sie eine sehr kalte Nase, sehr kalte Füße und Hände habe. Dieser Patientin geht es auch viel besser am Meer, was ebenfalls von **Silicea** abgedeckt wird. **Silicea** hat den Schwindel beim Aufstehen und eine Neigung, auf die Seite zu fallen.

Behandlung

Am 3. Juni verschrieb ich ihr **Lachesis** in Kombination mit **Helleborus C6, C9, C12** und **C30** an aufeinanderfolgenden Tagen. Am 22. Juli berichtete sie, daß der Schwindel geheilt sei. Ich verschrieb ihr nun eine Gabe **Silicea C10.000** und sah sie dann am 16. Oktober wieder, nachdem sie aus dem Ausland zurückgekehrt war.

In der Zwischenzeit hatte sie keinen Schwindel mehr gehabt, sich aber einen Harnwegsinfekt zugezogen, für den sie Antibiotika erhielt, die sie offensichtlich in Unordnung gebracht hatten. Ich verschrieb ihr **Nux vomica**

C30, C200 und **C1000** an aufeinanderfolgenden Tagen. Neben seiner Ähnlichkeit der Antidotierung von Arzneimittelfolgen ist **Nux vomica** auch ein Antifertilitätsmittel. Diese Behandlung bekam sie im November und im darauffolgenden Januar berichtete sie, daß sie schwanger sei.

5. Lumbago

▷ Die osteopathische und die homöopathische Behandlung haben unabhängig voneinander viele Fälle von *Lumbago* geheilt, sie können aber auch kombiniert werden. Eines der homöopathischen Mittel, das einen exzellenten Ruf bei der Behandlung des Lumbago hat, ist **Rhus toxicodendron**.

- **Rhus toxicodendron** deckt die Schmerzen, die bei Bewegungsbeginn, einschließlich dem Aufstehen vom Sitzen schlimmer sind und die bei fortgesetzter Bewegung besser werden, wobei es aber später durch exzessive Bewegung zu einem Rückfall kommen kann. Kaltes, feuchtes Wetter oder Baden im Meer können eine Verschlimmerung verursachen, weshalb dies vermieden werden sollte, da es eine Heilung verhindern kann.
- Es sollten lauwarme Bäder genommen werden. Eine **Rhus toxicodendron-Lotion** ist eine zusätzliche Hilfe und eine sanfte manipulative Behandlung eines Experten kann notwendig sein.
- **Rhus toxicodendron C30** kann **3× täglich für 4 Tage** gegeben werden und dann 3 Tage lang morgens und abends, wonach man dann den Fall neu einschätzen sollte.
- **Calcium fluoratum** ist **Rhus toxicodendron** sehr ähnlich und glücklicherweise ein Komplementärmittel. Es kann auf dieselbe Art und Weise gegeben werden und man kann zusätzlich noch eine **Rhus toxicodendron-Lotion** verwenden.

Es kann eine individuelle Therapie nötig werden, die durch die Gemüts- und Allgemeinsymptome, wie auch die Lokalsymptome bestimmt wird, wie der folgende Fall illustriert.

Eine 60-jährige Frau klagte über Schmerzen in der Lumbosakralgegend, einschließlich beider Sakroiliakalgelenke, schlimmer nach dem Hochkommen vom Bücken, beim Aufstehen aus dem Bett und beim Gehen auf Asphalt. Bevor ich sie sah, hatte sie von einem Experten eine osteopathische Behandlung bekommen, die ohne Wirkung geblieben war.

Untersuchung

Ziemlich schwerer Körperbau. Die klinische und die Röntgenuntersuchung waren ohne Befund. Sie hatte trockene Lippen. Ungewöhnlich dicke Fingernägel. Sie hatte Knoten an den Fingergelenken und Hornhaut auf den Zehen.

Gemüts- und Allgemeinsymptome

Menopause. Mitgefühl gegenüber anderen. Weint ziemlich viel. Entscheidungen fallen sehr schwer. Denken an die Beschwerden verschlimmert diese. Narben werden schmerzhaft.

Behandlung

Lage, Empfindung, Modalitäten, einschließlich der Verschlimmerung durch Gehen, Knarren, zusammen mit den Begleitsymptomen, den verdickten Nägeln, der Hornhaut auf den Zehen, den schmerzhaften Narben, den trockenen Lippen und die Gemüts- und Allgemeinsymptome indizierten **Graphites**, das in der **C200, C1000** und **C10.000** an aufeinanderfolgenden Tagen verabreicht wurde. Eine Woche später bekam sie **Graphites C6, das in Intervallen von 5 Tagen 1 Monat lang** wiederholt wurde. Dies führte zu einer vollständigen Heilung für die folgenden 2 Jahre, wonach aber dann eine Fortsetzung der Behandlung nötig wurde.

6. Nasenkatarrh

Eine subakute *Sinusitis* kann auf einen Infekt des oberen Atemwegstrakts folgen.

Bei diesen Fällen sind meiner Erfahrung nach die bei weitem am häufigsten indizierten Mittel:

- **Hydrastis canadensis**
- **Kalium bichromicum**
- **Pulsatilla.**
- Bei der Mehrzahl der Fälle wirken diese in der **200. Potenz**, wobei sie **3× täglich für 4 Tage** und dann abends und morgens für 3 Tage gegeben werden.

Bei einigen Fällen ist es sehr schwierig, eine Wahl zu treffen und ich habe herausgefunden, daß diese 3 Mittel, in **Tiefpotenz** verabreicht, zufriedenstellende Ergebnisse erzielen.

Die Verschreibung lautet:

Kalium bichromicum D6, Pulsatilla C3, Hydrastis canadensis D3 in einem 15 ml Fläschchen, **5 Tropfen 3× täglich in Wasser.** Alternativ können jeweils **2 Tabletten,** ähnlich hergestellt, **3× täglich vor den Mahlzeiten** für 3 Wochen gegeben werden. Sollte der Katarrh sehr heftig sein, wird sich die Verabreichung von 3 Gaben **Mucobacter C30** oder **C200, 1 Tag lang alle 6 Stunden,** vor dem Beginn des Kombinationsmittels als wirksam erweisen. Es ist auch ratsam, die Aufnahme von Milch und Käse zu reduzieren oder völlig aus dem Speiseplan zu streichen, was in manchen Fällen absolut essentiell sein kann.

Dieselbe Therapie kann bei einem *chronischem Nasenkatarrh* effektiv sein, aber es sind normalerweise individuell gewählte Mittel notwendig, und diese können mit dem **Mucobacter** kombiniert werden. Sollte eine Septumdeviation bestehen, wird es zu Rezidiven kommen, bis diese korrigiert ist.

▷ Eine zusätzliche Maßnahme, um die Lymphdrainage zu stimulieren, ist eine **Gesichtsmassage.** Die Indikation dafür ist ein teigiges Gefühl unter dem Oberkiefer auf beiden Seiten der Nase.

Die Prozedur ist die folgende:

Man lege die Finger sehr dicht neben beide Seiten der Nase, drücke sanft und ziehe die Finger, indem man sie in Richtung des Kieferwinkels anhebt und wieder senkt. Darauf kann eine sanfte Massage des Gewebes folgen, das zwischen den posterioren und lateralen Fortsätzen der Zervikalwirbel liegt. Dies sollte der Patient, sagen wir mal, 2× oder 3× täglich, wenige

Minuten lang durchführen. Es ist wichtig, daß man dabei beachtet, daß die Gesichtsmassage geradewegs mit den Fingern direkt an der Nasenseite begonnen wird, ansonsten kann sie ineffektiv sein. Diese kann natürlich auch von einer anderen Person als dem Patienten selbst durchgeführt werden.

Diese Behandlung wurde von einer Masseurin entdeckt, die sie bei der Behandlung eines Gesichtsödems durchführte und dabei beobachtete, daß sie damit auch den Nasenkatarrh des Patienten heilte.

7. Narbengewebe

Ein 8-jähriges Mädchen wurde im Royal London Homoeopathic Hospital aufgenommen. Dieses Kind wurde von einem anderen Krankenhaus auf Ersuchen der Eltern zu uns verlegt, da es eine ziemlich ausgedehnte *Verbrennung des Brustkorbs* hatte, die nicht heilen wollte. Die Verbrennung war von Granulationsgewebe bedeckt und jeglicher Versuch, einen Verband anzulegen, wurde unterlassen, da die Patientin schon bei Annäherung erschrak.

- Nach ein paar Gaben **Graphites C200** verlor das Kind seine Angst und machte eine schnelle Genesung durch.

Man könnte somit sagen, daß diese Behandlung vor dem Beginn der natürlichen Heilung gegeben wurde.

▷ Unabhängig davon, ob dies der Fall war oder nicht, gibt es genügend Beweise für den Wert von **Graphites** bei der *Auflösung von Granulationsgewebe* und anderer *Narben.*

HAHNEMANNS Theorie der chronischen Krankheiten war schon lange der Gegenstand von Kontroversen. Wenn *Masern* ungewöhnlich schwer verliefen oder ein chronisches Kränkeln darauf folgte, betrachtete HAHNEMANN dies als das Aufflackern einer **latenten Psora**, verursacht durch den Stimulus der Masern. Andererseits glaubte HERING, daß die Psora nicht nur eine singuläre Infektion sei, sondern alle epidemischen Fieber und akuten ansteckenden Krankheiten einschließe. Frau TYLER stimmte mit HERING überein und ich wurde von ihren Behandlungserfolgen mit Nosoden bei akuten Krankheiten sehr beeindruckt.

▷ Bei der Behandlung einer *chronischen Krankheit* macht die *Vorgeschichte* einer ungewöhnlich schweren Infektion, die von einer chronischen Krankheit gefolgt wird, die Erwägung der entsprechenden **Nosode** notwendig, wie z. B. **Diphtherinum, Scarlatinum, Morbillinum, Streptococcinum**, etc.

▷ Meiner Erfahrung nach können diese ungeprüften Nosoden entweder äußerst effektiv sein oder überhaupt keine Wirkung zeigen. Aus diesem Grund ist es bei der Mehrzahl der Fälle ratsam, die Behandlung mit *geprüften Mitteln zu beginnen*, einschließlich geprüfter Nosoden, wie **Carcinosinum C200**.

Professor PASCHERO behauptete, daß **Carcinosinum** die Zahl der *Wulstnarben* reduziere, die durch die plastische Chirurgie verursacht würden.

Eine 22-jährige Frau nahm seit ihrem 16. Lebensjahr die Pille als Therapie ihrer *Dysmenorrhoe*. Sie setzte die Pille ab, als sie mit 20 Jahren heiratete, konnte aber nicht schwanger werden. Wegen der Vorgeschichte eines erheblich dominanten Vaters bekam sie

- **Folliculinum**, das ein synthetisches Östrogen ist,
- und 1 Woche später **Carcinosinum C200**.

3 Monate später war sie schwanger und kurz nach der Geburt ihres ersten

Kindes war sie wieder schwanger. Es ist möglich, daß **Carcinosinum** die *Narbenbildung im Eileiter* behandelte, aber es wären natürlich weitere Beweise dafür notwendig.

Rubriken über *Narbenbildungen* kann man überall in KENTS *Repertorium* unter verschiedenen Überschriften finden, einschließlich, z. B., in *Allgemeines* unter der Überschrift »Kontraktionen,« »Strikturen,« »Stenosen nach Entzündung« mit 46 Mitteln, wohingegen man in BARTHELS *Repertorium* 55 Mittel findet. Ein Beispiel dafür, wie erfolgreich eine Behandlung von Narbengewebe sein kann, wenn man Gemüts-, Allgemein- und auffallende Symptome berücksichtigt, wurde von Dr. STORA in einer Diskussion zu meiner ersten Schrift »Homoeopathy and Scar Tissue« dargelegt.

Ein 45-jähriger Mann litt an der *Peyronie-Krankheit.* Er hatte unvollständige Erektionen, die einen Koitus unmöglich machten, und fibröse Knoten entlang der Urethra. Der Patient war ein nervöser, gehetzter, ungeduldiger Mensch, der manchmal, wenn er emotional in Unordnung war, eine Diarrhoe bekam. Er hatte Verlangen nach Zucker und wurde durch Wärme in Unordnung gebracht. Die Rubriken »Urethra, Verhärtung« und »Urethra, knotig« enthalten beide **Argentum nitricum**, das offensichtlich die Gemüts- und die Allgemeinsymptome abdeckt.

- Auf eine Einzelgabe **Argentum nitricum C1000** folgte eine vollständige Heilung.

Über mehrere Jahre bestand kein Bedarf, das Mittel zu wiederholen. Dieser Fall illustriert die Vorgehensweise, um augenscheinliche Narben zu behandeln, was auch für Narben der Haut gilt. (Man schaue in die Rubriken und Unterrubriken von »Narben der Haut«, was einen Teil des klinischen Bildes liefern kann, auf dem eine konstitutionelle Verschreibung bei anderen Erkrankungen basiert.)

Es gibt auch *nicht sichtbare Narben* und es ist beachtenswert, daß die Mittel, die von HAHNEMANN als die wichtigsten für die Behandlung chronischer Krankheiten erachtet werden, wie

- **Acidum nitricum**
- **Mercurius**
- **Sulfur**
- **Thuja**

in der Lage sind, *Narbengewebe zu behandeln.*

Ungeprüfte Nosoden wurden hauptsächlich aufgrund der Beurteilung des Schweregrades der alten akuten Infektion verschrieben, was eine unzureichende Einschätzung sein kann.

Ein Fall eines *Ulkus duodeni* wurde von einer anderen Poliklinik zu unserer überwiesen. Dieser Mann hatte gut auf gelegentliche Gaben **Graphites C200** angesprochen, das wegen der Gemüts- und Allgemeinsymptome, der lokalen Besserung durch warme Getränke und beim sich Hinlegen verschrieben wurde. Ich setzte diese Behandlung mehrere Monate lang fort, bis er dann nicht mehr auf dieses Mittel ansprach. Ich hatte das Gefühl, daß es unklug sei, ihm eine höhere Potenz zu geben.

Bei einem ähnlichen Fall war **Graphites C100.000** verschrieben worden, worauf kurze Zeit später eine Perforation erfolgte. Eine Röntgenuntersuchung des Patienten zeigte die *Verengung des Pylorus* und der Röntgenologe äußerte, daß dies wahrscheinlich eine Stenose werden würde. Aufgrund einer sehr schweren Diphtherie in der Anamnese, die einzige Kinderkrankheit, an die er sich erinnern konnte, verschrieb ich ihm

- **Diphtherinum C200, 1 Tag lang 3 Gaben alle 6 Stunden**.

Darauf folgte eine große klinische Besserung und eine nochmalige Röntgenuntersuchung war negativ. In den darauffolgenden 3 Jahren kam es zu keinem weiteren Rezidiv.

▷ Ein ungewöhnlich schwerer Verlauf einer akuten Infektion kann möglicherweise den Grad der Folgen festlegen, einschließlich einer Narbenbildung, was eine mögliche Erwägung der entsprechenden **Nosode** nach sich zieht.

- **Drosera rotundifolia** ist meiner Erfahrung nach das ähnlichste Spezifikum für *Keuchhusten.*

Während einer Epidemie gab ich zuerst

- **Drosera C30 3× täglich für 4 Tage**, dann 3 Tage lang morgens und abends

und suchte diese Patienten in der Shepherd's Bush Children's Homoeopathic Clinic in wöchentlichen Abständen auf. Die Mehrzahl dieser Patienten wurde innerhalb weniger Wochen geheilt.

Die bei weitem am häufigsten indizierten alternativen Mittel waren

- **Coccus cacti**, dessen auffallendstes Symptom ein paroxysmaler Husten ist, der mit einem fadenziehenden, klaren oder weißen Schleim endet, welcher in langen Fäden aus dem Mund hängt,
- und **Kalium carbonicum,** das Ödeme der oberen Augenlider und manchmal der Wangen hat, zusammen mit der typischen Verschlimmerung gegen 3.00 Uhr morgens.

Manchmal werden andere Mittel auf der Basis der Familienanamnese und anderer Symptome benötigt, einschließlich **Carcinosinum**.

▷ Bei einem *schweren Keuchhusten in der Vorgeschichte* ist **Drosera,** meinem Eindruck nach, **Pertussinum** überlegen.

Frau TYLER sagte, daß die 3 Mittel, mit denen man *Narben* am erfolgreichsten behandelt,

- **Drosera**
- **Graphites**
- **Silicea**

seien, und wenn es *tuberkulöse Narben* betreffe, **Drosera** das größte sei.

Sie sagte auch, daß sie einige Fälle mit tuberkulösen Zervikaldrüsen behandelt habe, von denen einige schon lange in Behandlung waren und ziemlich viele häßliche Narben hatten, die gut auf **Drosera** angesprochen haben.

Was man ausnahmslos bemerkt, ist, daß die Fälle, die auf dieses Mittel ansprechen, sehr schnell mit einer erstaunlichen Besserung des allgemeinen Gesundheitszustandes reagieren.

> Bei **Droserafällen** bemerkt man nicht nur eine Verkleinerung der Drüsen, sondern auch, daß die alten Narben verschwinden, frei werden und an die Oberfläche kommen, daß die Verfärbung verschwindet, und daß es, wenn eine Drüse unter Drosera einschmilzt, in einer sehr verhaltenen Art und Weise zu der Bildung einer kleinen Öffnung mit sehr geringer Eiterung kommt. Es hinterläßt praktisch keine Spuren dessen, was stattgefunden hat.

Ich genoß das Privileg, als Dr. TYLERS Assistent arbeiten zu können und kann deshalb ihre bemerkenswerten Ergebnisse bei der tuberkulösen zervikalen Adenitis bestätigen, wie auch bei Tuberkulose der Mesenterialdrüsen und Knochentuberkulose mit eiternden Sinussen. Ich erinnere mich insbesondere an einen Fall – an ein Kind, das an einer *Tuberkulose* der Zervikalwirbel litt – das mit **Drosera** geheilt wurde. Solche Fälle sieht man nun viel seltener, zumindest in der zivilisierten Welt, und außerdem wurde die Lungentuberkulose zunehmend durch Krebs ersetzt. Dr. TYLERS Kapitel über Drosera in ihren *Homoeopathic Drug Pictures* lohnt sich sehr zu lesen.

- **Drosera** hat einen Ruf als Heilmittel bei *Paranoia*.

Es ist interessant, daß die 2 Mittel, die in KENTS *Repertorium* in der Rubrik »Wahnidee, angefeindet, er ist gehindert und gequält« in fetter Schrift erscheinen, **China** und **Drosera** sind, welche beide Narbenmittel sind.

Thiosinaminum, ein Derivat aus Senfsamenöl, wurde in der Medizin als *Mittel für Narbengewebe* eingeführt, wobei es dann in materiellen Dosen per os oder als Injektionen verabreicht wurde. Es wurden zufriedenstellende Ergebnisse erzielt, aber die *Nebenwirkungen* führten zu einem Versuch des **Thiosinaminums in potenzierter Form**. Hinweise findet man in CLARKES *Dictionary*, CLARKES *Prescriber*, bei BOERICKE und in ANSHUTZ *New, Old and Forgotten Remedies*.

- Wenn es keine deutlichen individuellen Indikationen gab, habe ich **Thiosinaminum** allein oder in Kombination mit entsprechenden Mitteln in der **30.** oder der **200. Potenz** verschrieben.

Über viele Jahre habe ich mehr als 200 solcher Verschreibungen getätigt und bin zu dem Schluß gekommen, daß dies ein Mittel ist, bei dem sich weitere Studien lohnen würden.

▷ Bei einer *Blockierung des Tränennasengangs*, wenn *Narbengewebe* vermutet wurde wie auch bei Fällen, bei denen eine Operation erfolglos geblieben war, gab Dr. DOUGLAS CALCOTT **Thiosinaminum D3 3x täglich für 2 Wochen** und wiederholte diese Mittelfolge nach einer Pause von jeweils 2 Wochen.

Er sagte seinen Patienten, sie sollten in den ersten 3 Monaten vor Beendigung dieser Mittelfolgen keine Resultate erwarten.

▷ Mit meiner sehr geringen Erfahrung fand ich **Natrium muriaticum** oder **Silicea** am häufigsten bei der Behandlung dieser Krankheit indiziert, die dann auch erfolgreich waren, und zwar in der **200. Potenz**, die täglich aufpotenziert wurde. Diese beiden sind ebenfalls *Narbenmittel.*

Wie man vielleicht erwarten kann, betrafen die Fälle mit einem *Karpaltunnelsyndrom*, die ich gesehen habe, meistens ältere Frauen, von denen einige diese Erkrankung nach einem gebrochenen Handgelenk entwickelten. Konstitutionell waren sie fast alle **Pulsatilla** oder **Graphites**, das **Pulsatilla der Menopause**. Es kann Koinzidenz sein oder auch nicht, ich habe herausgefunden, daß diese Patientinnen ungewöhnlich empfindlich auf *Aluminium* waren und empfahl ihnen deshalb ein Vermeiden des Aluminiumkochgeschirrs. Es kam vor, daß ich Graphites in Hochpotenz gab, gefolgt von Tiefpotenzen wegen der Möglichkeit lokaler Effekte.

- Ich nahm in der Regel **Graphites C100.000** gefolgt von einer täglichen Gabe **Graphites C6** für 1 Monat.

Dies half normalerweise einigermaßen, aber

- eine Kombination von **Thiosinaminum C6** mit **Graphites C6** war wirkungsvoller.

Eine 76-jährige Frau litt an einem *Karpaltunnelsyndrom* mit *Schmerzen im Hals* und der *oberen Dorsalregion.* Alle Schmerzen waren morgens schlimmer und wurden bei fortgesetzter Bewegung leicht besser, aber später am Abend wurden sie wieder schlimmer. Es wurde ihr

- **Graphites C100.000** verschrieben, gefolgt von einer abendlichen Gabe **Graphites C6** in Kombination mit **Thiosinaminum C6**.
- Außerdem sollte sie eine **Rhus toxicodendron-Lotion** auf die betroffenen Stellen auftragen.

Dies half sehr – sie sagte, daß es ihr zu 90% besser ginge, trug aber weiterhin die Rhus toxicodendron-Lotion auf. Sie konnte auf die Schiene verzichten und mußte nur noch gelegentlich zu Analgetika greifen. Die Verschreibung mußte im darauffolgenden Jahr 4× wiederholt werden, aber die Situation besserte sich nicht weiter.

Ein Merkmal ihrer Anamnese war, daß sie über mehrere Jahre *rezidivierende Peritonsillarabszesse* gehabt hatte. Dieses und andere Symptome, einschließlich seiner Wirkung auf Narbengewebe und der Tatsache, daß es ein Komplementärmittel zu **Rhus toxicodendron** ist, ließen an **Phytolacca** denken. Ich verschrieb ihr

- **Graphites, Thiosinaminum** und **Phytolacca C30**, das sie zuerst 1 Tag lang morgens, mittags und abends einnehmen und dann alle 3 Wochen wiederholen sollte.

Dies führte zu einer weiteren Besserung dergestalt, daß sie kaum noch Analgetika benötigte, außer wenn sie lange fahren oder im Garten hart arbeiten mußte. Bei der Untersuchung waren die Hände frei beweglich und schmerzfrei. Aber 1 Jahr später klagte sie über ein leichtes Wiederauftreten der alten Symptome.

- Ich verschrieb ihr dann **Morgan pure**, das komplementär zu **Graphites** und **Alumina** ist.

Dies führte zu einer weiteren Besserung, mußte aber 6 Monate später wiederholt werden, wonach sie dann keine Therapie mehr benötigte.

▷ Über die Jahre habe ich ungefähr 10 solcher Fälle behandelt und habe ihnen allen **Graphites** und bei Bedarf andere *Postmenopausenmittel*, wie **Lachesis** oder **Sepia**, gegeben, wie auch die Mittel für eine *Amenorrhoe*, so wie **Causticum**.

Ich behandelte eine Patientin, die 2 Operationen über sich ergehen ließ und beträchtliche Schmerzen hatte, wobei ich ihr durch eine ähnliche Behandlung große Linderung verschaffen konnte.

Eine 82-jährige Frau hatte beträchtliche Schmerzen wegen eines *Karpaltunnelsyndroms* und ich holte die Meinung eines Chirurgen ein. Es wurde eine Operation empfohlen, aber

- vor der Operation verschrieb ich **Graphites C30** in Kombination mit **Thiosinaminum C30**, 3× täglich für 4 Tage und dann morgens und abends abermals für 4 Tage.

Die Schmerzen ließen dramatisch schnell nach und die Operation wurde abgesetzt. Später wurde eine weitere Mittelfolge benötigt und in den auf die zweite Mittelfolge folgenden 2 Jahren kam es zu keinem Rezidiv mehr.

Ein 46-jähriger Mann klagte über eine *Tendosynovitis* der Flexorsehnen des rechten *Handgelenks*, die das untere Drittel des Vorderarms involvierte, die er nach einer Verletzung entwickelt hatte. Kortison blieb ohne Erfolg und er bekam eine Gipsschiene, die wiederum erfolglos war. Es wurde dann zu einer chirurgischen Behandlung geraten, die aber abgelehnt wurde, worauf er in meine Behandlung kam.

Ich bemerkte, daß die Schmerzen bei Beginn der Bewegung morgens schlimmer wurden, sich tagsüber leicht besserten, und dann abends wieder schlimmer wurden.

- Ich verschrieb ihm **Rhus toxicodendron C30** in Kombination mit **Thiosinaminum C30**, 3× täglich für 7 Tage und 2× täglich für weitere 7 Tage,

was aber keine Wirkung zeigte. Bei einer weiteren Befragung erinnerte er sich daran, daß die Schmerzen bei Wetterwechsel schlimmer wurden.

- Ich gab ihm ein **Verletzungsmittel in der C30**, auf dieselbe Art und Weise wie zuvor, in Kombination mit **Thiosinaminum C30** und **Rhododendron C30**, was erfolgreich war.

Er brauchte 1 Jahr lang keine weitere Behandlung, bis er ein leichtes Rezidiv erlitt und sich dann dieselbe Verschreibung als zufriedenstellend erwies. In den folgenden 5 Jahren hatte er keinen Rückfall mehr.

▷ Eines der erfolgreichsten Anwendungsgebiete für **Thiosinaminum** ist meiner Erfahrung nach die Behandlung *postoperativer Adhäsionen*, und zwar allein oder in Kombination mit einem individuell indizierten Mittel.

Ein Beispiel der zuletzt genannten Methode war eine 45-jährige Frau, die 6 Jahre nach einer *Hysterektomie* an etwas litt, was als *postoperative Adhäsionen* diagnostiziert worden war. Die Symptome schienen klar nach **Colocynthis** zu verlangen. Ich gab ihr jedoch

- **Thiosinaminum C20**, das dann 4 Tage lang aufpotenziert und verabreicht wurde und eine Woche darauf **Colocynthis C3**, 2x täglich für 1 Woche und dann 1 Woche lang morgens und abends.

Darauf folgte eine vollständige Heilung für 2 Jahre, bis es zu einem leichten Rückfall kam, der auf eine ähnliche Arzneimittelfolge ansprach. In den nächsten 4 Jahren kam es zu keinem Rezidiv mehr.

▷ Ich sollte hinzufügen, daß Fälle, die **nur** mit **Thiosinaminum** behandelt wurden, einen ähnlichen Verlauf hatten, und man bei ihnen das Mittel manchmal *in großen Intervallen wiederholen mußte.*

Eine 74-jährige Frau klagte über *Verstopfung* mit plötzlichem schmerzhaftem Tenesmus und unvollständiger Entleerung. Dies begann vor einigen Jahren nach einer Operation wegen einer Rektalfissur.

▷ Die Gemüts-, Allgemein- und Lokalsymptome, die ihre Penicillinallergie und ihre Vorliebe, mit dem Auto zu fahren, beinhalteten, wurden stark, wenn auch nur teilweise, von **Acidum nitricum** abgedeckt.

Es gab auch starke Indikationen für **Graphites** und eine Kombination dieser beiden Mittel, die beide erfolgreich *Narbengewebe* behandeln können, würde sich möglicherweise als effektiv erweisen. Jedoch angesichts der beträchtlichen Schmerzen und ihrem Verlangen, ihr Leben so zu arrangieren, um mit dem plötzlichen Tenesmus fertig zu werden, verordnete ich ihr die folgende Verschreibung:

- **Acidum nitricum C6, Graphites C6** und **Thiosinaminum C6** in Kombination 3× täglich an 5 Tagen vor den Mahlzeiten, dann abends und morgens 5 Tage lang und dann nur abends für 5 Tage.

Dies war sehr erfolgreich, mußte aber in den folgenden 10 Jahren in immer größeren Abständen wiederholt werden.

Eine 40-jährige Frau hatte sich wegen *Bauchschmerzen* einer Laparatomie unterzogen. Der Appendix war normal, eine Sektion des Kolons, die wegen des Verdachts von Bösartigkeit entnommen wurde, war negativ und es wurde eine End-zu-End-Anastomose durchgeführt. Die Schmerzen hielten jedoch weitere 3 Jahre an, bis sie

- **Thiosinaminum C30**, 1 Gabe täglich für 1 Woche, verschrieben bekam.

Nach 5 Tagen mußte **Thiosinaminum** wegen heftiger Schmerzen und Schwäche der rechten Schulter, die schon mehrere Male verrenkt war, abgesetzt werden. Die Schulterbeschwerden verschwanden langsam und die Bauchschmerzen wurden vollständig geheilt.

▷ **Iris tenax C30** hat schon lange den Ruf, bei einer *Appendizitis* wirksam zu sein, obwohl sich dieses Mittel nur dann rechtfertigen läßt, wenn eine Untersuchung oder Operation nicht verfügbar ist, und unter solchen Umständen habe ich es gelegentlich eingesetzt. Dr. JACQUES IMBERECHTS fand es jedoch bei der Behandlung von *Narbengewebe* in der *rechten Fossa iliaca* als effektiv, und dies kann ich bestätigen.

Eine 41-jährige Frau klagte über eine seit 10 Jahren bestehende *Mastitis.* In den Brüsten bestand ein beträchtliches Unbehagen und ein Gefühl von Völle, das durch Knarren schlimmer wurde.

- Auf einer konstitutionellen Basis war **Sepia C30** indiziert und es wurden 4 Gaben alle 12 Stunden verordnet.

Ungefähr 1 Woche später entwickelte sich eine schmerzempfindliche Schwellung in der rechten Achsel, die zu einem großen und schmerzhaften *Karbunkel* wurde.

- Vor und nach Eiterung wurde eine **Calendulalotion** auf den Karbunkel aufgetragen.

Er heilte ziemlich schnell ab und hinterließ ein 2 Inches großes vernarbtes Gebiet, zusammen mit Schmerzen durch Adhäsionen. Daraufhin wurde ihr

- **Thiosinaminum C30**, 3× täglich für 3 Tage und dann 2× täglich für 3 Tage, verordnet,

was zu Schmerzfreiheit führte. Im Alter von 20 Jahren hatte sich diese Patientin einer Appendektomie unterzogen und, was ich nicht wußte, an heftigen scharfen Schmerzen in der rechten Fossa iliaca gelitten, wenn sie sich schnell vom Bett oder aus irgendeiner zurückgelehnten Position erhob. Neben der Behebung der Schmerzen in den Brüsten verschwanden auch diese Schmerzen und sie traten auch in den darauffolgenden 20 Jahren nicht wieder auf.

Vitamin E

Die Gebrüder SHUTE aus Ontario, Kanada, erbrachten den Beweis, daß

- **α-Tocopherol**, lokal appliziert, *Verbrennungsschmerzen* reduzieren und, oral verabreicht, die *Narbenbildung* herabsetzen kann.

▷ Mit dem Gedanken an die überragende Wirkung des **potenzierten Thiosinaminum** entschloß ich mich, **potenziertes α-Tocopherol** als Einzelmittel, in Kombination mit einem individuell indizierten Mittel oder mit Thiosinaminum auszuprobieren.

Ein Beispiel für letzteres folgt nun.

Ein 10-jähriges Mädchen verletzte sich beim Sturz von einem Pferd ihre *Nase.* Bei der Untersuchung sah man eine ungefähr 2 mm breite Narbe an der Nasenspitze, die dann schmaler wurde, da sie sich ungefähr 30 mm nach oben ausdehnte. Sie wurde einige Wochen später von einem plastischen Chirurgen untersucht, der folgendes berichtete: »Die Untersuchung der Nase ergibt eine Verbreiterung des Nasenrückens und es besteht im Profil eine deutliche Einsenkung unter dem Nasenbein.« Er fügte hinzu, daß man zur Zeit nichts tun könne, wollte aber das Kind 6 Wochen später nochmals sehen. Ich verordnete

- **Thiosinaminum C200** in Kombination mit **α-Tocopherol C200**, was in wöchentlichen Abständen gegeben werden sollte.

Das Mädchen ging nicht wieder zu dem plastischen Chirurgen, und ich gab ihr

- in den folgenden 4 Jahren eine jährliche Mittelfolge von **Thiosinaminum** mit **α-Tocopherol C30**, 5 Gaben in Abständen einer Woche.

V.
Kurzgefaßte Therapie-Tips und Praxishilfen

1. Arzneimittel von A–Z

Acidum sulfuricum C200

Wenn *blaue Flecken* ungewöhnlich lange Zeit bestehen, ist **Acidum sulfuricum**, unabhängig von der Gabe von **Arnica**, fast immer das Mittel.

Aethusa cynapium C200

ist wertvoll für *Studenten*, die *während einer Prüfung* »nicht mehr denken« können.

▶ Eine Gabe morgens und dann, falls nötig, vor jedem Teil der Prüfung.

Agaricus muscarius C200
Pulsatilla C200

sind die zwei am häufigsten indizierten Mittel bei *Frostbeulen*, die ungefähr $^{2}/_{3}$ der Fälle abdecken.

- **Agaricus** ist schlimmer bei Kälte und hat Symptome, die einer Erfrierung ähneln.
- **Pulsatilla** ist schlimmer abends und bei Hitze.

Alumina C6, C12, C30, C200, C1000

Beim Repertorisieren irgendeines chronischen Falles sollte man sorgfältig auf Aluminasymptome achten. Alumina ist selten das Konstitutionsmittel: Wenn aber einige charakteristische Symptome vorhanden sind oder wenn der Patient an einer allergischen Erkrankung leidet, einschließlich Ekzemen und Migräne, oder an irgendeiner Erkrankung des Verdauungstraktes, ist es ratsam für ihn, in Aluminiumtöpfen zubereitetes Essen oder in einem Aluminiumkessel erhitztes Wasser zu meiden. Es ist essentiell, darauf zu achten, daß dies strikt beachtet wird. Stanniol enthält ebenfalls Aluminium und elektrische Heizkörper mit einem Aluminiumreflektor können bei sensitiven Patienten ebenfalls Symptome hervorrufen. Alles in allem ist es besser, das Kaffeepulver nur zu überbrühen. Viele bearbeitete Nahrungsmittel wurden in Aluminiumutensilien zubereitet. Man kann davon ausgehen, daß es heutzutage unmöglich ist, Aluminium völlig zu meiden. Aber der Mehrzahl der sensitiven Patienten geht es besser, wenn sie Aluminium so weit wie möglich meiden und eine Gabe Alumina zu sich nehmen, wenn Aluminasymptome auftauchen.

▶ Die Verordnung des Konstitutionsmittels, gefolgt 10 bis 14 Tage später von **Alumina**, wirkt normalerweise sehr gut.

Anthracinum C30, C200

Bei *Furunkeln* oder *Karbunkeln* mit starker Verhärtung ist Anthracinum, auch ohne andere Indikationen, praktisch eine sichere Hilfe.

Antimonium tartaricum C30, C200
Antimonium crudum C30, C200

sind fast spezifische Mittel für *Impetigo.*

Argentum nitricum C200

kann bei »*Examensangst*« eingesetzt werden. Es ist diesbezüglich ein gut geprüftes Mittel.

- Es kann mit **Aethusa cynapium** kombiniert werden.

Arnica montana C30, C200

Man weiß sehr wohl, daß dies das Hauptmittel für den *chirurgischen Schock* ist.

▷ Die Tafel im folgenden Kapitel ist ein nützlicher Leitfaden für die prä- und postoperative homöopathische Behandlung, die man, falls nötig, mit Analgetika kombinieren und oder individuell passend verändern kann.

Aurum metallicum C200, C10.000

ist ein »pathologisches« Mittel für einen Hodenhochstand, vorausgesetzt, der Hoden ist nicht ektopisch.

Bacillinum
andere Tuberculine

sind in ihrer Symptomatologie **Sulfur** sehr verwandt.

Baryta carbonicum
Baryta muriaticum

sind Mittel, die man bei sehr alten Patienten und bei einer bestehenden *Arteriosklerose* sorgfältig erwägen muß, aber das eine oder das andere der beiden Mittel hilft fast sicher, wenn der *Patient viel älter aussieht als er tatsächlich ist.*

Calendula officinalis

ist wohlbekannt für seine wohltuende Wirkung in **Salbenform**.

- Es hat sogar noch eine bemerkenswertere heilende Wirkung, wenn es bei *großen Wunden* oder Wunden, die nur *langsam heilen*, innerlich in der **C30** oder **C200** verabreicht wird.

Carbo vegetabilis D3, C6 C30, C200

ist ein nützliches Mittel bei der *Flatulenz*, die in der Kindheit oder postoperativ auftritt. Die Indikation ist eine Besserung durch Aufstoßen.
Einige Mittel haben dieses Symptom, aber es lohnt sich, **Carbo vegetabilis** auszuprobieren, wenn das Symptom deutlich und das einzige ist. Die anderen beiden Mittel, die bei diesem Zustand oft benötigt werden, sind

- **Lycopodium**, das viele Blähungen hat, und
- **Raphanus**, wenn »inkarzerierte Blähungen« bestehen, der Patient wird durch die Winde gequält, kann sie aber nicht nach oben oder unten abgeben.
- Es können manchmal andere Mittel, so wie **Pulsatilla** und **China**, etc. benötigt werden.

Bezüglich der Flatulenz in der Kindheit ist es offensichtlich notwendig, darauf zu achten, Fehler in der Ernährung zu beheben – bei der Mehrzahl von Fällen werden diese Mittel, wenn dies behoben ist, nicht mehr benötigt.

- **Aethusa cynapium** ist sehr selten indiziert, wenn das Kind wieder richtig ernährt wird.

Caulophyllum C6, C30

1 Gabe täglich für 3 Wochen vor der Geburt des Kindes verabreicht, hat den Ruf, die *Entbindung schnell und leicht* zu machen.

Causticum C200

ist das Hauptmittel bei *Stimmverlust*, aus was für einem Grund auch immer. Wenn positive Indikationen für ein anderes Mittel fehlen, ist es einen Versuch wert.

- **Causticum** ist das Routinemittel bei Harnretention nach einer Operation.
- **Rhus toxicodendron** kann notwendig werden, wenn die *Blasenmuskulatur* durch Überdehnung »überanstrengt« ist.
- Nach einer *Sympathektomie* ist **Hypericum C200** wahrscheinlich effektiv.
- Wenn Kinder *nach einer Verbrennung* einen *Wachstumsstillstand* erleben, kann **Causticum** ein unschätzbares Mittel sein.

Chamomilla C6

$^1/_2$ Unze Tabletten, ist eine nützliche Verschreibung für *zahnende Kinder*.

- Wenn das Kind *übellaunig* und *reizbar* ist, nach etwas verlangt und es dann wegwirft und nur Ruhe gibt, wenn es umhergetragen wird, kann man 1 Tablette jede Stunde bis zu 6 Gaben pro Tag geben. Es wird nur dann wirken, wenn es durch den Gemütszustand indiziert ist.

Chelidonium D1, D3, C6, C30

ist fast ein spezifisches Mittel bei *Schmerzen unter dem rechten Schulterblatt.*

Chininum arsenicosum C30

ist fast ein spezifisches Mittel für Kinder, die durch den Genuß von Eiern eine Diarrhoe bekommen.

Chloroform C30, C200, C1000

Wenn es in der Anamnese eine heftige Reaktion auf eine *Chloroformanästhesie* gibt, z. B. exzessives *Erbrechen*, und wenn eine *Leber- oder Gallenblasenerkrankung* vorliegt, kann dies ein unschätzbares Mittel sein.

▷ Bei Kindern, die unter einer *Chloroformnarkose geboren wurden* und etwas leberleidend sind, kann es ebenfalls sehr hilfreich sein.

▷ Man sollte es bei einem *Kaiserschnitt* erwägen.

Bei der Aufnahme einer Anamnese ist es lohnenswert, nach übermäßigen Folgen einer Narkose zu fragen. Obwohl es momentan schwierig oder sogar unmöglich ist, die Antidots für die moderne Narkose zu bestimmen, bei der verschiedene Medikamente verwendet werden, können ältere Patienten eine scharf umrissene Vorgeschichte einer heftigen Reaktion auf Chloroform, Äther oder Lachgas wiedergeben. Das entsprechende potenzierte Anästhetikum kann bei der konstitutionellen Verschreibung sehr hilfreich sein.

Cholesterinum C30, C200

hat eine wohltuende Wirkung auf viele Patienten, die an einer *Koronarinsuffizienz* leiden, und es kann als Verschreibung seine Berechtigung haben, wenn andere Mittel versagen oder wenn es keine ganz deutlichen Indikationen für ein anderes Mittel gibt.

Cocculus C30

ist das am häufigsten indizierte Mittel bei der *Reisekrankheit.*

Man sollte vor Antritt der Fahrt eine Gabe geben und dann, wie benötigt. Wenn es das richtige Mittel ist, wird es nach der ersten Fahrt keine Zweifel mehr geben.

Coccus cacti D3, C30, C200

ist fast ein spezifisches Mittel für die späteren Stadien des *Keuchhustens* oder auch für irgendein Stadium, wenn dabei ein *paroxysmaler Husten* besteht, der von Erbrechen eines dicken eiweißartigen Schleims (wie Eiweiß) begleitet wird. Es soll für alle Patienten mit dieser Symptomatologie, was auch immer der Grund sein mag, nützlich sein.

Dioscorea villosa C6, C30, C200

Wenn ein Patient an *Verdauungsstörungen* leidet und durch *Sich-Nach-Hinten-Beugen eine Besserung erfährt*, dann ist dies das erste Mittel, an das man denken sollte.

Drosera rotundifolia C30, C200

ist ein fast spezifisches Mittel für *Keuchhusten*. Es kann, ohne Schaden anzurichten, wiederholt werden.

▶ In der Regel ist es am besten, es als Einzelgabe zu verabreichen und dann die Wirkungen wöchentlich zu beurteilen.

- Zwei normalerweise indizierte Mittel, die darauf folgen, sind **Coccus cacti** oder **Kalium carbonicum.**

Indikationen für letzteres sind Ödeme der oberen Augenlider und eine Verschlimmerung gegen 3.00 Uhr morgens. Manchmal hat **Kalium carbonicum** eine extreme Empfindlichkeit gegen plötzliche Geräusche, was auch ein nützliches bestätigendes Symptom sein kann.

Euphrasia C30

Wenn eine deutliche *Chemosis* in Verbindung mit einer *Konjunktivitis* besteht, deutet dies auf Euphrasia hin.

Ferrum metallicum C30

Für *Erbrechen nach einer Tonsillektomie.*

▶ Eine Gabe nach jedem Erbrechen führt normalerweise eine schnelle Besserung herbei.

Ferrum phosphoricum D2
Calcium phosphoricum D3

in Kombination als Tabletten haben wertvolle *blutbildende Eigenschaften* und schaden dem äußerst *empfindlichen Magen* nicht. Diese Verschreibung kann auch Kindern gegeben werden.

▷ Eine nützliche Routineverschreibung nach einer *Influenza* ist 1 Gabe **Bacillinum C200**, gefolgt von **Ferrum phosphoricum/Calcium phosphoricum-Tabletten**, 3× täglich nach den Mahlzeiten, 1 Monat lang, zusammen mit **Crataegus-Urtinktur**, 5 Tropfen in Wasser, 3× täglich nach den Mahlzeiten 1 Monat lang.

Gelsemium D3, C30, C200

Der Gemütszustand, bei dem man an Gelsemium denken sollte, ist »sich *miserabel zu fühlen.*« Dies, in Kombination mit schweren Augen und heißen und kalten Empfindungen auf dem Rücken, ergeben die idealen Indikationen für Gelsemium bei einer *Influenza.*

Graphites C200

ist fast ein Spezifikum für *Granulationsgewebe nach einer Verbrennung.*

Helleborus C200, C1000, C10.000

ist ein »pathologisches« Mittel für die *Folgen einer Kopfverletzung.* Es ist nützlich, wenn individuelle Indikationen schwer zu erhalten sind.

Hepar sulfuris D3, C30, C200

ist fast ein spezifisches Mittel für jede *Entzündung,* wie z. B. *Furunkel,* die äußerst empfindlich gegen Berührung sind und durch Wärme besser werden.

- ▷ Es können Gemüts- und Allgemeinsymptome vorhanden sein, oder auch nicht, aber wenn der Patient außerdem reizbar und frostig ist, kann die Verschreibung mit sogar noch größerem Vertrauen getätigt werden.
- ▷ Manchmal ist die extreme *Berührungsempfindlichkeit* das einzig deutliche Symptom und dann versagt **Hepar sulfuris** selten.

Hypericum C6, C30, C200

Dieses Mittel ist wohlbekannt für seine Wirkungen auf »verletzte Nerven,« sowie bei schmerzhaften *Schürfwunden, gequetschten Fingern* und für die *Folgen von Wirbelsäulenverletzungen.*

Hypericumöl

ist ein unschätzbares Mittel bei *Dekubitus.*

- ▶ **Hypericum C6, C12** oder **C30** innerlich mit **Hypericumöl** hat sogar noch eine zufriedenstellendere Wirkung.

Ignatia C200, C10.000

ist unschätzbar, um die Leiden durch *Kummer aufgrund eines Todesfalles* zu lindern.
Es kann oft wiederholt werden.

Kalium bichromicum C200
Pulsatilla C200

sind die beiden Hauptmittel für einen *Nasenkatarrh*, der nach einer Erkältung bestehen bleibt.

- **Kalium bichromicum** hat Schwere der Stirn und eine fadenziehende Absonderung.
- **Pulsatilla** hat eine nicht fadenziehende blande Absonderung.

Kalium bromatum C200

kann eine *Akne* heilen, wenn anscheinend indizierte Mittel versagen.

Lachesis C30, C200, C1000, C10.000

sollte sorgfältig bei jeglicher *Störung in der Postmenopause* erwogen werden.

Lycopodium C200

Wenn dieses Mittel durch die Symptomatologie nahegelegt wird, ist es sinnvoll, Fragen zur Art der *Ängste* zu stellen, die der Patient hat. Wenn er in der Öffentlichkeit spricht, selbst wenn er es gewohnt ist, ist er typischerweise davor ängstlich, aber nachdem er mit der Rede begonnen hat, verschwindet die Angst.

- **Lycopodium** ist ein »pathologisches« Mittel bei einer ungelösten *Pneumonie.*

Mancinella C200

»*Furcht vor einer Geisteskrankheit*« – möglicherweise das Hauptmittel.

Natrium muriaticum C30, C200, C10.000

Dieses Mittel sollte erwogen werden, wenn »eine *psychische Ursache der Krankheit*« ein auffallendes Merkmal der Krankheit ist.

▷ Ein erfahrener Arzt empfahl **Natrium muriaticum** bei *Asthma*, bis es positive Indikationen für ein anderes Mittel gab.

▷ Es scheint auch eines der Mittel zu sein, an das man bei Patienten denken muß, die ungewöhnlich *empfindlich auf Medikamente* reagieren.

Es folgt ein kurzer Abriß von **Natrium muriaticum**:

- Verschlimmerung durch Hitze oder Kälte.
- Verschlimmerung an stickigen Plätzen, Besserung im Freien.
- Verschlimmerung 10.00 Uhr morgens.
- Verlangen nach Salz.
- Leichter Tränenfluß im Freien.

Opium C100.000

Wenn es einen *Schrecken in der Vorgeschichte* gibt und der Patient Angst bekommt, wenn er sich an das lang zurückliegende Ereignis erinnert.

Phosphorus C200, C10.000

ist ein wertvolles Mittel für *präoperative Ängste*, auch vor Zahnoperationen.

Pilocarpin [Jaborandi] C30

ist ein nützliches Mittel bei *Mumps*,

▶ 3× täglich für 3 Tage, 2× täglich für 3 Tage und 1× nachts für 3 Tage.

Pyrogenium C6, C30, C200, C10.000

Neben seiner symptomatischen Indikation kann Pyrogenium bei einem *septischem Herd* und *Toxämie*, bei einer *Bakteriämie* oder sogar einer *Sepsis* pathologisch verschrieben werden, und

- wenn entweder eine schwingende Temperaturkurve besteht oder
- eine im Vergleich zur Temperatur unverhältnismäßig hohe *Tachykardie*.

2. Spezielle Krankheiten A–Z

Appendizitis

wenn eine Untersuchung oder Operation nicht möglich ist.

▶ **Iris tenax C30** hat sich in wiederholten Gaben,

wie z. B. bei einer akuten Infektion, als äußerst zufriedenstellend erwiesen. **Iris tenax** hat wie **Thiosinaminum** postoperative Adhäsionen in der rechten Fossa iliaca. Man kann es ebenfalls bei einer Schmerzhaftigkeit am McBurney-Punkt geben, wobei die Häufigkeit von dem Schweregrad abhängt.

Asthmaanfall

besser bei flacher Lage auf dem Rücken mit ausgestreckten Beinen.

▶ Dann gebe man bei einem Anfall **Psorinum**.

Daumen

Rissiger Daumen.

▷ **Acidum nitricum C6** (20 Tropfen) und **Petroleum C6** (20 Tropfen) **in Calendulasalbe**.

Diarrhoe

nach Penicillin.

▷ **Acidum nitricum** ist fast ein Spezifikum.

Distension

postoperative, flatulente

▶ Spricht bei einer Besserung durch Aufstoßen fast immer auf **Carbo vegetabilis C30** oder **C200** an, **6 Gaben, bis 2 stündlich**.

▶ Bei Besserung durch Abgang von Winden: **Lycopodium C30, C200, 6 Gaben, $^1/_2$ bis 2 stündlich.**

▶ Keine Besserung durch Aufstoßen oder Abgang von Winden:
Phytolacca C30, 6 Gaben, $^1/_2$ bis 2 stündlich, oder
Pulsatilla, in derselben Dosierung.

Flecken

Anhaltende blaue Flecken.

▶ Man denke dann an **Acidum sulfuricum C200**, besonders wenn eine Verfärbung besteht.

Herz

Spürt das Herz.

- **Spigelia C30** oder **C200**.

Hodenhochstand

Hodenhochstand beim Down-Syndrom.

- **Aurum metallicum C200**.

Knöchel

Verstauchter Knöchel.

- **Arnica C30** am Tag des Unfalls, gefolgt von **Rhus toxicodendron C30 2× täglich 3 Tage lang**, oder
- **Rhus toxicodendron** von Beginn an, wenn man den Patienten erst am 2. Tag zu sehen bekommt.
- Wenn starke reißende Schmerzen am Sehnenansatz oder in der Achillessehne bestehen, kann **Ruta** anstelle **Rhus toxicodendron** gegeben werden.
- Auf dieselbe Weise wird **Ledum** in allen Stadien, falls die Symptome stimmen, gegeben.

Nasenbluten

- Neben anderen Maßnahmen denke man an **Millefolium C200** oder **C10.000**.
- Falls dies nicht verfügbar ist, erwäge man **Ferrum phosphoricum C30** oder **C200**.

Ödem

Prämenstruelles Ödem.

- Täglich **Apocynum C30** für wenige Tage.

Osteoarthritis von Finger- oder Zehengelenken

- Man erwäge **Caulophyllum C6**, besonders bei Frauen in der Postmenopause.

Kann mit dem Konstitutionsmittel kombiniert werden.

Osteoarthritis der Füße

- **Manganum D12 im Wechsel mit Hecla lava D12 täglich 1 Monat lang**.

Kann auch bei einer Osteoarthritis anderer Körperstellen nützlich sein.

Reisekrankheit

Man nehme die Rubriken »Übelkeit beim Fahren in einem Wagen« und »Erbrechen beim Fahren in einem Fahrzeug.«
Behandlung auf dem Boden der konstitutionellen Symptome.

Ruhelosigkeit

- Man denke bei Schwäche und Ruhelosigkeit, wobei der Patient manchmal sogar von einem Bett in das nächste geht, an **Arsenicum album**.

Schmerzempfindlichkeit

Schmerzempfindlichkeit in der Lebergegend (chronisch, oder wenn sie mit einer akuten Erkrankung, wie einer Influenza, zusammenhängt).

- Es können **5 Tropfen Chelidonium-Urtinktur in Wasser 2× täglich** in Kombination mit einem Konstitutionsmittel, einschließlich **Carcinosinum**, gegeben werden.
- Es kann bei einer Influenza mit wiederholten Gaben von **Gelsemium** gegeben werden, wobei **Gelsemium C200 alle 2 Stunden** einzunehmen ist.
- Die **Urtinktur** von **Carduus marianus** scheint effektiver zu sein, wenn die Schmerzempfindlichkeit hauptsächlich auf der linken Seite der Leber gefunden wird. Sie kann in derselben Art und Weise wie die **Urtinktur** von **Chelidonium** gegeben werden, zusammen mit dem Konstitutions- oder den Akutmitteln.
- Insgesamt scheint **Chelidonium** öfter indiziert zu sein und sollte auch vorgezogen werden, wenn die Situation unklar ist.

Schwäche

- Man denke bei Schwäche, die nicht im Verhältnis zur Schwere der Krankheit steht, mit oder ohne Ruhelosigkeit, an **Arsenicum album**.

Stimmverlust

3 Mittel, die normalerweise indiziert sind.

- Wenn es keine deutliche Indikation gibt, erwäge man **Causticum**.
- Wenn er auf eine Erkältung folgt, denke man an **Rhus toxicodendron**, wenn eine Besserung durch den Gebrauch der Stimme und in Wärme kommt.
- Man denke an **Phosphorus**, wenn die Stimmbänder mit Schleim belegt sind, der hochgehustet werden muß.

Strahlung

- **Phosphorus** ist eines der besten Antidote.
- **Phosphorus** ist auch nützlich nach **X-Ray,** obwohl **Fluoricum acidum** besser ist.
- Man denke an **X-Ray C30** oder **C200** interkurrent mit **Radium bromatum C30** oder **C200**.
- **Cadmium C100** ist genauso wie **Phosphorus C100** ein Antidot bei Radiumverbrennungen (Grimmer).

Unsicherheit

Emotionale Unsicherheit.

- Man nehme die Rubrik »Heimweh« in den Repertorien.

Venen

Schmerzen in den Venen.

- **Pulsatilla D3, Fluoricum acidum D3, Hamamelis D3.**

Verwöhntheit

Man denke an:

- **Alumina**
- **Anacardium**
- **Arsenicum album**
- **Carcinosinum**
- **Conium**
- **Graphites**
- **Nux vomica**
- **Phosphorus**
- **Platinum metallicum**
- **Pulsatilla**
- **Sepia**.

Verzweifelt

bezüglich der Heilung (besonders bei akuten Krankheiten).

- Man denke an **Psorinum**.

Zehennagel

Eingewachsener Zehennagel.

- **Magnetic polus australis C200, 3 Gaben alle 12 Stunden.**

3. Spezielle Tips für die Behandlung von Kindern

Vorbemerkung: Die Potenzangaben sind nur Vorschläge.

1. Bei dem äußerst halsstarrigen Kind ist **Tuberculinum bovinum C30** oder **C200** am häufigsten indiziert.
2. Verlangen nach Zuneigung indiziert sehr oft **Pulsatilla, Phosphorus** und **Calcium phosphoricum. Pulsatilla** akzeptiert die Zuneigung, **Phosphorus** akzeptiert und erwidert sie. **Calcium phosphoricum** wird viel seltener benötigt.
3. Für das Kind, das niemals sauber aussieht oder das absichtlich schmutzige Kleidung trägt, ist **Sulfur C200** fast immer das Mittel.
4. Bei geistiger Anspannung, die bei der Aufnahme nicht immer ersichtlich ist, aber nach einer gewissen Beobachtungszeit realisiert wird, ist **Dysenterie Co. C200** das ähnlichste Mittel.
5. Bei präoperativer Erwartungsangst kann **Phosphorus C200** in Verbindung mit **Arnica** oder anderen präoperativen Mitteln gegeben werden.
6. Bei Heimweh denke man zuerst an **Capsicum C200**, aber es gibt noch viele andere Mittel.
7. Bei postoperativem Erbrechen, das nur durch Essen induziert wird und nur nach Essen auftritt, ist **Ferrum metallicum C200** fast immer das richtige Mittel.
8. Für das Kind, das ohne Tränen zu haben, Weinen vortäuscht, ist **Staphisagria C30** oder **C200** fast sicher das richtige Mittel.
9. Wenn anscheinend eine »umfassende Antibiotikatherapie« indiziert ist, gebe man versuchsweise **Pyrogenium C200**, ein paar Gaben prä- und postoperativ, und hebe sich die antibiotische Therapie für einen späteren Zeitpunkt auf, falls sie dann noch nötig sein sollte, sofern keine erdrückende Infektion besteht.
10. Bei einer Otitis media sollte man bei fehlenden deutlichen Indikationen für ein anderes Mittel **Hepar sulfuris C200** geben.
11. Neun von zehn Fällen von Kindern mit einer infektiösen Hepatitis benötigen **Phosphorus**.
12. **Senna C6**, wenige Gaben **$^1/_2$ bis 2 stündlich** gegeben, hat eine fast spezifische Wirkung auf eine Azetonurie in Verbindung mit einer fieberhaften Erkrankung bei Kindern und kann sowohl als pathologisches Mittel wie auch als individuelle Verschreibung gegeben werden.

4. Tafel über prä- und postoperative Behandlung

PRÄOPERATIV				POSTOPERATIV
Operation	*Vorabend*	*Op.-Morgen*	*kurz vor Op.*	
Hysterektomie	**Arnica C30**	**Arnica C30**	**Arnica C30**	**Causticum C30,** 3× täglich für 3 Tage
Gynäkologische Wiederherstellung	**Arnica C30**	**Arnica C30**	**Arnica C30**	
Dilatation und Kürettage	**Arnica C30**	**Arnica C30**	**Arnica C30**	**Belladonna C30** (III) 6 stündlich
Amputation der Brust	**Arnica C30**	**Arnica C30**	**Arnica C30**	**Hamamelis C30** 4 stündlich
Variköse Venen	**Arnica C30**	**Arnica C30**	**Arnica C30**	**Ledum C30,** 3× täglich für 3 Tage **Hamamelis C30**
Appendektomie	**Arnica C30**	**Arnica C30**	**Arnica C30**	**Rhus tox. C30** 3× tägl. für 3 Tage
Partielle Gastrektomie	**Arnica C30**	**Arnica C30**	**Arnica C30**	**Raphanus C30** 3× tägl. für 3 Tage und so weiter bei Flatulenz

Gallenblasen-operation	**Arnica C30**	**Arnica C30**	**Arnica C30**	**Lycopodium C30** 3× tägl. für 3 Tage oder bei Bedarf
Augenoperation	**Arnica C30**	**Arnica C30**	**Arnica C30**	**Ledum C30** (III) 4 stündlich
Tonsillektomie und Adenotomie	**Staphisagria C30** 4 stündlich			**Rhus tox. C30** (VI) 4 stündlich oder bei Bedarf
Orthopädische Operationen	**Aesculus C30**	**Arnica C30**	**Arnica C30**	**Arnica C30**
-Knorpel und Periost betreffend	**Ruta C30**	**Ruta C30**	**Ruta C30**	**Ruta C30** (VI) 4 stündlich
-einschließlich der Wirbelsäule	**Arnica C30**	**Arnica C30**	**Arnica C30**	**Hypericum C30** (VI) 4 stündlich
Mastoidektomie	**Arnica C30**	**Arnica C30**	**Arnica C30**	**Arnica C30**
Hämorrhoiden	**Staphisagria C30** 4 stündlich **Aesculus C30** 4 stündlich für 2 oder 3 Tage	**Staphisagria C30** 4 stündlich **Aesculus C30** 4 stündlich	**Staphisagria C30** 4 stündlich **Aesculus C30** 4 stündlich	**Staphisagria C30** 4 stündlich für 2 oder 3 Tage **Aesculus C30** 4 stündlich für 2 oder 3 Tage
Zirkumzision	**Staphisagria C30** **Arnica C30**	**Staphisagria C30** **Arnica C30**	**Staphisagria C30** **Arnica C30**	**Staphisagria C30** **Arnica C30** 4 stündlich

VI.
Anhang

1. Indikationsregister

2. Arzneimittelverzeichnis

3. Literaturverzeichnis

Foubister, D. M.: MacDermott, V.: Carcinosin as a constitutional remedy. 1953, 43, 99
Foubister, D. M.: Belladonna and related remedies in diseases of childhood. 1962, 51, 170
Foubister, D. M.: Carcinosin drug picture. 1958, 47, 242
Foubister, D. M.: Carcinosin drug picture. 1967, 56, 180
Foubister, D. M.: Carcinosins, with special reference to paediatrics. 1974, 63, 165
Foubister, D. M.: Clinical impression of Carcinosin. 1954, 44, 116
Foubister, D. M.: Constitutional effects of anaesthesia. 1959, 48, 147
Foubister, D. M.: Constitutional types in relation to prescribing. 1969, 58, 77: also 1981, 70, 197
Foubister, D. M.: Homoeopathic case-taking in acute disease. 1962, 51, 174
Foubister, D. M.: Homoeopathic paediatric case-taking. 1961, 50, 246
Foubister, D. M.: Homoeopathic prescribing in childhood. 1950, 40, 302
Foubister, D. M.: Homoeopathy and paediatrics. 1954, 44, 175
Foubister, D. M.: Homoeopathy and scar tissue (Hughes lecture). 1975, 64, 7
Foubister, D. M.: Homoeopathy in paediatric surgery. 1957, 46, 12
Foubister, D. M.: Indications for certain nosodes. 1939, 29, 280
Foubister, D. M.: Lac caninum. 1949, 39, 114
Foubister, D. M.: Medical school in Bombay (L). 1958, 47, 226
Foubister, D. M.: Notes on Helleborus niger. 1970, 59, 102
Foubister, D. M.: Past history in homoeopathic prescribing. 1963, 52, 81
Foubister, D. M.: Phosphorus in acute diseases of infancy and childhood. 1960, 49, 192
Foubister, D. M.: Pneumonia and acute bronchitis. 1956, 45, 65
Foubister, D. M.: Poliomyelitis viruses potentized (L). 1958, 47, 310
Foubister, D. M.: Presidential address. 1971, 60, 11
Foubister, D. M.: Streptococcin. 1941, 31, 282
Foubister, D. M.: Study of homoeopathy. 1972, 61, 12
Foubister, D. M.: Tarentula hispanica (CN). 1959, 48, 27
Foubister, D. M.: Therapeutic hints for beginners. 1958, 47, 40: 1962, 51, 288
Foubister, D. M.: Therapeutic hints for students of homoeopathy. 1962, 51, 288
Foubister, D. M.: Theridion (CN). 1959, 48, 29
Foubister, D. M.: Treatment of mongolism (L). 1961, 50, 66
Foubister, D. M.: Tutorial on Pyrogen. 1971, 60, 114
Foubister, D. M.: Vomiting in infancy and childhood. 1952, 42, 51
Foubister, D. M.: Vomiting in infancy and childhood. 1988, 77, 117

Homöopathie in der Kinderheilkunde

F. Vermeulen, B. Zimmermann (Hrsg.)

Kindertypen in der Homöopathie

Aus dem Niederländischen übersetzt.
5. Auflage 1999, ca. 268 S., ca. 10 Abb.,
geb. ca. DM 59,– / ca. ÖS 431 / ca. SFr 53,50
ISBN 3-87758-184-6

Dieses Buch ist ein didaktisch hervorragend aufgebautes Handbuch zur Kinderheilkunde. Assoziationen zwischen den Gestaltmustern von homöopathischen Arzneimitteln werden geknüpft und nachgewiesen. Der Autor analysiert 36 homöopathische Arzneimittel und verknüpft sie systematisch mit dem zugehörigen Kindertyp.

»Das Buch ist sehr leicht und flüssig, teilweise richtig spannend zu lesen, didaktisch äußerst geschickt aufgebaut. Es gehört in jede Bibliothek eines homöopathischen Arztes und erleichtert den Zugang zur Homöotherapie im Kindesalter außerordentlich.«

(A.H.Z.)

Preisänderungen vorbehalten!